Misty Copeland

Danser pour un corps de rêve

Misty Copeland

Danser pour un corps de rêve

MARABOUT

Ni ce programme nutritionnel et sportif, ni aucun programme nutritionnel et sportif, ne devrait être suivi sans avoir consulté au préalable un professionnel de santé. En cas de conditions de santé particulières nécessitant un suivi médical, il vous faut consulter régulièrement un spécialiste afin d'envisager d'éventuelles modifications ou adaptations du programme proposé par ce livre.

Publié pour la première fois aux États-Unis en 2017 par Hachette Book Group sous le titre *Ballerina Body*.

Traduction de Véronique Merland.

*À nous toutes qui avançons sur le chemin de la santé, de la grâce et de la joie,
que nos cœurs soient unis dans cette quête.*

*Je vous souhaite de croire en vous-mêmes à chacun de vos pas.
Sachez que chaque jour est une nouvelle opportunité, une chance à se donner.
Que vos efforts soient un cadeau à vous-mêmes. Et soyons chacune la meilleure version
de nous-mêmes, et la meilleure version de nos corps de danseuses.*

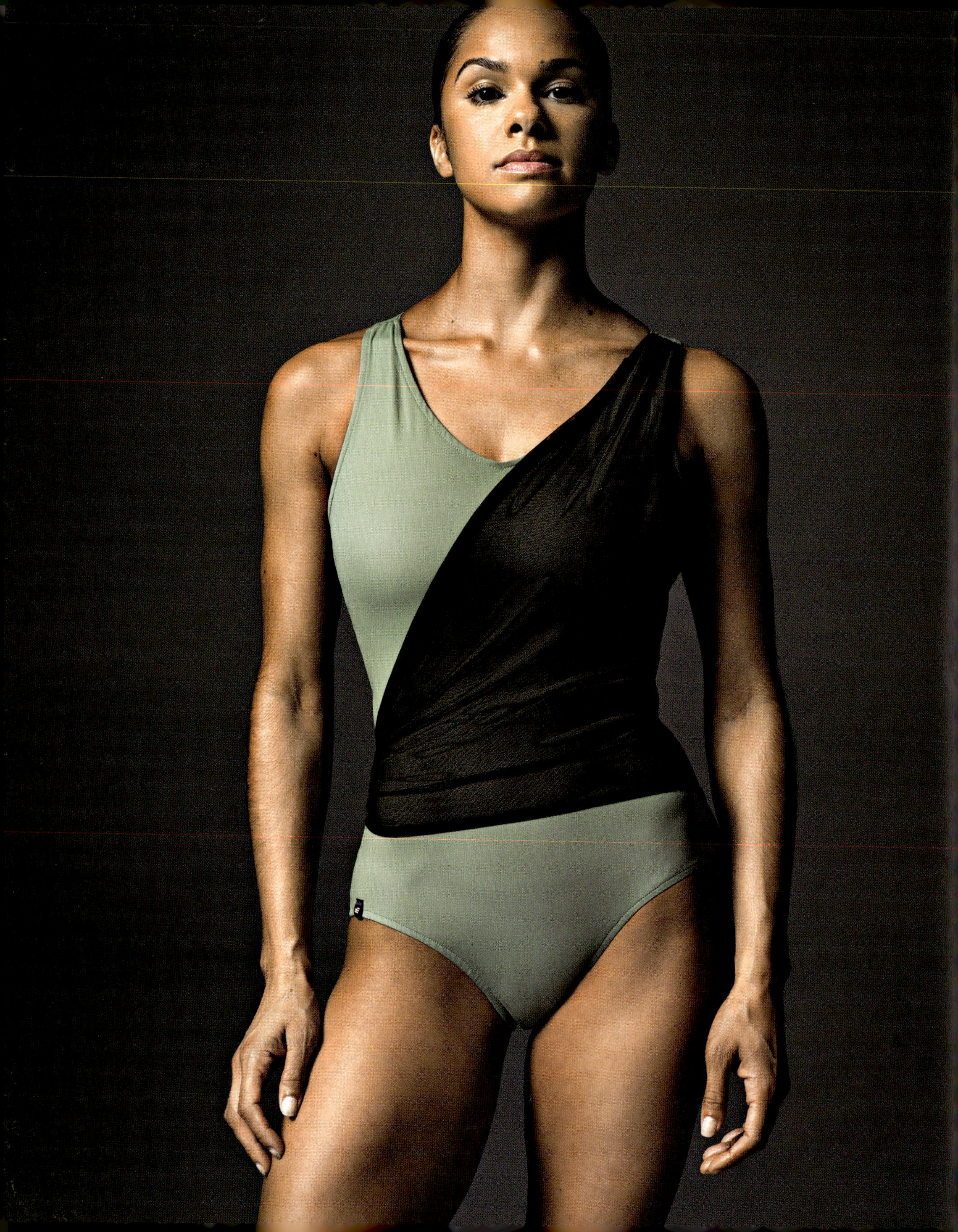

Sommaire

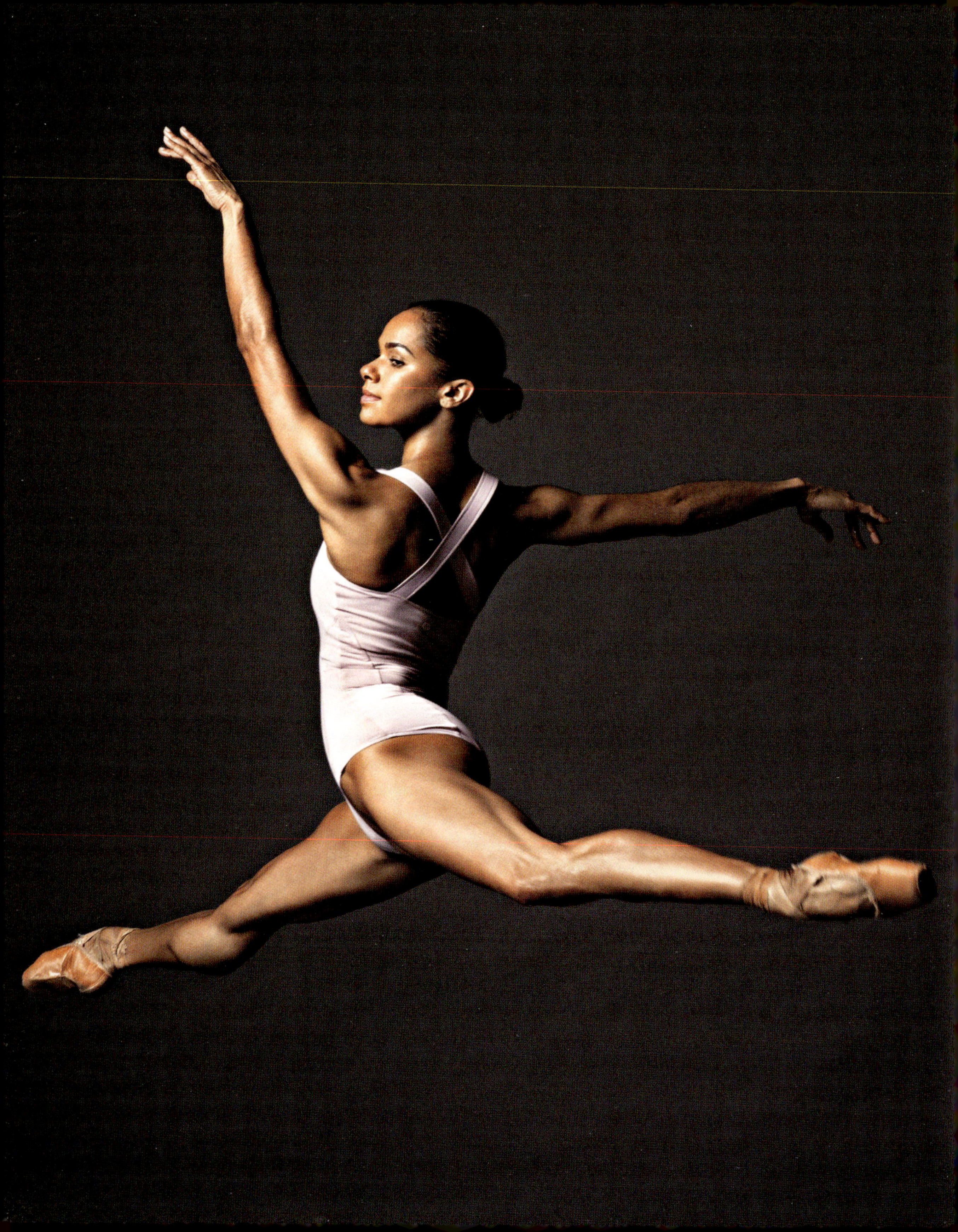

Introduction

Toujours en mouvement

Je passe d'innombrables heures dans des aéroports, en particulier pendant les mois d'hiver et d'été où l'American Ballet Theatre est en tournée. En attendant que l'embarquement soit enfin annoncé, il m'arrive bien souvent d'aller jeter un œil au point presse, et de feuilleter les magazines de mode et de loisirs sur les présentoirs.

Cosmopolitan. *Elle*. *Glamour*. Dès la couverture tournée, c'est tout un univers de beauté, de forme physique et de luxe qui s'ouvre à vous. On trouve des tutos, des « must-have », des conseils, des régimes, des programmes sur dix jours ; une multitude d'instructions sur papier glacé qui guident les femmes vers un idéal féminin auquel elles sont censées aspirer.

Immanquablement, les mannequins ou actrices sur les photos sont sublimes, elles ont la peau lumineuse, la silhouette élancée. À l'époque où j'étais une jeune danseuse naïve, nouvellement arrivée à l'ABT, encore à la recherche de moi-même, j'étais influencée et affectée par ces images. Je me disais que la beauté, c'était ça, et qu'il fallait que je me conforme à ce standard. Je m'efforçais de chercher comment garder une alimentation et un mode de vie sains au quotidien, pas seulement quand un *room service* m'apportait mon dîner tout prêt, mais aussi une fois que j'étais rentrée chez moi, à New York. J'avais beau être sportive professionnelle, vivre dans l'une des villes les plus chics au monde, je n'avais pas de nutritionniste à ma disposition, ni les moyens d'engager un cuisinier pour me préparer des repas équilibrés. Et même si je suivais des cours de danse classique tous les jours, je ne recevais aucune formation qui m'aurait expliqué en détail comment prendre soin de mon corps et rester au mieux de ma forme.

Dans les magazines, j'allais lire les interviews à la recherche de conseils, avide des secrets des célébrités. À la question de savoir comment elles faisaient pour garder un corps si ferme, si tonique, leurs réponses étaient toujours des variantes du même refrain : « Je bois beaucoup d'eau ! Je dors beaucoup ! J'ai la chance d'être comme ça ! »

La jeune femme si peu sûre d'elle que j'étais avait bien du mal à croire que ce soit aussi simple. Aujourd'hui, j'ai grandi, et je sais que ces conseils font partie des pièces du puzzle, mais c'est loin d'être la seule et unique clé. Ces dernières années, j'ai eu l'honneur de figurer moi-même dans plusieurs magazines, et quand les journalistes me demandent ce que cela représente de danser dans une des compagnies les plus prestigieuses au monde, ou ce que je mange pour tenir le rythme ou pour garder un corps musclé et svelte, savez-vous ce que je leur réponds ? La vérité.

Rien de tout cela n'a été facile. Ni mon ascension dans le milieu de la danse classique, ni la réalisation de moi-même, ni le parcours qui m'a donné le corps que j'habite aujourd'hui.

Quand j'étais petite, ma famille était souvent à court d'argent, et il fallait manger ce que nous avions pu acheter. J'adorais les chips de maïs noyées dans la sauce barbecue, et le fromage fluorescent en tube.

Même une fois devenue danseuse et après avoir intégré l'ABT, alors que je le soumettais aux rigueurs de la danse huit heures par jour, cinq jours par semaine, mon corps réclamait encore des repas riches en féculents, parce que c'était tout ce qu'il connaissait. Et lorsqu'il a commencé à s'épanouir, à la fin de l'adolescence, et que je ne correspondais plus à l'idéal du petit rat de l'opéra fluet et gracile, j'essayais d'échapper à ma frustration en vidant un paquet de bonbons. Je les engloutissais jusqu'au dernier et me réveillais le lendemain très déçue de moi-même. Tout ça pour dire que j'ai conscience des tentations, des pressions et des frustrations du monde réel. J'étais une jeune femme ordinaire, et j'essayais de savoir ce qui était le mieux pour mon corps, ma santé, mon esprit, avec pas grand monde pour me guider. Petit à petit, à force de tâtonnements, d'ajustements de ma pratique sportive et de mon alimentation, j'ai fini par me mettre sur la bonne voie. C'est en faisant des tentatives et des erreurs que j'ai trouvé ce qui me convient. J'ai compris que l'entraînement cardio, impliquant de la musculation ou une trop grande résistance des machines, n'était pas pour moi. J'ai compris comment brûler des calories sans alourdir ma musculature, et quelles activités me permettaient de renforcer mon buste en étirant mes muscles d'une façon qui serait non seulement bénéfique à mon corps, mais ferait également de moi une danseuse plus puissante. J'ai découvert quels aliments apportaient à mon corps l'énergie dont il a besoin après s'être dépensé comme je le fais tous les jours.

Je me suis défini des principes à respecter pour me nourrir de façon à garder un corps mince et puissant, et j'ai pris conscience que la discipline alimentaire n'est pas forcément synonyme de privations. Le moment est venu de partager avec vous ce que j'ai appris.

J'ai toujours été une rêveuse, et j'ai la chance d'avoir pu réaliser beaucoup de mes rêves, comme devenir ballerine, ou être la première Afro-Américaine à devenir danseuse étoile de toute l'histoire de l'American Ballet Theatre. Aujourd'hui, mon rêve est de transmettre ce que je sais : montrer aux femmes du monde entier comment façonner leur corps, le sublimer à leurs propres yeux, avoir un corps de ballerine, fin mais vigoureux, aux muscles longs, sculptés, toniques.

Ma façon de vivre est ancrée dans le réel. Ma carrière suppose une pratique sportive constante, mais je sais que tout le monde n'a pas le temps d'aller à la salle de sport tous les jours. Je suis une femme qui, dans son enfance, a utilisé une rampe de motel comme barre de danse, donc je crois au pouvoir de l'improvisation et à la possibilité de s'exercer où que l'on se trouve. Votre matelas peut vous servir de tremplin, et le poids de votre corps de lest.

Le changement n'est jamais facile. Il m'a fallu des années pour trouver l'équilibre sportif et nutritionnel le plus adapté à ma constitution physique. Mais je sais aussi d'expérience qu'il n'est jamais trop tard pour changer. Chaque matin, à l'heure où la lumière du jour s'infiltre entre les volets de votre chambre et où vous ouvrez les yeux, vous pouvez prendre un nouveau départ, vous pouvez choisir de vous consacrer davantage à prendre en main votre corps, votre santé et votre bien-être.

Ce livre vous guidera tout en douceur, avec un programme détaillé comprenant des menus, des exercices, et des paroles d'inspiration pour vous aider à rester motivée. À l'arrivée, vous saurez composer vous-même de nouvelles associations d'aliments ; tant que vous n'aurez pas trouvé vos propres repères, vous pouvez vous référer aux menus sur vingt et un jours que j'ai créés : très modulables, ils combleront votre satiété et sont conçus pour vous apporter toute l'énergie dont vous avez besoin.

Saviez-vous que le gras est bénéfique ? Mieux que ça, même : il est prodigieux. Grâce aux menus qui mettent à l'honneur les lipides sains et les protéines maigres qui boostent le métabolisme, et à l'ensemble des exercices réalisables en tout lieu qui combinent les techniques de la danse classique et de la barre au sol, ce livre montre aux femmes, quelles que soient leur forme et leur corpulence, comment se renforcer, gagner en puissance, en dynamisme, comment se sentir mieux que jamais dans leur corps, au maximum de leurs capacités.

Danser pour un corps de rêve s'adresse à toutes les femmes dans leur diversité, que ce soit les étudiantes qui essaient de manger mieux et de préserver leur santé malgré la vie en résidence universitaire et les examens, les femmes de la génération X qui s'efforcent de concilier maternité et carrière, ou les retraitées qui souhaitent rester actives et en bonne santé à l'automne de leur vie.

Mes conseils sont fondés sur ce que j'ai pu tester et approuver pour moi-même. Ils sont le résultat de mon vécu de danseuse, et inspirés des leçons que j'ai pu tirer de mes propres erreurs et expérimentations. Il est probable que vous ferez également vos propres erreurs à mesure de vos tentatives, mais je suis convaincue qu'en fin de compte, votre volonté et votre désir d'implication vous propulseront vers la réussite.

Je sais ce que c'est que de douter de soi, d'avoir le sentiment de devoir gravir une montagne pour atteindre ses objectifs. Nombreux ont été les gens aux yeux de qui j'étais trop âgée et trop foncée de peau pour réussir dans le milieu si élitiste et si blanc de la danse classique. Mais grâce à des mentors qui ont cru en moi, à mes efforts, et à ma persévérance, je suis parvenue à me hisser jusqu'aux échelons les plus élevés des plus prestigieuses compagnies de ballet au monde, et à atteindre un équilibre grâce auquel j'ai trouvé l'épanouissement et la plénitude.

De même que l'idée que la grâce et la puissance des ballerines peuvent être incarnées par une danseuse, quelle que soit sa couleur de peau, a fait son chemin, la vision du corps des danseuses a aussi évolué. Il ne s'agit plus d'être aussi fluette qu'une enfant. Nous sommes à la fois de vraies femmes et des ballerines, et tout comme celles qui aspirent à ce même idéal physique, nous voulons être minces mais aussi musclées, féminines mais aussi puissantes, légères mais avec des courbes.

Danser pour un corps de rêve est un guide souple, personnalisable, qui vous aidera à tisser et entretenir un rapport sain avec votre corps à mesure que vous en optimisez la puissance, la souplesse, l'énergie. Même si vous n'exécutez peut-être jamais de grand jeté sur les planches d'une scène, ce livre vous aidera à atteindre les objectifs suivants :

- des jambes musclées, élancées, et un fessier tonique ;
- une souplesse de jeune fille acquise grâce aux principes de cours de danse alliant exercices de puissance et étirements ;
- une silhouette tout en courbes ciselées ;
- une assurance et une fluidité sexy à chacun de vos mouvements ;
- un rapport réconcilié à votre corps, sans ruminations négatives sur votre apparence ;
- une énergie physique et spirituelle renouvelée, puisée dans votre attention à vous-même et votre persévérance à repousser vos limites ;
- une reconnaissance de l'importance des modèles et mentors dans votre vie, pour vous inspirer, vous encourager et vous motiver tout au long de votre parcours, que vous soyez en quête d'un corps plus sain, d'une nouvelle carrière ou simplement d'un sentiment d'accomplissement.

Avoir un corps de ballerine nécessite de l'implication, du travail, et, oui, des sacrifices. Tout comme votre esprit, votre personnalité et votre morphologie vous sont singuliers, vous vivrez chacune ce parcours d'une façon unique. Ce programme est en effet suffisamment flexible pour vous permettre de découvrir ce qui vous convient le mieux, à la fois sur le plan nutritionnel et sportif, et de trouver des formules rien qu'à vous. Et même si chacune aura un parcours légèrement différent, la destination en est la même : un corps plus rayonnant et une énergie émotionnelle qui vous portera, sereine, forte, épanouie, vers l'accomplissement de vous-même.

Alors, allons-y. Nous y arriverons. Ensemble.

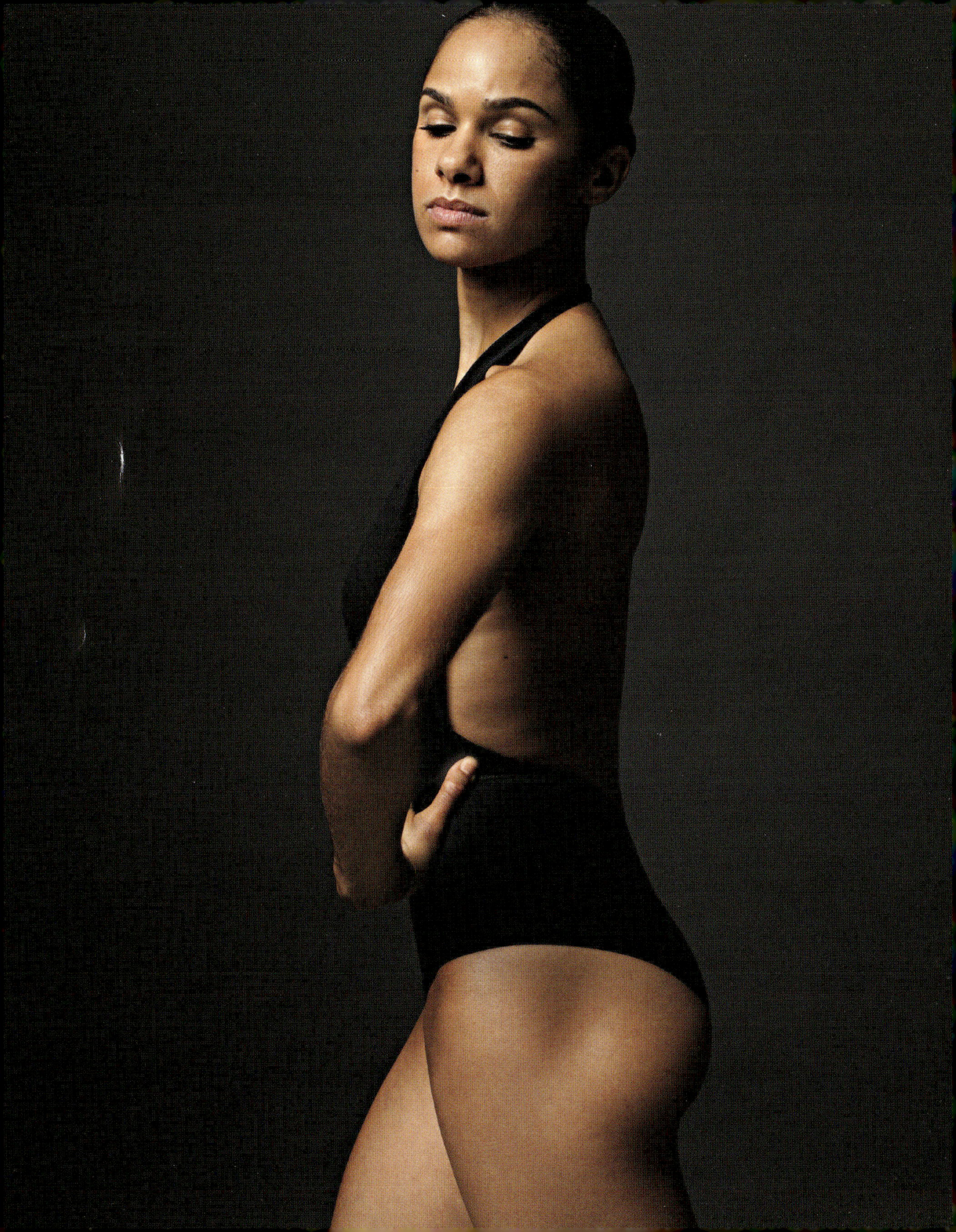

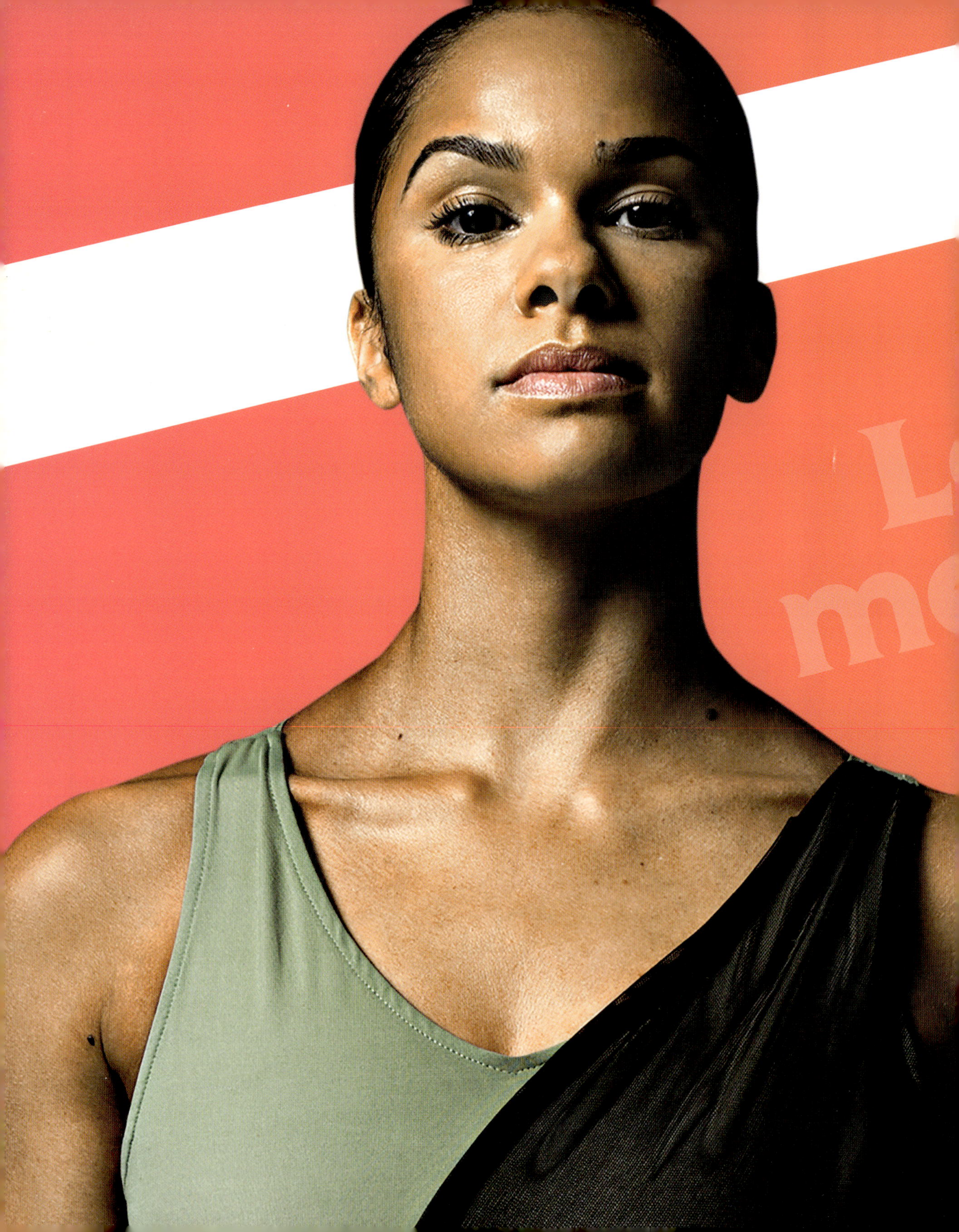

Le mental

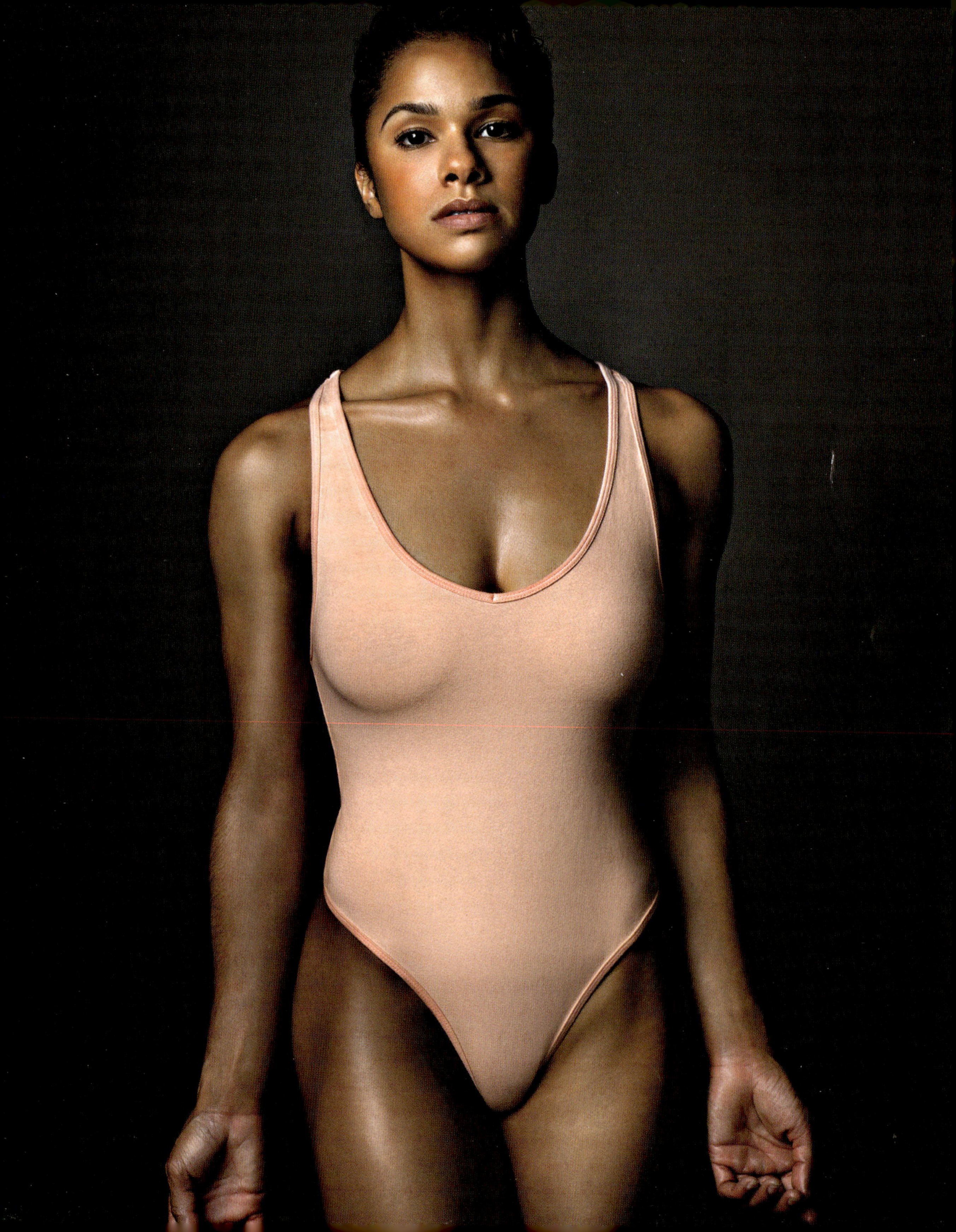

Votre corps est parfait pour vous

Ma façon de concevoir ma vie personnelle et professionnelle a été très largement façonnée par mon enfance. Mon désir de plaire et d'être la meilleure, mon besoin de structure et de discipline, tout cela remonte à Kansas City, dans le Missouri, où je suis née.

Lorsque j'étais toute petite, ma famille et moi nous sommes installés dans la ville de Bellflower, sur la côte ouest. Nous étions alors quatre enfants : ma grande sœur Erica, mes deux grands frères Doug Jr. et Chris, et moi. Ma mère se marierait encore deux fois, et c'est ainsi que ma petite sœur Lindsey et mon petit frère Cameron sont arrivés.

Il y avait tant de remue-ménage à la maison, tant de personnalités qui réclamaient toutes de l'attention, qu'il m'était difficile de trouver ma propre voix. Elle n'était plus qu'un murmure à peine perceptible, enfouie tout au fond de moi, et je me recroquevillais en moi-même.

Dire que j'étais « timide » est mille fois en dessous de la réalité pour dire combien j'étais effacée. À l'école, j'avais le cœur qui tambourinait en classe tellement je redoutais d'être interrogée ou invitée à donner mon avis. Et j'étais dans l'inquiétude permanente : j'avais peur d'arriver en retard, de donner une mauvaise réponse à un contrôle, de faire quelque chose, n'importe quoi, qui puisse importuner les autres. Quand j'avais sept ans, j'ai commencé à souffrir de migraines ; j'étais parfois si mal en point que je devais quitter l'école plus tôt et aller m'allonger dans le noir complet jusqu'à ce que la douleur et les nausées s'estompent.

Ma mère avait des migraines aussi, qui avaient commencé au même âge. Mais je crois que ces maux de tête lancinants étaient aussi liés à ma nervosité constante face aux turbulences du monde qui m'entourait.

Ma famille déménageait souvent, de petit appartement en petit appartement où nous vivions

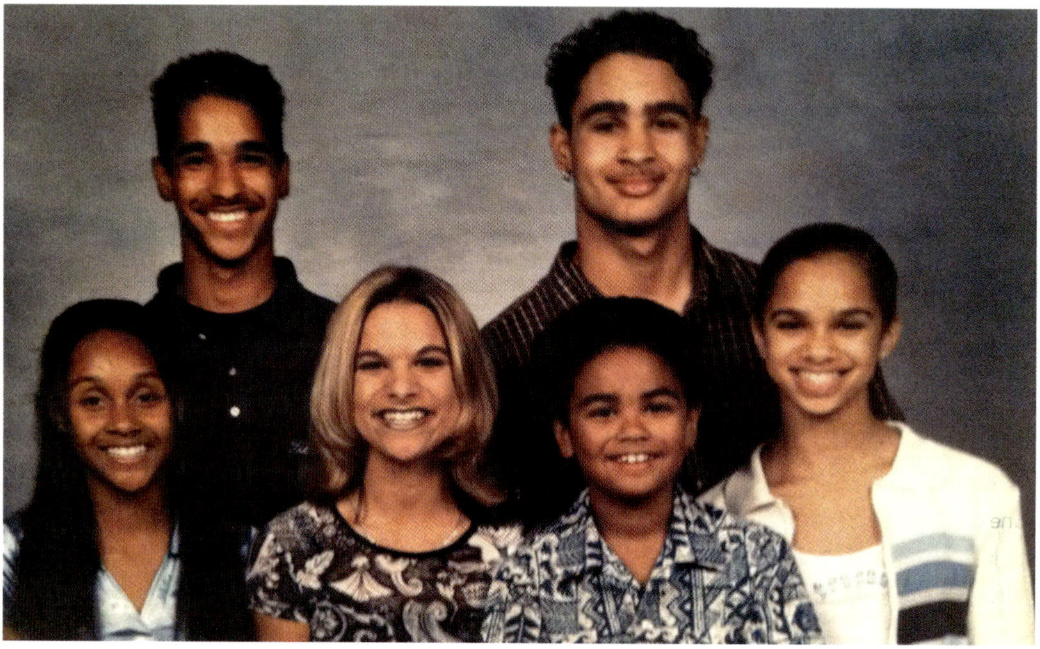

Avec mes frères et sœurs. Je suis à droite.

entassés, jusqu'au jour où nous avons atterri au Sunset Inn, un motel près d'une autoroute bruyante de la ville de Gardena, dans le sud de la Californie. Tous ces bouleversements, toutes ces incertitudes m'avaient donné soif de stabilité, de prévisibilité.

Dans ce chaos, la musique et la danse étaient mon refuge. Les pliés et les fouettés, sur lesquels allait se construire mon avenir, étaient bien au-delà de mon horizon. Je ne connaissais même pas encore l'existence de la danse classique. Je n'avais jamais vu un ballet. Alors je m'évadais en me plongeant dans les rythmes et les voix des groupes de rap et des chanteuses comme TLC, Salt-N-Pepa, et de l'idole de la famille, Mariah Carey.

Quand je n'inventais pas des pas de danse sur la chanson du moment, j'imitais les mouvements de la gymnaste de légende Nadia Comăneci. J'avais vu un film inspiré de l'histoire de sa vie, et j'étais tombée amoureuse de sa force de caractère et de sa grâce. Je me suis mise à m'entraîner à faire les figures qu'elle semblait réaliser sans effort, et je me suis rendu compte que moi aussi, j'arrivais à faire une roue ou un grand écart aisément.

Mais c'est la danse classique qui appela ma vocation, et qui me sauva. J'en ai eu la révélation sur les planchers tachés de sueur d'un club de gym de quartier. Tous les jours, après l'école et mon cours de gym synchronisée, je me rendais avec mes frères et sœurs au Boys & Girls Club, une association qui offrait à des centaines d'enfants comme moi un lieu accueillant où jouer et grandir. Elizabeth Cantine, ma monitrice de gym, que j'ai toujours considérée depuis comme ma marraine, a remarqué mon agilité, et m'a suggéré de m'inscrire aux cours de danse classique du club, donnés par une de ses amies, Cynthia Bradley.

Comme je l'ai dit, je ne connaissais rien à la danse classique. En prenant place sur les gradins pour regarder un cours donné par Cynthia à quelques élèves, en l'observant leur enseigner des étirements et des pirouettes, j'étais encore plus perdue. M'essayer à quelque chose de nouveau, dans un groupe d'inconnues, était une chose terrifiante pour la petite fille craintive et hésitante que j'étais.

Mais Cynthia m'a aperçue, assise dans mon coin, et m'a encouragée tout en douceur à me joindre au groupe. Je n'avais même pas de collants ni de justaucorps. Il m'a fallu plusieurs jours pour rassembler mon courage, mais j'ai fini par me décider, avec mon short de gym trop grand et des chaussettes qui recouvraient à peine mes chevilles, à traverser la salle, à me joindre au cours et à poser la main sur la barre.

J'avais treize ans, ce qui est bien trop âgé aux yeux des puristes pour faire mes premiers pas en danse classique. Mais ce jour-là, en prenant part à ce cours, j'avais touché mon destin du bout du doigt.

« Tu es trop grosse pour être ballerine. »

C'est ce qu'un inconnu m'a dit un soir, il y a quelques années, dans une boîte de Manhattan. Cette phrase m'a glacé le sang, et s'est plantée dans mon cœur comme un poignard.

Cela faisait deux ans que j'avais intégré le corps de ballet de l'ABT, soit le groupe de danseurs sur lesquels repose l'atmosphère du ballet, et qui entourent les solistes et les têtes d'affiche. Avec ma meilleure amie, Leyla, nous avions pris un taxi ce soir-là pour aller passer la soirée dans une nouvelle boîte à la mode, appelée Bed. C'était le genre d'endroit où, après quelques tours sur le *dance floor*, on se prélasse sur des sofas et on discute au son des basses envoyées par le DJ, en sirotant des cocktails.

J'avais décidé de sortir en boîte pour oublier ce qui s'était passé quelques heures plus tôt. Mais la petite phrase assassine de cet inconnu venait de raviver soudainement le souvenir cuisant de ce que j'avais vécu ce jour-là, réveillant mon sentiment de confusion et de désespoir.

Cet après-midi-là, les responsables de l'ABT avaient demandé à me parler, et j'avais ma petite idée de ce qu'ils voulaient me dire. J'avais pris cinq kilos. Ma poitrine tendait à bloc les coutures des costumes que je partageais avec mes coéquipières pour incarner les Willis dans *Giselle* et les jeunes cygnes dans *Le Lac des cygnes*. C'était comme si j'étais désormais enveloppée dans le corps de quelqu'un d'autre.

Ma silhouette s'était transformée pratiquement du jour au lendemain. Deux ans plus tôt, à dix-neuf ans, j'avais un physique qui était plutôt celui d'une adolescente prépubère. Mon médecin s'était montré inquiet sur ma capacité à garder les forces nécessaires pour suivre mon emploi du temps exigeant, aussi il m'avait prescrit la pilule pour aider mon corps à se développer comme il aurait déjà dû le faire.

Bien sûr, avec le temps, mes professeurs de danse ont remarqué le changement. Cet après-midi-là, lorsqu'ils m'ont fait venir dans leur bureau, ils m'avaient donc dit, avec douceur mais fermeté, qu'il fallait que ma silhouette « s'allonge ». Dans l'univers de la danse classique, c'est une façon polie de dire que je devais maigrir.
Cet avertissement m'avait blessée, et la phrase de cet homme inconnu aussi. J'étais désemparée. Comment faire pour perdre du poids ? Par où commencer ? Je passais déjà jusqu'à huit heures par jour à répéter et à suivre des cours de danse. En saison, j'étais sur scène plusieurs soirs par semaine. Comment se pouvait-il que ça ne suffise pas ? Il fallait bien que je me nourrisse pour puiser l'énergie nécessaire à tout ça. Et après une journée bien remplie, j'étais heureuse de faire un bon dîner, et parfois de prendre un dessert. Allait-il désormais falloir que je compte la moindre calorie, et que je me prive d'une petite gourmandise de temps en temps ? J'étais abattue. Cependant, aussi dures à entendre qu'aient été ces paroles, l'entretien avec mes professeurs, et la brutale prise de conscience qu'il avait entraînée furent le déclencheur qui m'a permis depuis de prendre ma santé en main. Je suis passée par les mêmes tâtonnements et les mêmes écueils que la plupart des jeunes femmes. On commence par vouloir rentrer dans un certain moule. Puis on cherche tant bien que mal comment inventer ou trouver des façons d'y arriver. Ce parcours initiatique a parfois été très douloureux, très difficile pour moi, mais ce que j'y ai appris n'a pas de prix. Non, la solution n'était pas de mettre un cadenas sur le réfrigérateur et de jeter la clé, mais il fallait effectivement que je me nourrisse plus raisonnablement, afin de puiser dans mon

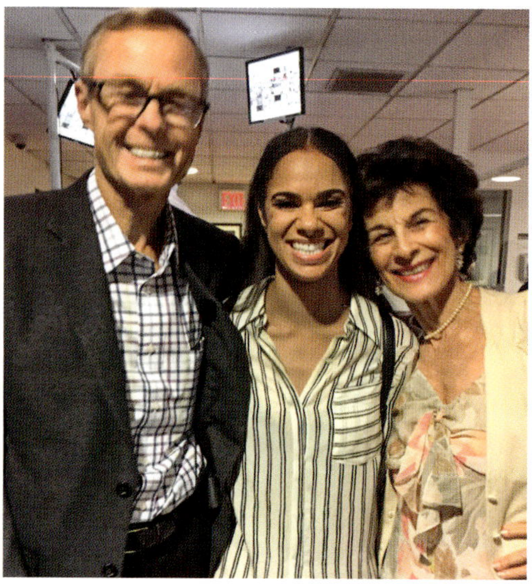

Avec Dick et Elizabeth Cantine.

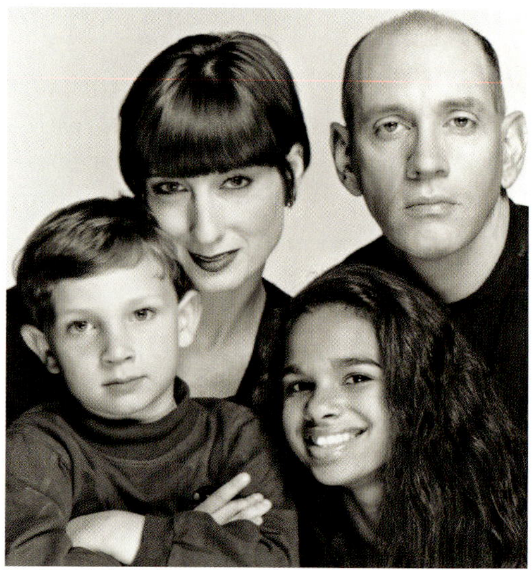

Avec Cynthia Bradley et sa famille.

alimentation le meilleur pour mon organisme, et de me laisser suffisamment de marge pour m'autoriser un dessert ou un verre de vin de temps en temps. Non, il n'allait pas falloir que je soulève des haltères et que je fasse du sport vingt-quatre heures sur vingt-quatre. Mais j'allais devoir apprendre quelles activités physiques et quelles associations alimentaires me permettraient de rester mince et musclée et m'apporteraient l'énergie dont j'avais besoin tout au long de mes journées trépidantes.

Il m'a fallu plusieurs années pour trouver les bons ajustements. Une fois au point, non seulement je me sentais plus en forme, mon corps s'était affiné et renforcé, mais j'ai aussi pris conscience d'une chose encore plus essentielle : j'ai fini par comprendre, par accepter, que depuis toujours, mon corps était *parfait* pour moi.
Mon corps *était* et *est* parfait pour moi, tout comme le corps que vous habitez est parfait pour vous. N'est-ce pas lui qui est sorti de sous la couette ce matin alors qu'il faisait encore nuit, vous a portée jusqu'à vos salles de cours, permis de réfléchir à des problèmes d'algèbre, et d'aller répéter avec votre groupe de musique après l'école ? N'est-ce pas lui qui vous a fait traverser les couloirs de votre fac, qui vous a portée de salle en salle, et encore donné l'énergie d'aller travailler toute la soirée pour votre job d'étudiant avant de rentrer chez vous ? N'est-ce pas lui qui a porté vos jumeaux pendant neuf longs mois, les a nourris, puis mis au monde ? N'est-ce pas lui qui vous a fait vaillamment traverser les décennies, et qui vous fait vivre aujourd'hui vos années d'âge mûr ?
Il n'y a pas à en douter. Vous êtes *parfaite*.
Peut-être faut-il que ce corps, vous commenciez à l'alimenter différemment, afin de pouvoir monter les escaliers sans vous essouffler. Peut-être faut-il que vous muscliez votre buste, afin d'avoir un port aussi majestueux que vous l'êtes. Peut-être faut-il que vous adoptiez certains rituels qui vous permettront de vous sentir plus alerte à ce moment fatidique du milieu de l'après-midi, ou que vous reprogrammiez votre mental pour pouvoir vous inscrire à ce marathon et le courir jusqu'au bout.
Tout cela ne veut pas dire que le corps qui est le vôtre a un quelconque défaut de conception, que votre silhouette devrait être la réplique exacte de celle de votre chanteuse, sportive ou actrice préférée. Il suffit de peaufiner, de façonner, d'aiguiser ce que vous avez déjà, de prendre en main et d'affiner, tout en subtilité, cette enveloppe externe qui est la prodigieuse matérialisation de ce que *vous* êtes.

Comme ce serait ennuyeux si nous étions tous pareils ! Vraiment. Tout comme ce serait monotone, déprimant et surréaliste si nous avions tous la même couleur de cheveux, d'yeux et de peau, nous ne sommes pas faits pour avoir tous la même morphologie.
Je crois sincèrement que s'attacher aux chiffres, que ce soit ceux indiqués sur les étiquettes de

vos vêtements, sur la balance dans votre salle de bains, ou ceux scrupuleusement notés sur une fiche pour compter la moindre calorie consommée, n'est pas la façon la plus constructive d'accéder au bien-être. La façon dont vos vêtements tombent sur vous, l'éclat de votre teint, l'intensité de votre énergie, sont à mes yeux de bien meilleurs critères pour mesurer votre forme et votre vitalité.

Une grande partie des messages véhiculés dans nos cultures donnent aux femmes le sentiment que pour être sûres d'être au top, elles sont supposées toutes rentrer dans un même moule inflexible, et avoir toutes la même silhouette chétive. Même les danseuses, souvent en forme optimale du fait des entraînements extrêmement exigeants auxquels elles soumettent leur corps, ont énormément de complexes. Après tout, nous passons le plus clair de nos journées devant des miroirs. Ajoutez à cela la pression d'être jugées par les professeurs de danse, les critiques, et surtout le public, et cela peut faire douter d'elle-même la plus sereine des danseuses. Même celles qui ne passent pas une grande partie de leur vie sous les feux de la rampe peuvent avoir tendance à se scruter en permanence avec sévérité.

Vous n'avez pas à faire vôtre une définition de la beauté et de la santé édictée par d'autres. Plutôt que de vous comparer aux photos des magazines ou à des images vues à la télévision, le seul visage auquel vous devriez accorder toute votre attention est celui qui vous regarde dans les yeux dans le miroir. Heureusement, les femmes commencent à se rebeller contre cette conception étroite et irréaliste de la beauté et de la féminité, et à apprendre à s'aimer telles quelles sont, dans toute leur diversité.

L'idée qu'on se fait d'un corps de ballerine a également changé. Les femmes affluent, toujours plus nombreuses, pour s'inscrire aux cours de danse classique dans des écoles comme Pure Barre, The Dailey Method et Equinox aux États-Unis, parce qu'elles veulent être fines mais pas fragiles, toniques mais pas rachitiques, musclées mais pas masculines. Elles savent qu'un corps parfait, c'est un corps robuste et en pleine santé.

Parfois, dans l'espoir d'avoir enfin le corps qu'on désire, on en vient à faire des régimes stricts. Mais un régime n'est souvent qu'une passade éphémère, et non une solution durable et tenable à long terme. Se restreindre à quelques aliments ou réduire subitement son apport calorique n'est absolument pas nécessaire pour vous façonner la silhouette et l'hygiène de vie que vous souhaitez. La façon la plus sûre d'atteindre vos objectifs est d'ajuster vos habitudes petit à petit, de les modifier subtilement de façon à pouvoir les faire vôtres pour le reste de votre vie.

J'ai fini par comprendre que la façon dont mon corps s'était développé était parfaitement naturelle et normale, que je devais apprendre à travailler avec cette nouvelle morphologie, trouver les techniques sportives qui lui permettraient de tenir pendant des heures et des heures de répétition. Il fallait que j'apprenne à écouter ce nouveau corps, pour savoir de quels aliments il avait besoin pour puiser l'énergie nécessaire à des performances qui exigent à la fois une forme olympique et la grâce d'une danseuse. Il fallait que je m'approprie ma nouvelle enveloppe corporelle afin d'atteindre mon objectif de santé et de vigueur optimales.

Je suis danseuse : mon corps est mon instrument de travail. Je m'exprime devant le public avec chacun de mes muscles et de mes tendons, à chaque glissade, à chaque soubresaut. Quand j'ai accepté de voir les choses en face, prendre soin de mon corps est devenu source de joie et non plus de frustration. Je voulais tout simplement le respecter, en tirer tout ce qu'il avait à m'offrir, afin de vivre pleinement.

Votre corps vous est tout aussi essentiel. C'est pourquoi il est si important de l'aimer, de croire en lui. Prenez un bloc de post-it, notez dessus tout ce qu'il fait pour vous, et collez-les tout autour de votre miroir ; ou bien remplissez un journal de tout ce dont vous pouvez vous réjouir et lui être reconnaissante : *Grâce à mes jambes, je me suis levée d'un bond ce matin. Ces épaules sont celles sur lesquelles mes enfants grimpaient quand ils étaient petits. Mes bras m'ont permis de ratisser le jardin dimanche après-midi.*

Il y a eu des moments où j'ai douté de moi-même, où je me suis demandé si j'étais assez douée pour passer soliste, puis, un jour, danseuse étoile. Bien longtemps, j'ai pensé que jamais je n'arriverais à trouver le juste équilibre alimentaire et sportif qui me permettrait d'être au sommet de mes capacités d'endurance et d'efficacité en tant que danseuse. La spirale du doute finit par fragiliser l'estime de soi, enrayer la motivation et freiner l'élan avant même d'avoir fait le premier pas.

Aussi, que le point de départ de notre quête d'un corps en pleine santé soit le respect et l'appréciation de nous-mêmes ! Nous sommes là pour polir, affiner et chérir ce corps qui est le temple de nos vies, pas pour le meurtrir.

Lorsque des pensées négatives viennent vous envahir – *J'ai trop de bourrelets sur le ventre ! J'ai les cuisses trop molles ! J'ai les bras qui pendouillent !* –, repoussez ces autocritiques et recentrez-vous sur votre singularité, et sur ce qui, à force de changements minimes et d'efforts jour après jour, peut faire de vous une femme plus forte, plus rayonnante, plus sculpturale, et ce quelle que soit votre morphologie.

À mesure que mon état d'esprit et ma perception de moi-même ont évolué, à mesure que je me suis renforcée spirituellement, j'ai fini par aimer le corps que j'habite. Les muscles qui roulent sous la peau de mes jambes me permettent de faire trente-deux fouettés sans m'écrouler au sol. Les courbes qui gonflent sous mes vêtements me permettent d'envoyer au monde le message qu'on peut être en bonne santé, en pleine forme, et, oui, voluptueuse aussi. Mon physique, tout comme la couleur de ma peau, pousse les gens à remettre en question l'idée qu'on se fait d'un corps de ballerine.

Vous êtes farouchement, généreusement, divinement *vous*. Mon programme sportif inspiré de la danse classique ne va faire qu'optimiser le merveilleux corps que vous avez déjà, et vous permettre d'être aussi légère, tonique, joyeuse et dynamique qu'il vous est possible.

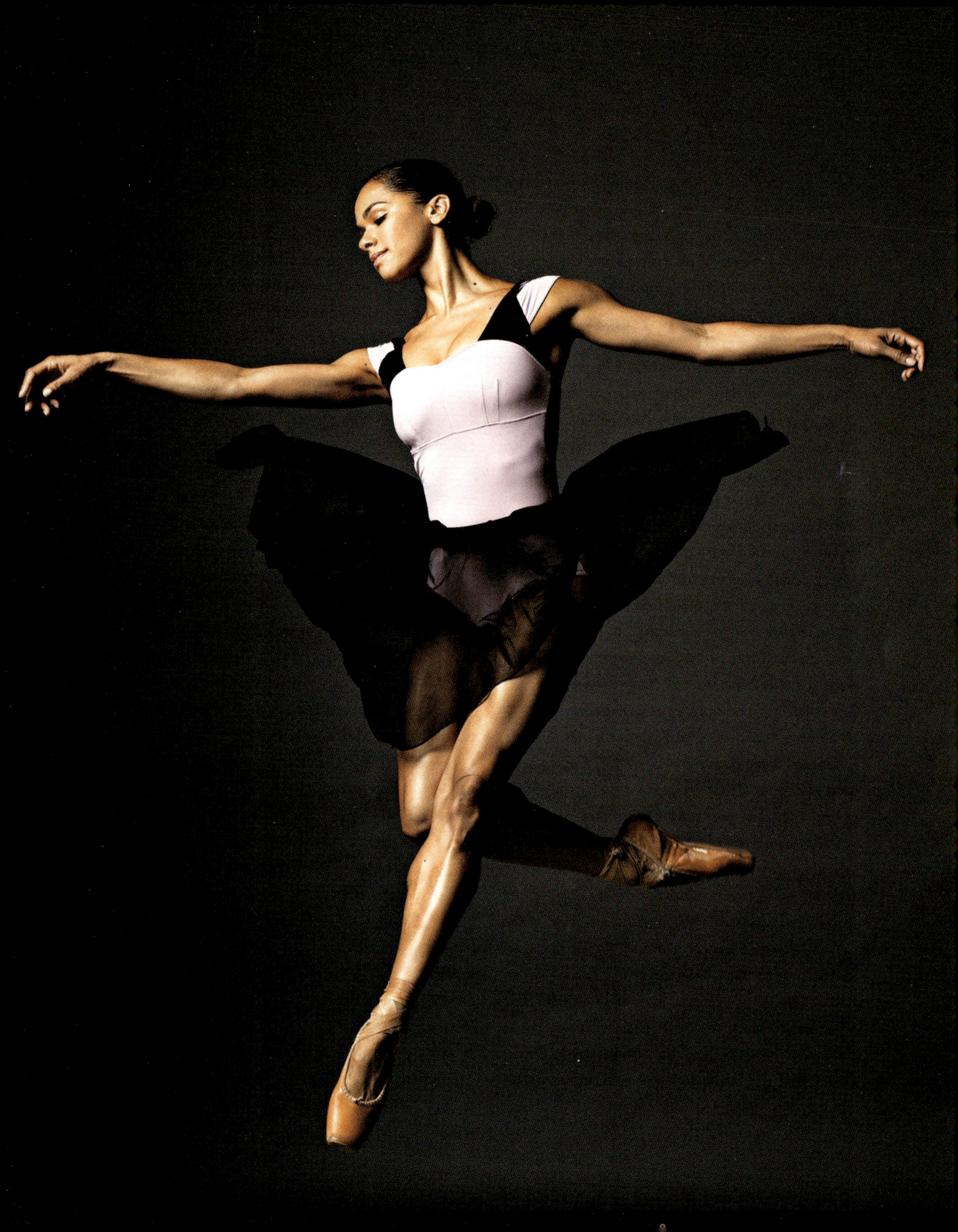

Soyez inspirée

Je rêvais d'être danseuse pour l'American Ballet Theatre depuis mes treize ans. L'ABT est devenu le but de ma vie le jour où j'ai vu des vidéos de Mikhail Baryshnikov et Gelsey Kirkland, deux de ses plus grands danseurs de légende. Je me suis accrochée à ce rêve quand je suivais mon premier stage d'été intensif avec le San Francisco Ballet, formation destinée à m'apporter une technique renforcée, plus précise. Et chaque fois que je me froissais un muscle ou que je chutais en essayant une nouvelle figure, mon objectif, celui d'intégrer l'ABT, me donnait la force de continuer.

Que nous en ayons conscience ou non, nous nous fixons tous des objectifs, des étapes vers lesquelles nous avançons, chaque jour. Parfois, ce sont de toutes petites choses, comme le fait de régler son réveil pour se lever à une certaine heure le lendemain. Ou bien ce sont des actions dont nous espérons récolter les fruits à long terme, comme lorsqu'on met un peu d'argent de côté pour se faire une petite réserve en cas de coup dur, ou qu'on se renseigne sur une destination où on espère faire un voyage un jour.

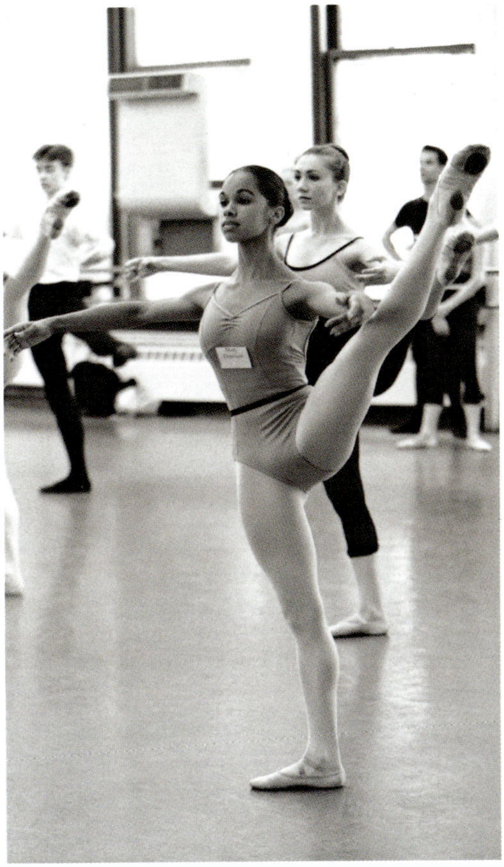

Objectif : avoir une ligne d'arrivée en vue

Avoir des objectifs est essentiel. Si on n'a pas les idées claires sur ce qu'on veut accomplir, on ne peut pas savoir comment y arriver. Nous avons tous besoin d'une petite étincelle qui continue de briller en nous et nous donne du cœur à l'ouvrage dans les inévitables moments de découragement et de lassitude. Une base émotionnelle solide aide à rester combative et avoir un objectif à l'horizon, un but vers lequel tendre, permet de rassembler l'énergie mentale et la détermination nécessaires pour l'atteindre. Il est important de garder à l'esprit qu'on n'accomplit pas ses rêves et ses objectifs du jour au lendemain. Une telle pression serait écrasante – et irréaliste. Il vaut bien mieux avancer dans la direction de son rêve, pas à pas, de petite victoire en petite victoire. Quand on veut un corps mince et sculpté, tout commence ce premier matin où l'on se motive pour aller faire du sport alors qu'on aurait préféré rester une demi-heure de plus sous la couette. On progresse chaque fois qu'on évite le fast-food et qu'on décide de se préparer à la place un repas maison à base de produits frais. Ou qu'on laisse sa voiture dans le garage et qu'on profite d'une course chez le teinturier ou l'épicier pour marcher un peu. Ainsi, je m'imaginais dans les salles de l'ABT, au 890 Broadway à Manhattan. En disant au revoir à une amie qui avait le même rêve que moi à la fin de notre stage d'été à San Francisco, je lui déclarai même que c'était là qu'elle me retrouverait. En 1998, quand j'avais seize ans, j'ai postulé au stage intensif d'été de l'ABT, et y ai obtenu une place. Ça a été la première grande étape de ce qui allait être un long et parfois difficile parcours professionnel. Mais j'avais atteint mon objectif.

Se façonner un corps de ballerine, ce n'est pas seulement perdre des calories : c'est adopter une hygiène de vie qui transformera votre façon de vous nourrir, de bouger, et votre rapport à votre corps dans sa globalité. Ces changements-là ne se feront pas instantanément. Vous serez régulièrement confrontée à divers messages qui risqueront de vous faire perdre le cap, que ce soit l'invasion incessante de publicités pour des nouvelles garnitures de pizza ou des barres chocolatées qui vous feront saliver juste avant d'aller vous coucher, ou la presse féminine et ses sempiternels régimes qui vous promettront le corps de vos rêves contre quelques euros pour un produit miracle.

Quand on est portée par ses aspirations – une silhouette resculptée, affinée et tonique, la détermination de ne plus prendre l'escalator, mais d'emprunter plutôt l'escalier d'un pas léger –, les messages que vous envoie votre propre mental peuvent anéantir tous les messages nuisibles qui vous assaillent. Vous avez la possibilité de créer votre propre bande-son interne, qui vous motivera, vous fera tenir bon.

Décidez de ce que vous voulez. *Déclarez*-le au monde. *Regardez*-vous gagner. Et rappelez-vous qu'en ajoutant la persévérance à la patience, on obtient tout ce qu'on souhaite.

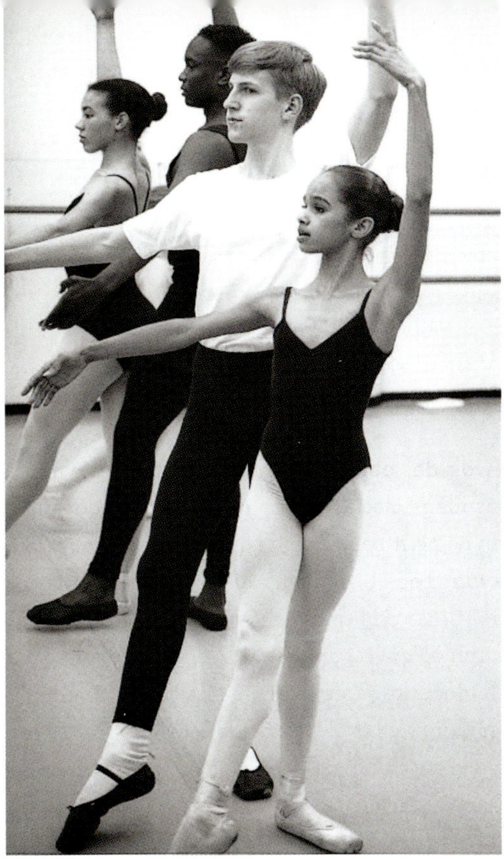

Motivation : se dépasser, aller toujours au-delà

Vous en valez la peine. Pas une once de vos efforts, pas une minute de votre temps n'est perdue tant que vous vous consacrez à réaliser le meilleur de vous-même. Pourtant parfois, en tant que sœur, mère, conjointe, amie, nous culpabilisons de l'attention que nous accordons en moins aux autres. Vous ne devriez jamais douter de votre légitimité à œuvrer pour votre épanouissement. Si cela vous arrive, gardez cette vérité à l'esprit : en réalisant ses rêves, on emmène les autres avec soi.

J'ai su dès l'instant où j'ai touché la barre, dans ce club de gym de San Pedro, que j'étais née pour être danseuse. J'étais une petite fille timorée, mais lorsque je dansais, je sentais une confiance, une assurance s'élever en moi. J'étais craintive, réservée, mais j'avais le sentiment que la danse classique me permettait de m'exprimer, d'entrer en communication avec le monde.

Mon ascension a été rapide, entre mes débuts relativement tardifs à treize ans et mon arrivée comme stagiaire à l'ABT, quatre ans plus tard, puis mon entrée dans l'American Ballet Theatre peu de temps après. À dix-neuf ans, j'ai été promue dans le corps de ballet de la compagnie. J'avais enchaîné les objectifs, les uns après les autres.

Mais une fois dans le corps de ballet, j'ai commencé à douter que j'arriverais à grimper l'échelon suivant : devenir soliste, et à terme, danseuse étoile. Au bout de très peu de temps, je me suis fait une blessure qui m'a laissée sur la touche pendant un an. Une fois rétablie, quand j'ai repris la danse, je me suis entendu dire que ma nouvelle silhouette, arrondie, n'était plus idéale. Parfois aussi, je me sentais isolée et sous-estimée à cause de ma couleur de peau.

À un moment, j'ai même envisagé de quitter l'ABT. On me proposait une place de soliste au Dance Theatre d'Harlem, une compagnie aux nombreux danseurs de grand talent, plus ouverte à la diversité, où je savais que l'attention se porterait sur mes compétences et non sur ma couleur de peau.

Mais aussi tentant que cela pût être, je savais que je ne serais jamais comblée par cette décision : mon rêve, c'était l'ABT. J'ai refusé cette proposition. Je voulais faire carrière à l'ABT, et j'ai pris conscience que mon rêve concernait beaucoup plus de gens que moi seule.

S'investir dans une mission qui va au-delà de nous-mêmes peut apporter la stimulation nécessaire pour tenir bon et garder le cap. Pour ma part, l'idée que je ne dansais pas que pour moi-même, mais pour toutes les ballerines noires qui étaient passées avant moi et n'avaient pas eu autant d'opportunités que leur talent aurait méritées, m'a convaincue de rester à l'ABT et de redoubler d'efforts. Dans les moments de doute, je pensais aux enfants que je voulais encourager, aux filles et aux garçons du même milieu que moi, qui n'avaient peut-être jamais envisagé une carrière dans la danse classique en raison de leur ethnicité ou de leur milieu social, et j'étais déterminée à leur montrer que c'était possible.

Tout au long de votre quête, pensez à toutes les raisons qui vous font désirer avoir un corps de ballerine. Si vous voulez simplement être en pleine forme, c'est amplement suffisant. Mais peut-être aspirez-vous aussi à pouvoir jouer plus activement votre rôle auprès de vos petits-enfants dans les années à venir. Peut-être désirez-vous avoir plus d'énergie à consacrer à votre entreprise, et que ce regain professionnel vous permette de créer des emplois dans votre quartier. Il se peut que vous souhaitiez optimiser votre forme physique simplement pour vous prouver que vous en êtes capable. Votre victoire pourrait inspirer d'autres que vous à s'emparer de leurs ambitions.

Chacune de nos actions est précédée d'une pensée. Peut-être voulez-vous un corps plus puissant pour avoir de l'énergie à consacrer aux autres, ou un mental plus solide, plus affûté, ou encore un corps qui vous donnera des ailes pour réaliser d'autres de vos rêves. Quelles que soient vos motivations, une fois que vous en avez pris clairement conscience, énoncez-les haut et fort à vos amis, à vos proches ou simplement à vous-même. Notez-les dans votre smartphone, ou sur un papier que vous accrocherez au-dessus du miroir de votre salle de bains.

Maintenant que vous savez ce que vous voulez et pourquoi, il faut y croire de tout votre cœur, vous dire qu'avec du temps et de la détermination, vous y arriverez. Représentez-vous l'aboutissement. Visualisez les résultats. Imaginez que vous avez réussi, avant même votre première séance de sport.

Visualisation : voir, c'est accomplir

La visualisation, le fait de se représenter sa propre victoire face aux défis que l'on se lance est un des outils les plus puissants de notre arsenal mental et émotionnel. Les sportifs professionnels y ont souvent recours. Tiger Woods a ainsi confié qu'il a l'habitude de visualiser la trajectoire d'une balle et son atterrissage sur le

green avant de taper dedans. La championne américaine de football Carli Lloyd a maintes fois expliqué qu'elle imagine toujours ses exploits sur le terrain bien avant d'y entrer.
Votre esprit a un pouvoir de visualisation immense. Vous imaginer déjà arrivée au sommet de vos objectifs peut booster votre assurance, améliorer votre concentration, alimenter la fougue qui vous fera mettre tout votre cœur dans les mouvements de vos muscles.

En 2012, j'ai vécu un des grands moments de ma carrière lorsque j'ai dansé *L'Oiseau de feu* d'Igor Stravinsky au Metropolitan Opera. Mais cette première représentation était aussi ma dernière dans ce rôle cette saison-là – et aurait pu être la dernière de ma carrière.
Je m'étais fait mal à la jambe quelques mois plus tôt, mais je continuais à suivre le rythme effréné des répétitions et des représentations de cette tournée pour m'assurer d'être bien préparée pour ma première apparition dans *L'Oiseau de feu* au Met. La douleur est devenue si insupportable que je suis allée chez le médecin, qui m'a annoncé que j'avais six fractures de stress au tibia.
Il arrive souvent que les danseurs se fassent mal, à force d'enchaîner des heures et des heures d'effort intensif, d'entraînements et de représentations. Ce n'était pas la première fois que j'avais des fractures de stress. Mais c'était la blessure la plus grave que je me sois jamais faite. Il fallut rapidement m'opérer, et on me posa une plaque dans la jambe. Je n'avais aucune certitude sur ce que me réservait la suite. La seule certitude que j'avais, c'est que je ne pouvais pas laisser mourir la ballerine en moi. J'ai dû rassembler toute la force mentale et émotionnelle dont j'étais capable pour garder ma flamme intérieure. J'arrivais à peine à marcher, encore moins à danser, mais j'ai commencé à me visualiser guérie. Et je dansais dans ma tête.
Chaque matin, quand vous vous réveillez, ou dès que vous arrivez à vous ménager un moment de calme dans la journée, prenez le temps d'une pause de quelques minutes pour élaborer une image mentale. Du coin de l'œil, capturez la grâce de votre démarche dans le reflet d'une vitrine. Représentez-vous vos jambes fuselées ondulant sous le tissu de votre robe par une belle journée d'été. Sentez le ressort de vos pas en vous rendant à une réunion. Respirez la brise tiède et l'instant présent, sans vous laisser parasiter par des pensées négatives sur votre corps ou votre physique. Voir, c'est croire – *et* accomplir.
Après mon opération, j'ai travaillé tous les matins avec ma professeure Marjorie Liebert, qui a été formée à la technique de barre au sol appelée « barre à terre Kniaseff », un type d'exercice auquel nous reviendrons dans ce livre. Ces exercices m'ont permis d'exécuter au sol, dans mon salon, des mouvements que j'aurais normalement faits debout à la barre.
Je m'allongeais sur le ventre, le dos, le côté, et je m'imaginais debout, « sur pied », en train de danser. Les yeux au plafond, en levant doucement les bras au-dessus de ma tête pour

travailler mon port de bras, je m'imaginais sur scène exécutant des fouettés, sautillant dans *Les Sylphides*. Je travaillais des mouvements pour me muscler le tronc, le dos, les jambes, tout en me visualisant déjà revenue à l'ABT, plus forte, plus gracieuse, meilleure danseuse que jamais. Non seulement ces exercices physiques ont entretenu la tonicité de mon corps et m'ont permis de reprendre les cours de danse avec des muscles ayant mémorisé les gestes qu'ils devaient exécuter, mais je crois que le fait de m'être visualisée entièrement mobile et rétablie a accéléré ma guérison. Les images que j'avais en tête ont servi de point d'ancrage à ma concentration, à ma motivation, ont entretenu ma persévérance et m'ont aidée à repousser la dépression et l'angoisse qui auraient pu me tétaniser.

Si vous arrivez à élaborer mentalement ce que vous désirez, vous pouvez le réaliser physiquement. J'ai appris d'expérience personnelle que nous avons tous un moi émotionnel bien plus fort que nous le croyons.

Tenir un journal : mettre ses progrès noir sur blanc

Lorsque j'ai découvert la danse classique, j'y ai trouvé un moyen de canaliser ma voix pour la première fois. J'avais toujours eu du mal à m'exprimer, et danser faisait naître en moi une audace, me permettait de m'extérioriser par la puissance du mouvement. Mais pour ce qui était de formuler des paroles, d'utiliser les mots, j'avais toujours autant de mal – jusqu'au jour où j'ai commencé, à l'âge de quinze ans, à mettre par écrit mes aspirations, mes émotions, dans les pages d'un journal.

Tenir un journal peut être une excellente façon de mesurer les avancées de votre corps de ballerine. Votre journal est votre refuge, un jardin secret où vous pouvez consigner vos réflexions et ressentis. Il faut en faire un rituel précieux : par exemple, désignez un stylo qui ne servira à rien d'autre, ou un fauteuil, un lieu ou une pièce qui pourra vous servir de cocon où vous pelotonner pour écrire.

Puis, une fois prête, commencez par faire le point – quel corps avez-vous aujourd'hui, quel corps voudriez-vous avoir à l'arrivée ? – et listez les raisons qui vous poussent à entreprendre cette quête du bien-être mental et physique.

Si vous avez du mal, certains soirs, à suivre vos résolutions alimentaires ou sportives, notez-le. Puis prenez du recul, pensez aux étapes de votre parcours, et notez-les aussi. Vous avez eu le sentiment que votre journée avait été trop chargée pour aller faire du sport aujourd'hui ? Il a été difficile de résister aux biscuits apéritifs et au gâteau au chocolat lors d'un dîner avec vos amis hier soir ? La frustration de ne pas voir votre image reflétée dans le miroir changer assez vite vous accable, et il y a eu un moment où vous avez été tentée de tout laisser tomber ?

Mais que dire de cette matinée où vous vous êtes surprise à repousser vos limites comme jamais ? De cette fois où vous n'aviez aucune envie de faire du sport, mais où vous avez enfilé

votre legging, mis une serviette dans un sac, et où vous y êtes allée quand même ? Tout cela, couchez-le par écrit. Cela vous aidera à avoir les idées claires.
Mettre les choses noir sur blanc a été extrêmement cathartique pour moi. Voir mes objectifs, mes réflexions, mes expériences notées en détail m'a permis de prendre du recul sur tout ce que je traversais, et de garder une trace de mon parcours de vie personnel et professionnel.
Une transformation, c'est difficile. Une transformation, ça prend du temps. Nous ne sommes pas là pour essayer un remède miracle qui n'apporterait que des résultats éphémères. Nous

Une image vaut tous les discours du monde – se créer un tableau d'inspiration

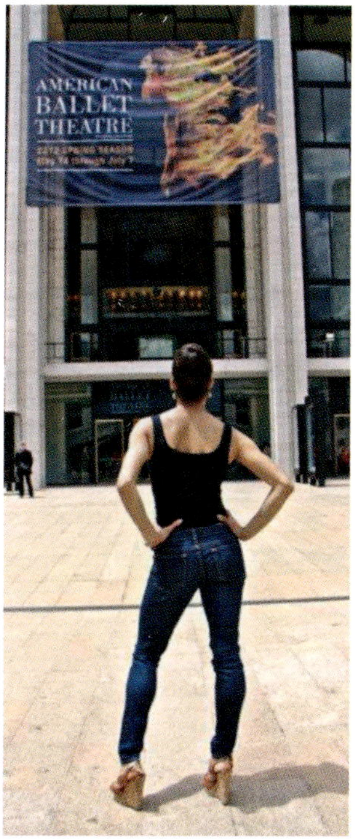

Un « vision board » est une sorte de collage d'aspirations. Que votre objectif soit d'avoir 16 de moyenne à la fin du trimestre, une promotion au travail, ou un corps et une hygiène de vie de ballerine, il s'agit de traduire en images cet accomplissement que vous visualisez mentalement, ou que vous avez défini dans votre journal. Vous aurez ainsi toujours sous les yeux ces images pour vous rappeler les buts que vous vous êtes fixés, vous remotiver dans les moments de doute, et vous inspirer tout au long de votre parcours.
Ne le planquez pas dans un coin. Affichez-le à un endroit devant lequel vous passez tous les jours, par exemple à côté de votre ordinateur, de votre télévision ou de l'endroit où vous rechargez votre téléphone. Et faites-en un reflet de celle que vous êtes. Les citations qui vous parlent peuvent être griffonnées sur un post-it ou découpées dans un magazine. Assemblez des photos, des cartes postales, et choisissez des motifs et des couleurs qui vous stimulent, ou, si vous préférez, qui vous apaisent. Laissez votre créativité s'exprimer : il s'agit d'un support où matérialiser votre inspiration, une façon de plus de renforcer votre motivation. On n'en a jamais trop.

sommes là pour élaborer une nouvelle façon de vivre, une approche holistique de l'alimentation, de l'activité physique, un état d'esprit. Lorsque vous commencerez à modifier vos habitudes, que votre rapport à la nourriture et au sport se mettra à évoluer, vous ne constaterez sans doute pas de changements physiques spectaculaires immédiatement, et il se peut donc que vous ayez du mal à reconnaître tout ce que vous accomplissez. C'est pourquoi prendre des notes, mettre par écrit ce qui vous fait avancer, et parfois ce qui vous fait reculer, peut être extrêmement stimulant. Vous avez ainsi constamment à l'esprit la direction à suivre, les raisons pour lesquelles vous avez entrepris cette démarche, et tout ce qui vous porte, vous donne de l'élan, aussi minime que cela puisse parfois sembler.

Personnellement, je sais que relire mon journal et me replonger dans ce que j'avais écrit m'a parfois beaucoup aidée à apprendre à connaître la femme en devenir que je suis, car cela me donnait du recul sur la personne que j'avais été. J'ai mis par écrit les moments les plus exaltants de ma vie, comme mes plus grandes craintes et mes plus amères déceptions. Je tiens toujours un journal. Voici ce que j'ai écrit alors que je venais d'apprendre que j'étais promue danseuse étoile en 2015 :

Ça me semble irréel. Effarant. Je veux juste travailler, surtout dans des moments comme ça, où je suis à la fois glorifiée et critiquée, alors même que je viens d'atteindre un objectif incroyable. Si je suis critiquée, c'est parce que très peu de danseurs ont atteint ce niveau de réussite. Je crois qu'ils se demandent pourquoi moi. Certains disent que je suis une imposture, que je veux juste être célèbre. Quand je lis des choses comme ça, j'ai tendance à me laisser envahir par le doute, toujours ces mêmes questions : « Qui suis-je ? Est-ce que je suis à la hauteur de tout ça ? Est-ce que j'en vaux la peine ? » Peut-être que dans un mois ou deux, je m'y serai faite.

En relisant ce passage quelques mois plus tard, je me suis rendu compte que j'avais en effet commencé à m'y faire, que j'avais pris un recul très appréciable. Je savais bien que je ne pouvais pas prétendre que mes doutes avaient disparu. Mais je savais aussi que quand ils revenaient, je devais les chasser bien vite. Ce qui m'arrivait, c'était ce dont j'avais toujours rêvé ; maintenant que j'y étais, il fallait que je sois patiente envers moi-même, que je trouve ma vitesse de croisière, que je m'approprie cette place. Je n'avais besoin d'être nulle autre danseuse – ni la ballerine qui dansait à côté de moi ni celle qui était passée avant moi : il fallait juste être *moi*. Eh oui, j'en vaux la peine.

Vous aussi, vous en valez la peine. Il se peut que vous doutiez parfois de vous-même. Peut-être vous êtes-vous déjà mise au régime pas mal de fois, tout ça pour voir les résultats si durement acquis disparaître dès que vous repreniez vos anciennes habitudes. Peut-être aviez-vous les meilleures intentions du monde quand vous avez pris un abonnement à la salle de gym, mais que vous vous êtes rapidement rendu compte que c'était du gâchis parce que vous trouviez rarement le temps d'y aller. Il se peut qu'il vous faille un peu de temps pour vous approprier la méthode proposée par ce livre, pour trouver

Les mots pour le dire : affirmez vos objectifs

Vous visualiser victorieuse est une bonne chose, mais mettre ces images mentales en mots est aussi une façon de les faire advenir. C'est une déclaration que vous vous faites à vous-même.

Je suis capable. Je suis forte.

Je crois que le mieux est de débuter chaque journée avec cette affirmation, mais vous pouvez aussi la formuler à la fin de la journée ou dès que vous avez quelques instants de tranquillité. Essayez juste de le faire tous les jours à la même heure pour créer un rythme, un moment précis de la journée pour vous faire cette promesse.

Vous pouvez lire ces mots dans votre journal, ou les dire à voix haute devant le miroir. Rappelez-vous que ce n'est ni une interrogation ni une supplique. C'est une affirmation, claire et simple.

Je suis en bonne santé. Je suis joyeuse. Je suis une gagnante.

Je pense aussi qu'il peut être bon d'exprimer quelques mots de gratitude tous les jours. Il y a tant de choses dans la vie pour lesquelles nous pouvons éprouver de la reconnaissance, même si on n'y pense pas toujours de cette façon-là : un rire échangé avec vos amies à la sortie des cours, un texto reçu de quelqu'un que vous n'avez pas vu depuis longtemps et qui vous manque ou un lever de soleil qui vient colorer votre ciel au moment où vous sortez de chez vous.

Pensez à commencer ou terminer chaque entrée de votre journal en exprimant de la gratitude pour votre corps, pour les personnes de votre entourage que vous aimez, pour les loisirs et les activités qui vous emplissent de passion.

Je suis reconnaissante de m'être réveillée ce matin et d'avoir cette nouvelle journée devant moi ! Je remercie mon corps de toute l'énergie qu'il m'apporte ! J'apprécie la présence de mes proches, que je peux appeler à tout moment !

Exprimer de la reconnaissance pour tout ce que la vie nous offre nous aide à apprécier chaque moment, à ne pas les laisser passer sans saisir ce qu'ils ont de précieux. Et cela nous rappelle que nous avons déjà largement ce qu'il nous faut. Les objectifs que nous nous fixons, vers lesquels nous tendons, ne sont qu'un merveilleux bonus.

votre rythme à mesure que vous adoptez une nouvelle façon de vivre, mais surtout, ne vous comparez à personne d'autre ! Trouvez la place, l'emploi du temps, les ajustements alimentaires et sportifs qui vous conviennent à *vous*.
Tenir un journal vous permettra à la fois de rester à l'écoute de vous-même, et de garder une trace écrite de ce qui convient ou pas à votre corps. Relire vos propres réflexions sera pour vous une source d'encouragement. Vous pourrez ainsi mesurer, à travers vos propres mots, vos propres tentatives et erreurs, les progrès que vous avez faits sur ce parcours unique qui est le vôtre, et, finalement, combien vous avez grandi.

Lentement, mais sûrement : ce qui compte, c'est la constance

Votre cheminement vers le bien-être et une nouvelle hygiène de vie se fera beaucoup plus facilement si vous avancez progressivement, par petites étapes. Chaque fois que nous en franchissons une, nous gagnons en confiance en nous, car cela nous montre que nous avons effectivement le pouvoir de faire bouger les choses.
Pourtant, nous avons toutes des moments de découragement ou d'impatience. On a parfois envie de baisser les bras si les résultats de nos efforts ne se voient pas assez vite. Mais se dire que votre objectif va au-delà de vous peut vous aider à rester motivée : *Je ne fais pas ça uniquement pour moi. Je veux être au top de ma forme pour ma famille, pour mon entourage, pour les jeunes qui prennent peut-être exemple sur moi !* Gardez à l'esprit une image de vous-même vaillante, forte, émotionnellement solide et rayonnante de santé. Notez par écrit chacune des difficultés auxquelles vous vous heurtez, et chacune de vos petites victoires. Si vous pouvez prendre du recul sur ce que vous avez déjà surmonté, déjà accompli, votre victoire finale n'en sera que plus savoureuse.
Garder la conscience claire et rester attentive à moi-même a été un élément essentiel de ma réussite, et m'a permis de surmonter les revers que j'ai pu essuyer. Devenir la meilleure version de soi-même, en bonne santé, radieuse, émancipée, ne se fait pas du jour au lendemain. Mais y voir clair sur vos objectifs, sur toute l'assurance, la maîtrise de soi et le bien-être que vous avez à gagner, et garder une trace de votre ressenti, de votre vécu et de vos succès tout au long de votre parcours vous donnera le punch dont vous avez besoin pour persévérer, pour aller de l'avant, pour rester battante jusqu'au bout.

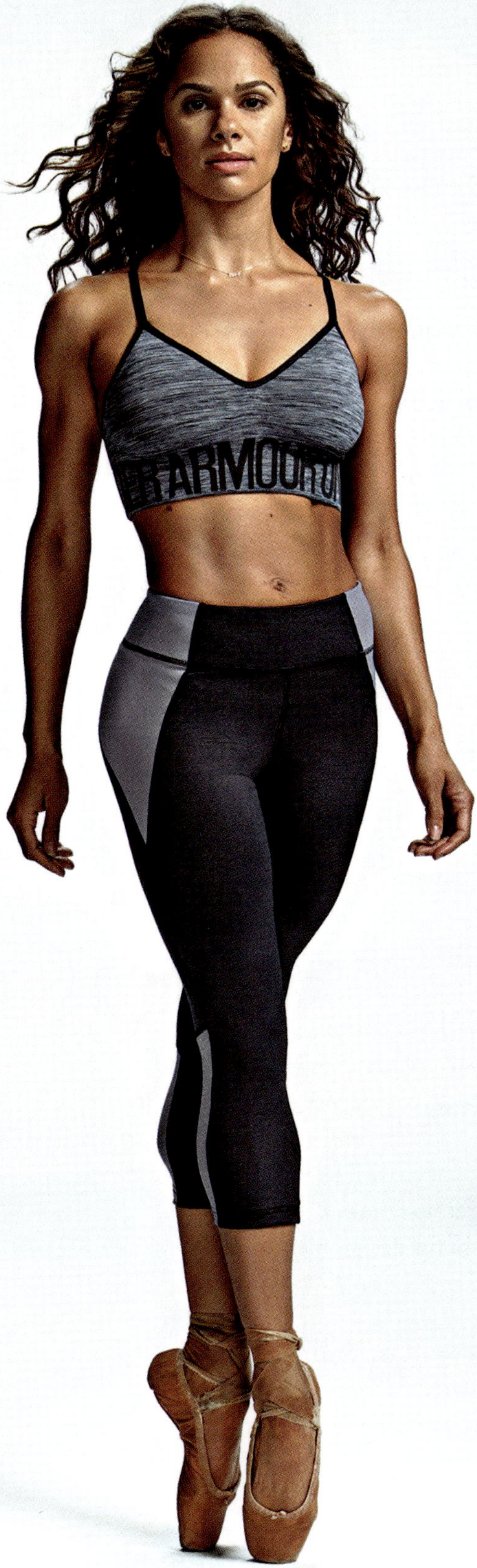

ERARMOUR

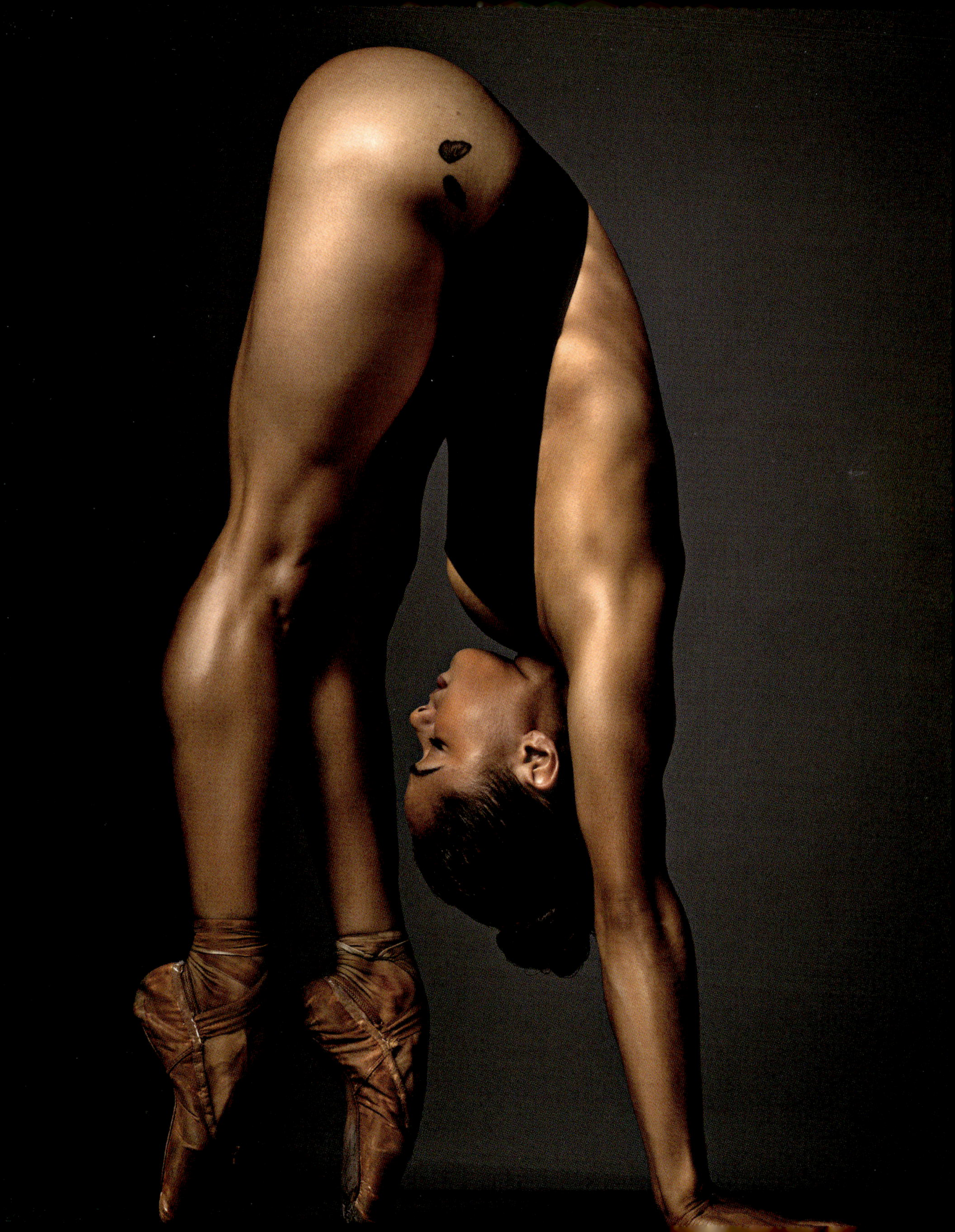

Trouvez l'équilibre et la paix intérieure

Il peut falloir des années à une jeune ballerine pour arriver à se tenir sur les pointes, fermement dressée sur ses orteils pendant plusieurs secondes, voire plusieurs minutes. Pour parvenir à cette prouesse, elle doit trouver la puissance, posséder la dextérité, maîtriser l'équilibre.

L'équilibre, si crucial en danse classique, l'est encore plus dans la vie. L'esprit, le corps et le mental sont indissociablement liés, et c'est lorsqu'ils sont en harmonie que nous pouvons donner le meilleur de nous-mêmes.

Il faut un mental fort pour agir, que ce soit lorsqu'on a un problème à résoudre au travail ou lorsqu'on décide de resculpter sa silhouette. Il faut apporter à son corps la meilleure nutrition possible pour en maximiser l'énergie. Un mental solide procure de l'énergie physique, mais plus encore. Être en accord avec soi-même, mais aussi avec l'ordre naturel du monde qui nous entoure, permet de garder l'équilibre, de ne pas flancher malgré toutes les épreuves et difficultés qui se mettent sur notre chemin, et nous procure la force intérieure qui peut nous aider à réaliser chacun de nos objectifs.

Les rituels

Une des façons les plus sûres d'atteindre l'équilibre et la sérénité intérieure est de se créer des rituels, ces gestes auxquels nous revenons pour nous calmer, nous aider à tenir bon ou à rassembler le courage nécessaire pour venir à bout d'une certaine tâche. Cela peut être une prière que vous murmurez chaque fois que vous vous apprêtez à monter dans un avion, des inspirations profondes que vous prenez pour ralentir les battements de votre cœur avant une prise de parole, un badge « porte-bonheur » que vous portez à chaque épreuve à passer, ou des affirmations que vous vous répétez avant chacun de vos examens : que ce soit face à

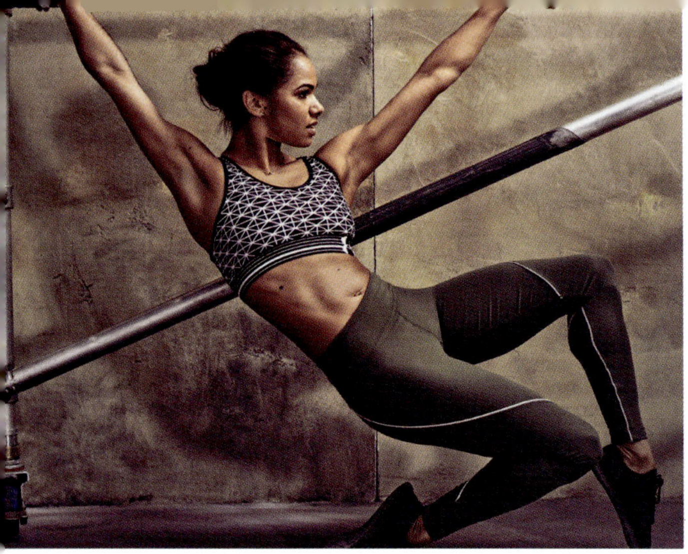

un enjeu important ou à un moment difficile, les rituels influencent positivement l'issue des choses en apaisant les anxiétés et en boostant la confiance en soi.

Les rituels peuvent être liés à la religion – égrener un chapelet, réciter des mantras devant un *gohonzon* bouddhiste – ou de l'ordre des croyances personnelles. (Avant d'entrer en scène, les danseurs comme les comédiens, eux, ont un rituel plus païen : ils se disent « merde ! » les uns aux autres pour se porter chance.) Mais les rituels peuvent également émaner des petits gestes et habitudes les plus simples du quotidien. Juste avant une représentation, l'heure que je passe en loge à me maquiller et à me coiffer m'aide à m'apaiser et me concentrer. Je me coupe du reste du monde, je mets mes écouteurs et je m'isole dans la musique de mon iPhone. Puis mon attention se laisse absorber par les pinceaux, les tubes et les poudriers disposés sur la coiffeuse, et, pendant que je suis occupée à appliquer du fond de teint, de la poudre, du blush, ma respiration se ralentit, et je me concentre sur le ballet que je m'apprête à danser.

Ce rituel, qui fait partie intégrante de ma vie de danseuse, au même titre que les représentations ou les répétitions, m'isole de toute l'effervescence qui règne autour de moi en coulisse, et m'évite de me laisser emporter par des cogitations. Il m'offre un moment de réflexion au calme, et me permet de me recentrer sur la performance attendue de moi sur scène. J'y puise l'énergie mentale nécessaire pour croire que ce que je projette – une représentation réussie – va devenir réalité.

Puiser dans votre pouvoir d'intuition

Nous avons tous en nous une réserve de détermination dans laquelle nous pouvons puiser à tout moment, une intuition qui nous guide pour peu qu'on prenne le temps de l'écouter. Il est vital d'apprendre à utiliser cette force intérieure. Vous pouvez y éveiller votre conscience en pratiquant tout simplement la méditation (voir encadré page 41), ou vous investir davantage dans une activité qui vous apaise. Prenez ce que vous appréciez déjà et approfondissez l'expérience pour mieux entendre votre voix intérieure, et renforcer votre sentiment de bien-être.

Si le dessin est pour vous source de sérénité, la prochaine fois que vous vous installez devant votre carnet de croquis et un crayon, prenez quelques grandes inspirations pour vous imprégner de l'instant. Puis, au lieu d'essayer de vous représenter ce que vous allez dessiner,

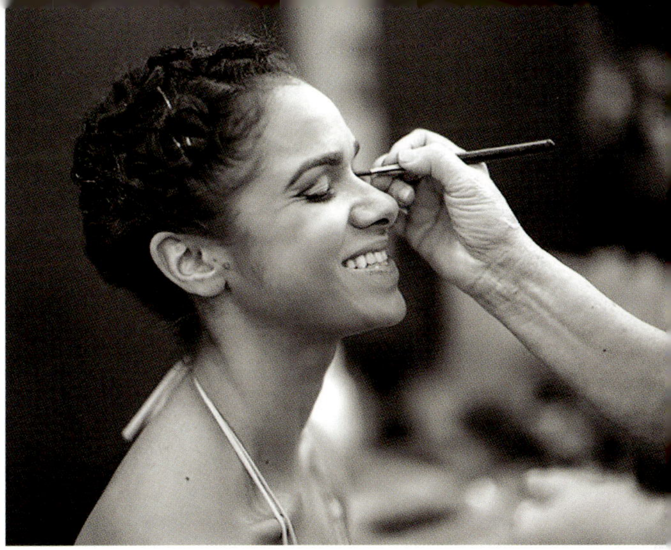

abandonnez-vous à votre intuition, laissez-la guider votre main et se matérialiser sur le papier. Ou peut-être avez-vous la fibre musicale. Plutôt que d'aborder votre instrument avec la résolution de travailler ou d'apprendre un nouveau morceau, essayez de ne pas vous concentrer sur chaque note. Portez plutôt votre attention sur la sensation des cordes de guitare sous vos doigts, de la vibration des accords, des oscillations de la mélodie. Immergez-vous dans l'instant et restez-y plongée, à simplement apprécier l'expérience de donner vie à la musique.

Quelles que soient vos passions, il y a également une chose toute simple à la portée de chacun : s'asseoir dans le calme, immobile. Mais plutôt que de fermer les yeux, comme on le fait en méditation, gardez-les grands ouverts et laissez-vous émerveiller par ce qui vous entoure. Lorsqu'on est présent et ouvert à son environnement, cela nous éveille également à nous-mêmes. Il se peut que tout à coup, la solution à un problème épineux nous apparaisse dans toute sa simplicité. Qu'une situation qui nous semblait inextricable nous apparaisse moins pesante. L'immobilité fait parfois advenir la clairvoyance.

Ce sont parfois nos décisions qui amènent le changement, par exemple lorsqu'on décide de faire du sport pour se façonner un corps de ballerine. Mais nous savons tous que la vie peut aussi nous réserver des surprises, qu'il y a certaines choses que nous ne maîtrisons pas. Les rituels procurent un réconfort, un peu de stabilité au milieu des remous, et ils offrent l'occasion de vous recentrer sur vous-même dès que vous en ressentez le besoin, d'apaiser votre esprit, et, pendant quelques instants, de vous contenter d'être.

Bouger pour le plaisir

Vous façonner un corps de ballerine suppose une discipline sportive nouvelle, pour vous muscler le tronc, étirer et redéfinir vos muscles et obtenir un organisme plus en forme que jamais dans sa globalité. J'espère que vous exécuterez chacun des mouvements avec enthousiasme, en appréciant toute l'énergie et le bien-être que vous en tirerez. Mais cette discipline exigera de la persévérance, des efforts, et ne se fera pas dans la facilité.

Bouger peut heureusement procurer un certain plaisir ! Lors d'un mouvement, on peut laisser son imagination vagabonder librement, ses poumons se remplir d'air frais ; on prend conscience des battements de son cœur, des pulsations qui nous animent. Il se produit alors des changements chimiques dans l'organisme, qui procurent un sentiment de bien-être. En

plus des séances de sport destinées à vous muscler et entretenir votre forme, je crois qu'il est important de prendre d'autres moments pour bouger, rien que pour le plaisir.
Prenez un moment pour vous demander quelles sont les activités physiques qui vous rendent heureuse, que vous ne considérez pas comme des corvées. Promener le chien vous remonte le moral ? Vous vous sentez sereine lorsque vous vous baladez à vélo ? Monter sur un *hoverboard* vous donne la pêche ? Une fois que vous aurez trouvé ce que vous feriez juste pour le plaisir, dégagez-vous du temps pour vous y consacrer, même si ce n'est pas plus d'une demi-heure par jour.

La danse classique a été mon refuge, un moyen d'expression artistique qui me permet de créer, d'imaginer, de m'évader. À ce jour, même si j'en ai fait mon métier, ma carrière, la salle de danse est toujours le lieu où je me retrouve, où je me ressource.
Tous les matins, je suis des cours de danse. C'est indispensable, même après toutes ces années, pour entretenir ma technique et rester à la hauteur des performances qu'on attend de moi. Mais cette heure et demie quotidienne est aussi une forme de méditation pour moi et mes coéquipières. C'est un rituel, familier et régulier, auquel notre corps et notre esprit ont pris goût, dont ils sont chaque jour dans l'attente. C'est l'occasion pour nous de faire le vide, de rassembler nos forces, et de nous préparer à affronter ce qui nous attend dans la journée, que ce soit huit heures de répétition, une représentation dans l'après-midi, ou toutes nos autres responsabilités qui n'ont rien à voir avec la danse.
Quand j'étais petite, les cours de danse m'offraient un répit face au chaos de ma vie de famille, et aujourd'hui que je suis adulte, j'ai gardé ce sentiment que ce moment me permet de me mettre un peu à distance de tout le reste de ce que j'ai à accomplir, que ce soit établir la liste des invités à mon mariage ou répondre à mes e-mails. D'ailleurs, j'ai même demandé à ma *wedding planner* si je pouvais prévoir un cours de danse le jour J avant d'enfiler ma robe – et je ne plaisantais qu'à moitié !
À notre époque, il est plus difficile que jamais de se couper du monde qui nous entoure et de se recentrer sur soi-même. Nous avons nos réseaux sociaux en permanence à portée de main, et il suffit d'un tweet ou d'un texto pour interrompre nos instants de solitude. C'est pourquoi il est essentiel de trouver des moyens de se déconnecter. Bouger son corps est une excellente façon de se mettre à l'écoute de ses pensées et de son monde intérieur.

Il a été démontré que la sérotonine, neurotransmetteur qui agit sur l'ensemble de notre fonctionnement cérébral, de la mémoire aux émotions, est boostée par l'activité physique ; or plus grande est la dose de sérotonine dans l'organisme, plus le moral est solide.

Méditer pour se ressourcer

La méditation peut apaiser l'esprit, et même atténuer l'anxiété et la dépression. Il existe plusieurs types de méditation, en fonction desquels les spécialistes recommandent d'adopter différentes positions assises, ou positions des mains. Avec la pratique, vous constaterez peut-être que certaines variantes sont pour vous plus relaxantes et plus bénéfiques que d'autres. Mais la méthode que je décris ici me semble assez simple à suivre pour les débutants, et en accord avec ma conviction qu'entretenir sa forme physique et mentale est à la portée de tous.

Certains points sont cependant essentiels, comme le fait de se tenir dans une posture stable. C'est ce qui vous permettra d'établir la connexion entre votre mental, votre esprit et votre corps, connexion aussi essentielle en méditation qu'en danse classique. Alors, pour commencer :

- Tenez-vous assise, le dos droit. Si cela peut vous aider, utilisez une chaise à dossier, ou adossez-vous à un mur.
- Fermez les yeux et essayez de relâcher les épaules et les bras, de ne pas rester repliée ou crispée. Le but est de laisser libre cours à vos pensées et émotions, et cette énergie sera plus facile à canaliser si vous êtes dans une posture détendue.
- La bouche fermée, inspirez par le nez et comptez jusqu'à quatre.
- Tout en retenant votre respiration, ouvrez légèrement la bouche. Puis expirez par la bouche en comptant jusqu'à cinq.
- Répétez quatre ou cinq fois, ou jusqu'à ce que vous sentiez que votre corps commence à se détendre au rythme de votre respiration.
- Des pensées vous viendront. Vous ne pouvez pas faire taire votre esprit. Mais à mesure que ces images mentales émergent, essayez de ne pas les retenir. Laissez-les s'échapper, en vous recentrant sur votre respiration pour évacuer.
- Essayez de méditer pendant au moins cinq minutes, l'idéal est un quart d'heure ou vingt minutes. Efforcez-vous de rester assise immobile aussi longtemps que possible. Il se peut que ce soit difficile au début, mais plus vous pratiquerez, plus cela vous semblera naturel.

Lorsque je suis en cours de danse, je ressens une certaine sérénité à exécuter les pas de danse que mes muscles connaissent par cœur. Quelle que soit l'activité physique que vous choisirez de pratiquer pour le plaisir, exercez-vous à laisser repartir comme elles sont venues les pensées parasites qui vous passent par la tête, et essayez de rester en pleine conscience du moment présent et de lui seul.

Concentrez-vous sur votre respiration lorsque vous courez. Émerveillez-vous du chant des oiseaux lorsque vous vous promenez dans votre quartier. Laissez-vous griser par l'élan de votre vélo. Appréciez le silence autour de vous lorsque vous plongez la tête sous l'eau.

Il existe d'autres activités moins énergiques, plus banales, qui peuvent être tout autant source de sérénité. Lorsque vous êtes dans la cuisine, le simple fait d'éplucher des légumes ou de cuisiner peut être très apaisant. Respirez les parfums des herbes, écoutez le bruit régulier du couteau sur la planche à découper. Ne pensez pas à la course de dernière minute qu'il vous reste à faire avant le repas, à l'examen que vous passez le lendemain, à la déception que vous avez essuyée la semaine dernière. Vous êtes occupée à autre chose, penser à tout ça n'y changera rien en attendant. Laissez-vous immerger entièrement dans le présent, préservez ces moments qui n'appartiennent qu'à vous.

Trouver un refuge

S'arrêter quelques instants permet d'y voir plus clair. C'est se reconnecter à sa boussole intérieure, se mettre à l'écoute de cette voix inconsciente qui connaît déjà la réponse à nos questions, la solution aux dilemmes qui nous tracassent au milieu de la nuit. En nous extrayant de nos tracas immédiats, nous nous ouvrons aux signaux internes la plupart du temps couverts par le bruit et le stress ambiants.

Lorsque vous écrivez dans votre journal, que vous écoutez de la musique, que vous méditez, ou que vous sortez marcher un peu, ces moments sont privilégiés pour vous plonger en vous-même. Pour vivre pleinement ces instants, l'idéal est d'avoir un lieu où vous réfugier pour réfléchir.

Ce lieu est votre bulle, votre jardin secret, le sanctuaire où vous venez vous ressourcer, et que vous pouvez recréer où que vous soyez. Pour ma part, j'arrive à m'isoler du reste du monde, même assise à une coiffeuse dans une loge bondée. Quand j'étais petite, à San Pedro, j'aimais me laisser bercer par le bruit des vagues sur la rive. À vous de trouver où vous avez accès à la solitude, où vous vous sentez le plus en harmonie avec vous-même.

Cela peut être un coin du salon de votre maison. Aménagez-le avec de gros coussins ou un fauteuil confortable. Ajoutez-y une petite table recouverte de bougies. Ou bien si c'est dehors, dans la nature que vous vous sentez la plus vivante, passez du temps dans votre jardin

ou dans les parcs autour de chez vous. Même en hiver, vous pouvez vous emmitoufler dans un manteau et apprécier ce tête-à-tête avec vous-même en marchant à votre rythme.
Peut-être est-ce dans un lieu de culte que vous accédez le mieux au sacré, en vous comme autour de vous. Ou que l'endroit où vous vous mettez le plus facilement dans un état contemplatif est votre baignoire. Faites de votre salle de bains votre spa personnel. Garnissez-la de sels de bain et de savons parfumés, de senteurs qui vous rappellent que ce sont des moments rien qu'à vous, qu'ils sont sacrés.
Dans ce lieu de retraite, lorsque vous êtes seule dans votre jardin secret, veillez à éteindre votre ordinateur et à mettre votre téléphone sur silencieux. Ou mieux : laissez vos gadgets à la maison ou dans une autre pièce – juste pour quelques instants. Les seuls messages qui nous intéressent dans ces moments précieux sont ceux qui émanent de notre for intérieur.

Rester mentalement et émotionnellement à l'écoute de moi-même m'a aidée à surmonter les critiques, les blessures et l'adversité. Ces moments et ces lieux que je me suis préservés pour me réconforter et me mettre les idées au clair m'ont permis de garder le cap et de retrouver confiance en moi lorsque je doutais de moi-même. Revenir vers les rituels et les lieux qui vous aident à garder l'équilibre mentalement, émotionnellement et spirituellement vous permettra de ne pas vous sentir submergée par les petites et grandes difficultés de la vie, et vous donnera le petit coup de pouce dont vous aurez parfois besoin pour accomplir ce qui vous tient à cœur. Toute la puissance dont vous avez besoin se trouve *en vous*.

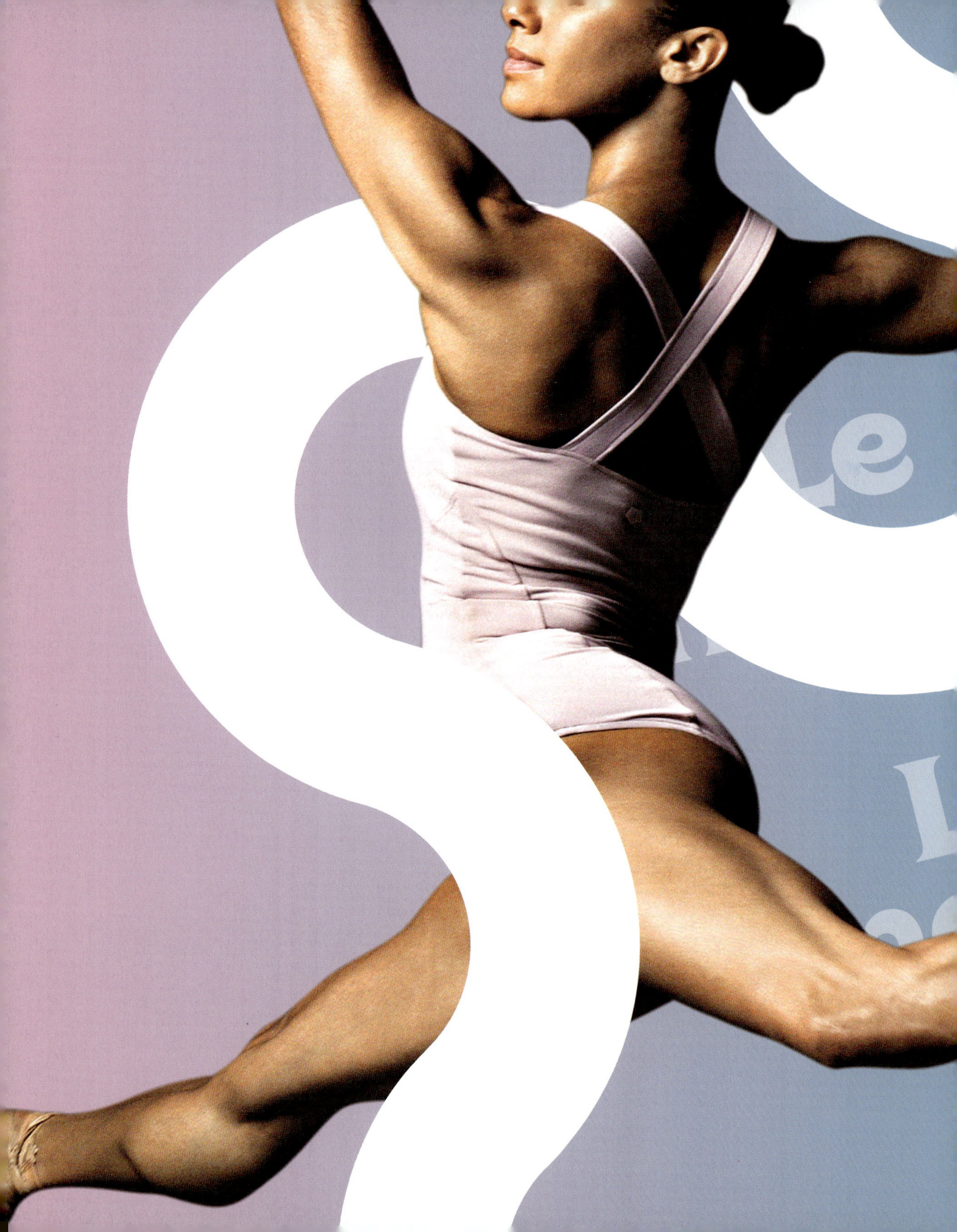

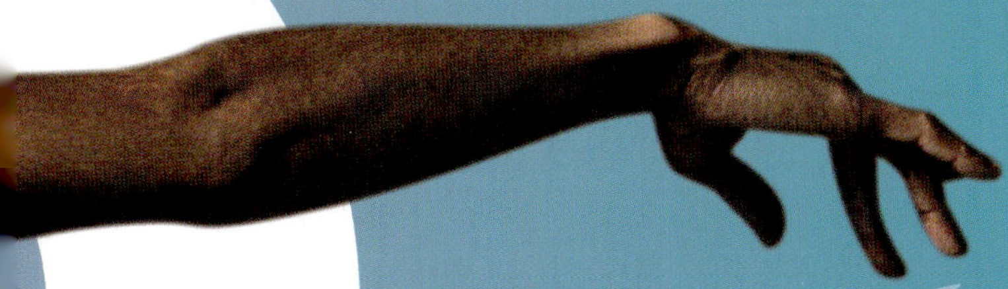

Le mouvement

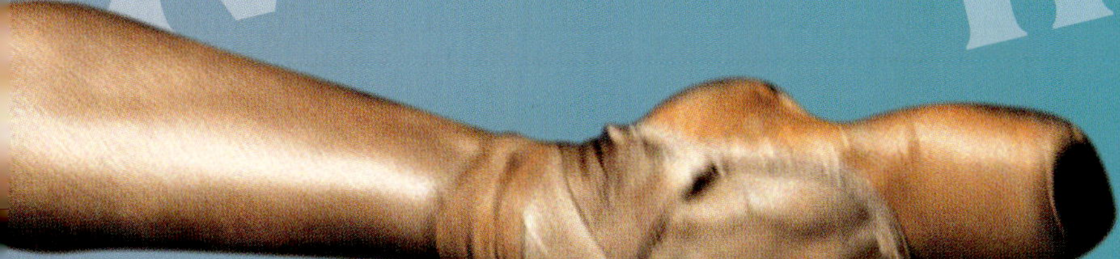

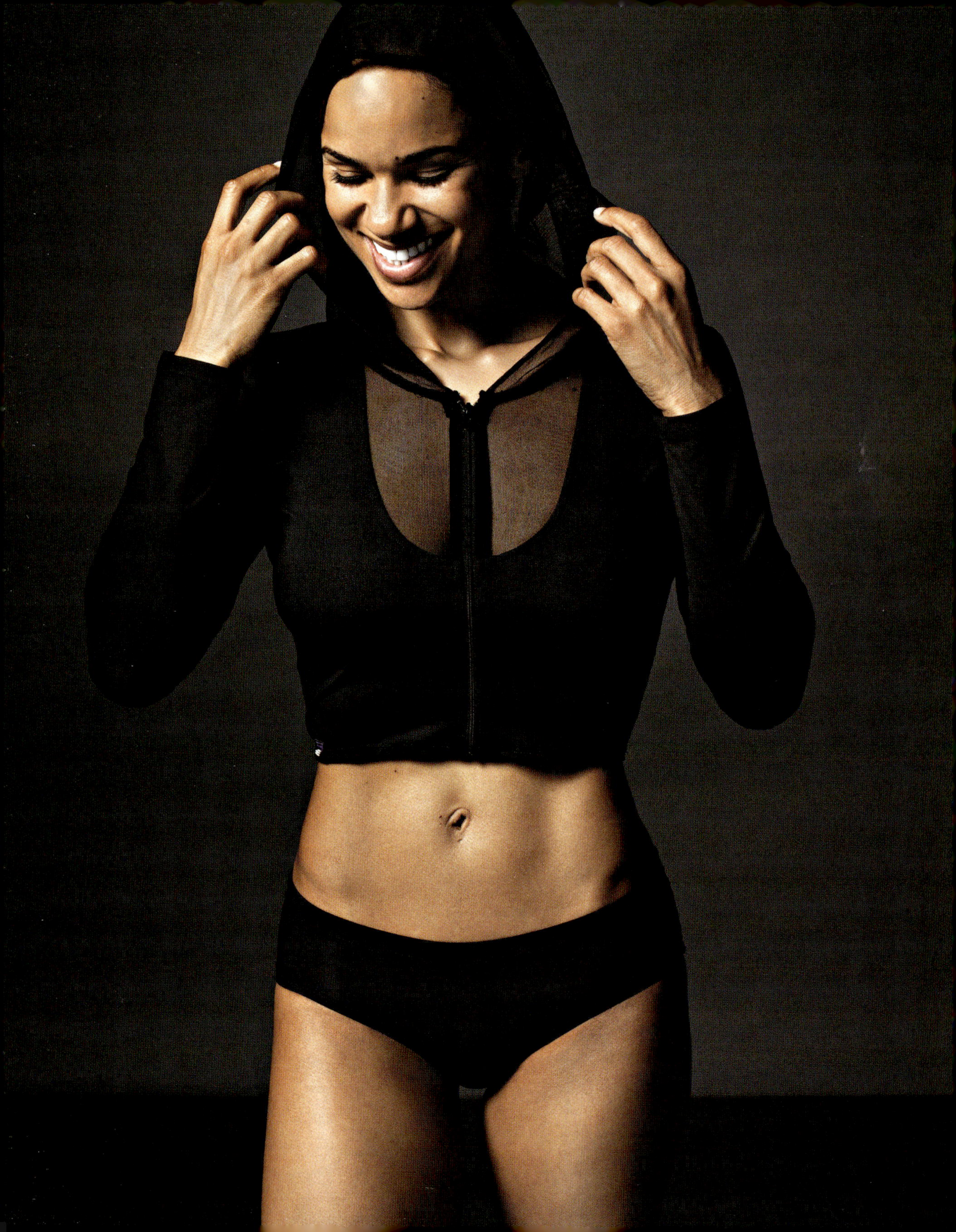

Plus qu'un sport, un mode de vie

Certains considèrent que faire du sport, c'est passer quelques heures par semaine enfermé dans une salle de gym, une corvée qu'il faut s'infliger et dont on a hâte d'être débarrassé, ou bien voient ça comme une petite parenthèse pendant laquelle on peut faire grimper son taux d'endorphines avant de retourner à la monotonie des tâches du reste de la journée.

L'activité physique ne devrait pas être considérée comme un simple intermède dans une vie sédentaire, comme des moments isolés du reste de notre quotidien. Elle est si essentielle au bien-être physique et mental qu'elle devrait au contraire faire partie intégrante de chacun des aspects de nos vies. Après tout, le sport est un microcosme de la vie, et dans l'un comme l'autre, réaliser son potentiel nécessite les mêmes conditions : de la discipline, de la résistance, être en phase avec soi et avec le monde, et peut-être par-dessus tout, de l'équilibre.

La santé est un sujet de plus en plus préoccupant aux États-Unis. Plus d'un tiers des adultes étaient obèses au début des années 2010, et 17 % des enfants et des adolescents étaient également considérés en surpoids important. Le danger est de taille, puisque cela fait augmenter le risque de nombreuses maladies, comme le diabète de type 2 ou la tension artérielle. Nous devons tout faire pour éviter ces maladies et lutter contre les problèmes de santé que nous connaissons, et l'activité physique – ainsi qu'une alimentation de qualité – est une partie essentielle de la solution.

Pas la peine d'attendre la fin de votre journée de travail ou de cours pour aller vous défouler sur un vélo d'appartement. Il y a mille manières d'incorporer de l'activité physique à notre quotidien : se tonifier les mollets en attendant le bus, se muscler le torse et les bras assise à son bureau, s'étirer longuement les bras et les jambes avant de se lever de son lit. Et à tout moment, dans n'importe quelle position, nous pouvons et devrions nous exercer à renforcer notre posture.

Tenez-vous la tête haute

Je ne me rappelle pas si je me suis toujours tenue droite, mais je crois avoir toujours eu pleinement conscience de mon corps. C'est peut-être cette autovigilance, dans mes jeunes années, lorsque je faisais si peu entendre ma voix et que je restais si effacée, qui faisait que je ressentais le besoin de me tenir physiquement droite, que ce soit lorsque j'étais surveillante en primaire ou capitaine de mon équipe de gym synchronisée. Je crois que déjà à l'époque, avant même de découvrir la danse classique, j'avais compris qu'un port altier donne de l'assurance, qu'on ait réellement confiance en soi ou pas. Et lorsque le corps dégage de l'assurance, l'esprit finit par y croire.

Une bonne posture – le dos droit, les épaules dégagées, le regard projeté loin devant – magnifie votre présence. Se tenir droite donne une allure, une aisance, qui envoie aux autres, que ce soit dans une salle de cours où vous prenez place, dans une rue où vous passez ou dans la pièce où vous entrez, le message que oui, vous voilà, vous êtes *là*.

Comme nous l'avons déjà dit, voir, c'est croire, vous vous souvenez ? Lorsqu'on visualise ses objectifs, lorsqu'on met ses rêves par écrit, qu'on assemble des images sur un tableau pour se dessiner un futur, on contribue à faire se réaliser ses désirs. Eh bien, ressentir, c'est croire aussi. Lorsque l'on se tient la tête haute, on se sent maîtresse de soi-même, on se sent puissante, et cette énergie peut nous donner des ailes dans tout ce que nous entreprenons.

La posture, en réalité, est *uniquement* une question d'énergie. C'est une chose que nous, danseurs, sommes bien vite amenés à comprendre. On ne peut pas danser de tout son gré, de tout son cœur, si on ne se tient pas dans une posture qui laisse notre respiration et notre énergie circuler librement, sans entrave, du sommet du crâne à la pointe des orteils. C'est ce qui nous donne l'élan, la puissance, qui fait jaillir l'étincelle invisible qui nous relie aux autres danseurs et au public ; et ce qui peut faire qu'un ballet transcende la précision technique pour toucher au sublime, au magique.

En danse classique, on apprend que la posture ne tient pas uniquement à la position du dos et des épaules, et que se tenir droit ne sert pas qu'à renforcer les muscles du tronc. Il s'agit de prendre possession de soi, d'avoir la maîtrise de son corps tout entier, pour manifester autant de fluidité, de puissance et de grâce que possible.

Se tenir droite est peut-être la condition la plus essentielle et la plus simple aussi pour avoir un corps de ballerine. Lorsque votre posture est solide, cela vous fait prendre conscience de votre présence physique, et vous rappelle constamment que votre corps est votre support vital, et combien il est important de tout faire pour le nourrir, le choyer, le renforcer.

Une bonne posture est également essentielle à une bonne pratique sportive. Elle crée un flux d'énergie mentale qui circule librement de la tête jusqu'aux pieds, et établit une connexion entre le mental et le physique qui insuffle un dynamisme à chaque mouvement.

Beaucoup d'entre nous finissent avec le dos légèrement voûté, à force de passer des journées entières assises devant un ordinateur, ou penchées sur notre téléphone portable. Mais tout comme les muscles et le squelette des danseurs professionnels finissent par intégrer le réflexe de se tenir droit, s'exercer à garder une posture élégante peut la graver dans la mémoire de vos muscles, et devenir la position dans laquelle ils reviennent naturellement. Vous pouvez entraîner vos muscles à résister à la gravité, à maintenir une cohérence entre votre esprit et votre corps, ce qui ne pourra que rendre votre pratique sportive plus efficace.

S'étirer pour redresser sa posture

1. *Lorsque vous sentez votre dos se voûter, mettez-vous debout, joignez les mains derrière vous, puis repoussez-les vers le bas en les éloignant du corps. Avec ce geste, vous constaterez peut-être que cela fait pencher votre tête légèrement en avant ou en arrière. Ce n'est pas un problème. Essayez cet étirement dans les deux sens : laissez votre tête retomber vers l'avant tout en étirant vos bras derrière vous, puis laissez-la retomber vers l'arrière. Ne restez dans cette position que le temps qu'elle vous est confortable : quelques secondes suffisent. Relâchez et revenez à une posture neutre. Répétez dans la direction – tête vers l'avant ou vers l'arrière – qui vous fait le plus de bien, car c'est ce dont votre corps a besoin à ce moment-là. Il arrive que les deux directions soulagent les tensions, l'idéal est alors de les alterner.*

2. *Lorsque vous avez sous la main une serviette de toilette (ce qui arrive sans doute au moins deux fois par jour) ou une longue ceinture, tenez-la de façon à avoir les mains suffisamment écartées pour pouvoir la passer par-dessus votre tête sans plier les coudes. Faites-la passer derrière vous, puis ramenez-la devant, et recommencez, en gardant les bras tendus et les épaules bien symétriques. Répétez deux ou trois fois de suite, en prenant le temps d'aller au bout de chaque étirement.*

Marcher et se tenir la tête haute entraîne une infinité de bienfaits sur le corps. Cela ouvre le diaphragme et libère donc la respiration, ce qui à son tour permet de rester calme et dans le moment présent – le lien corps-esprit, là encore, est préservé et aide à rester ancrée, physiquement comme mentalement, dans chaque moment de la journée.

Se tenir droite peut également être source de bienfaits pour la santé dans son ensemble. Cela favorise une bonne digestion, mais peut aussi prémunir contre l'arthrite en préservant la surface des articulations. Cela réduit aussi les tensions qui pèsent sur la colonne vertébrale, et permet d'éviter un surmenage des muscles, en maintenant les os et les articulations à proximité dans une bonne position. D'ailleurs, la posture droite et ferme, qui est la marque de fabrique de la danse classique, est une des raisons pour lesquelles tant de gens souffrant de scoliose, maladie caractérisée par une courbure excessive de la colonne vertébrale, sont attirés par ce sport. Alors, quand vous vous exercez à vous tenir droite, gardez à l'esprit tout ce que cela représente. Vous ouvrez la voie au flux d'énergie qui vous parcourt de la tête aux pieds. C'est peut-être ce qui vous évitera de vous faire mal un jour ou l'autre, ce qui vous permettra de préserver vos muscles et vos articulations. Et par là même, qui vous donnera une allure fière, sereine, puissante.

Bougez au quotidien

L'activité physique est si fondamentale pour la santé que l'idéal, pour être sûre de bouger autant que votre corps et votre mental en ont besoin, est de l'intégrer à chacun des aspects de votre vie. Cela implique non seulement de pouvoir faire vos exercices où que vous soyez, que ce soit chez vous, dans une chambre d'hôtel ou ailleurs, mais aussi d'apprendre à faire des mouvements pour entretenir votre forme pendant votre travail, votre temps libre ou vos trajets.

- Prenez les escaliers dès que possible.
- Garez-vous à bonne distance de la course que vous avez à faire, et terminez le trajet à pied.
- Jouez au frisbee au parc.
- Marchez dans les vagues lorsque vous allez à la plage.

Vous pouvez commencer à intégrer quelques exercices simples à effectuer tous les jours, afin de resculpter votre silhouette, ou tout au moins de vous échauffer en préparation aux exercices à proprement parler. Bon nombre de ces exercices « express » sont en fait des versions simplifiées de ceux qui sont présentés au chapitre 5.

L'éveil

Cet exercice peut s'effectuer au réveil, à peine les yeux ouverts, avant de vous lever. Lorsque l'on quitte tout juste le sommeil, on n'a pas envie de faire des mouvements trop brusques, de rejeter la couette et de se lever d'un bond. Mais il y a un mouvement que vous pouvez faire pour réveiller votre corps en douceur et le préparer à toutes les activités – y compris votre séance de sport à proprement parler – qui l'attendent pour la journée. (Il s'agit d'une variante de l'exercice intitulé « Relaxation d'éveil » au chapitre 5, page 58.)

a. *Allongée au lit, sur le dos ou sur le côté, roulez-vous en boule, en vous recroquevillant aussi serré que possible.*

b. *Tout en maintenant cette position, remontez les épaules vers la base de votre crâne, appelée occiput. Maintenez cinq secondes, puis relâchez. Répétez.*

c. *Puis chassez les tensions musculaires en étirant au maximum toutes les parties de votre corps – vous devriez sentir les tensions s'évacuer.*

d. *Prenez quelques instants de détente, puis passez doucement les jambes à l'extérieur du lit, posez les pieds fermement au sol et levez-vous pour avancer sereinement vers votre journée.*

L'assise

Si vous disposez d'un siège bien stable – qui ne soit pas monté sur roulettes –, voici un exercice que vous pouvez réaliser à votre bureau ou en regardant la télévision. Il permet de renforcer la posture et de faire travailler les fessiers et les ischiojambiers : vous devriez en sentir les bienfaits en constatant que vous marchez plus vite, que vous dansez plus longtemps, que vous avez gagné en endurance de façon générale. (Cet exercice est une variante de celui qui figure au chapitre 5, page 59.)

a. *Asseyez-vous les pieds bien à plat au sol et parallèles, écartés à la même largeur que vos hanches. Vous pouvez laisser les mains à plat sur les cuisses, les bras détendus, en gardant le dos droit.*

b. *Pressez longuement la plante de vos pieds au sol, en appuyant fermement, même si vous portez des chaussures.*

c. *Contractez doucement les ischiojambiers, à l'arrière des cuisses. (Ne contractez pas volontairement les fessiers. L'impulsion doit bien venir des ischiojambiers : les fessiers seront sollicités automatiquement, sans vous courber, si l'exercice est effectué correctement.)*

d. *Encore une fois, ne courbez pas le dos ! Nous y reviendrons, mais si vous courbez le dos, cela risque de tasser vos muscles des cuisses plutôt que de les étirer.*

e. *La contraction devrait vous faire vous redresser sur le siège. La technique est la même que celle utilisée au trot en équitation, sauf qu'il n'est pas nécessaire d'être à cheval pour faire travailler ces muscles, les ischiojambiers, situés à l'arrière des cuisses. Une fois identifiés et renforcés, ils contribueront à vous faire vous tenir plus droite, et favoriseront une bonne posture.*

f. *Répétez en contractant puis en relâchant alternativement pendant une minute environ. Puis recommencez. Expirez normalement en contractant, et inspirez en relâchant. Il est inutile de forcer votre respiration. Une fois l'exercice devenu plus facile, vous pouvez maintenir la contraction pendant deux respirations et ne relâcher qu'à la seconde inspiration, mais veillez à garder une respiration naturelle.*

g. *Répétez autant de fois que vous le souhaitez, sachant que l'idéal est un minimum de trois fois de suite.*

Étirement du tronc

Une excellente façon de faire travailler les muscles du tronc en profondeur, tout en les étirant. Ces mouvements permettent également de se délasser lorsque l'on passe des heures devant un ordinateur ou assise à un bureau, et de prendre quelques instants pour se recentrer sur soi-même. (Cet exercice est une variante de celui qui figure au chapitre 5, page 60.)

a. *Commencez de la même façon que l'exercice précédent : pieds à plat au sol et parallèles.*

b. *Les pieds bien appuyés au sol, les hanches vers l'avant, le dos droit et les épaules relâchées,* *contractez les ischiojambiers, ce qui aura pour effet de vous redresser.*

c. *Faites ensuite pivoter le haut du tronc vers la droite, en passant le bras droit derrière le dossier du siège, et étirez doucement le haut de votre corps vers le bas tout en gardant les hanches bien droites vers l'avant, dans le même axe que vos genoux et vos pieds.*

d. *Ramenez doucement le bras le long du corps et votre tronc vers l'avant.*

e. *Répétez le même mouvement du côté gauche.*

f. *Essayez de faire au moins cinq étirements de chaque côté, prolongez l'exercice aussi longtemps que vous le pouvez.*

Soulevé de talons

Pour se faire des mollets bien galbés, voici un petit exercice tout simple à réaliser debout, en attendant le bus, en pliant du linge ou dans les files d'attente. Il peut se faire avec ou sans chaussures, mais nécessite d'avoir les pieds à plat, donc de ne pas porter de talons hauts.

Prenez appui sur une surface stable – le plan de travail de la cuisine, le bord d'un évier ou une table bien solide par exemple. Puis :

a. *Levez-vous sur la pointe des pieds.*

b. *Répétez le mouvement en abaissant puis relevant les talons sans les faire toucher le sol, pendant une dizaine de secondes. Le mouvement peut aussi se faire un pied devant l'autre, en esquissant un étirement du mollet. Gardez les jambes parallèles, les orteils pointés vers l'avant. Puis fléchissez la jambe de devant en reportant votre poids dessus, posez l'autre pied vers l'arrière, à environ trente centimètres de la hanche du même côté, en gardant la jambe arrière tendue. Ensuite, levez et abaissez le talon de la jambe arrière, sur cinq à dix centimètres, pour étirer le mollet et le tendon d'Achille. Le poids doit rester sur la jambe et le pied avant pendant tout l'exercice. Inversez ensuite la position des jambes et répétez l'exercice.*

c. *Recommencez aussi longtemps que vous le pouvez. Essayez d'augmenter le nombre de répétitions du mouvement à chaque fois que vous réalisez l'exercice.*

d. *Abaissez les talons au sol.*

Remarque : cet exercice peut aussi se faire en vous hissant sur la pointe des pieds, puis en comptant jusqu'à trois tout en maintenant la position. Là encore, n'hésitez pas à prendre appui sur une chaise, une rampe ou toute autre surface stable, même si plus vous vous exercerez, meilleur sera votre équilibre.

Rotation tête, cou et épaules

Un bon exercice pour délasser le haut du corps. Il peut s'effectuer partout, à tout moment, mais il est idéal le matin, par exemple juste après vous être brossé les dents, ou en consultant votre boîte mail, ou encore chaque fois que vous avez besoin de chasser les tensions dans la journée. (Cet exercice est une variante de celui qui figure au chapitre 5, page 58.)

a. *Tout au long de cet étirement, gardez le tronc, les épaules et les bras relâchés, et non tendus. Laissez vos bras se balancer librement.*

b. *Tenez-vous la tête droite. Basculez-la doucement vers l'avant, aussi loin que vous le pouvez sans forcer. Relevez la tête, puis basculez-la doucement vers l'arrière, puis relevez-la de nouveau une fois que vous êtes allée aussi loin que possible. Répétez trois fois.*

c. *Tournez ensuite la tête vers la droite, ramenez-la au centre, puis tournez-la vers la gauche. Répétez trois fois de chaque côté.*

d. *Ramenez la tête bien droite.*

e. *Penchez la tête de côté de façon à abaisser votre oreille droite vers votre épaule droite. Une fois que vous l'avez penchée aussi loin que possible, relevez la tête, puis recommencez de l'autre côté, en abaissant l'oreille gauche vers l'épaule gauche, puis revenez à la position initiale. Répétez trois fois.*

f. *De nouveau, penchez la tête vers l'avant, puis faites-la rouler doucement d'une épaule à l'autre, et poursuivez le mouvement vers l'arrière pour compléter la rotation. Répétez deux à trois fois.*

g. *Ensuite, remontez les épaules et venez toucher la base de votre crâne avec votre épaule droite, puis faites rouler votre tête vers l'arrière jusqu'à votre épaule gauche, tout en massant doucement les muscles de votre nuque. Répétez autant de fois que vous en ressentez le besoin. (Si des tensions apparaissent au cours de l'exercice, massez le point sensible de haut en bas.)*

À vos marques, prêts, partez

L'activité physique n'est pas un aspect à part dans notre vie quotidienne. Elle est essentielle pour être en bonne santé, pour se sentir en forme, et procure à l'organisme les hormones du bien-être garantes de notre sérénité. Elle nous permet de vivre pleinement ce qui nous tient à cœur : études, carrière, moments privilégiés en famille ou avec nos amis, et de donner le meilleur de nous-mêmes dans nos loisirs et nos passions. Maintenant que vous connaissez quelques mouvements qui peuvent s'intégrer à tout moment dans votre quotidien, que ce soit dans votre lit, à votre bureau, en cours ou dans une file d'attente, le moment est venu d'aborder les exercices à proprement parler, destinés à vous façonner un corps de ballerine. C'est parti !

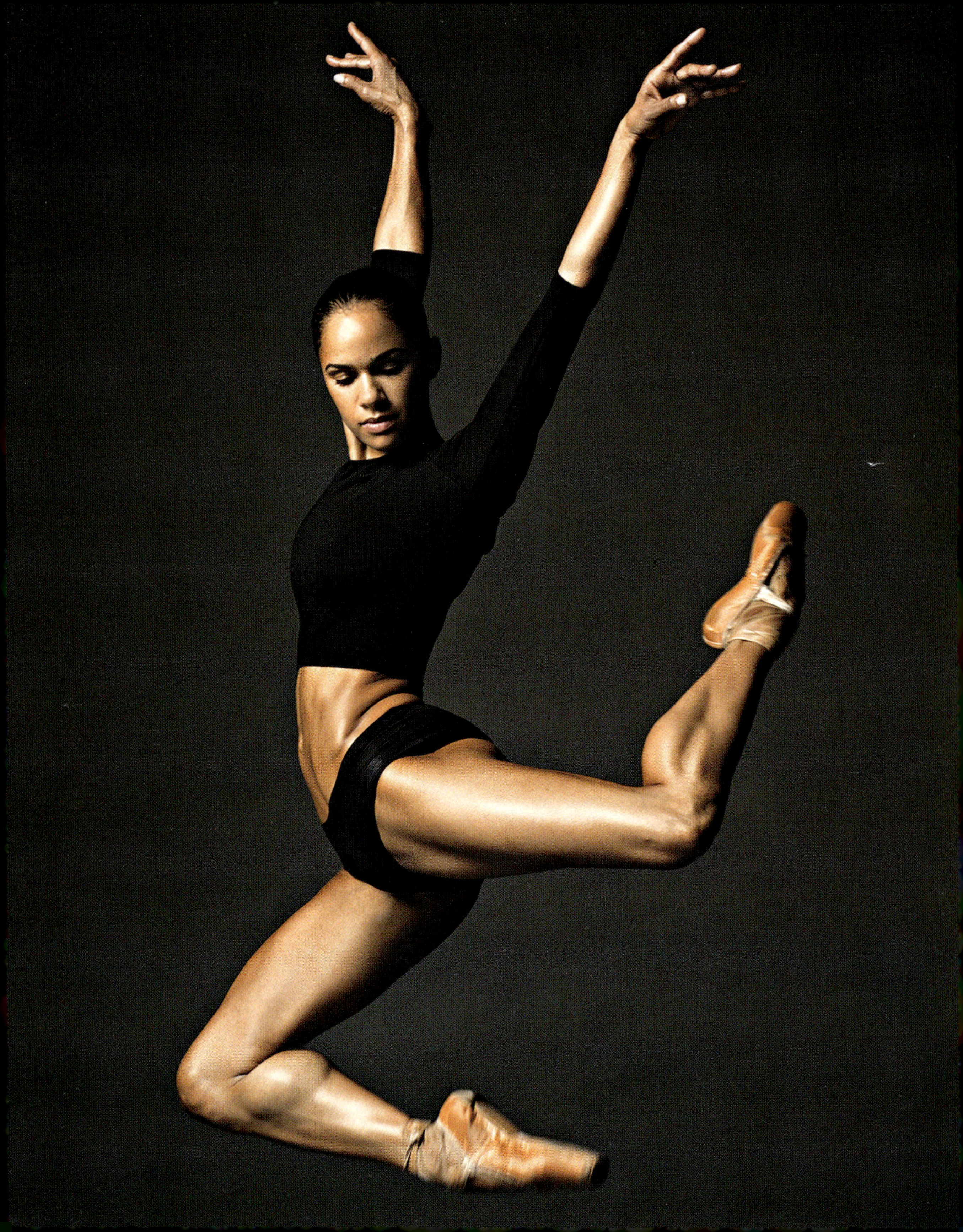

Une ballerine en mouvement

Mon corps a toujours bougé avec aisance. Même si ça a un peu changé avec l'âge, aussi loin que je me souvienne, j'ai toujours eu les bras et les jambes très souples et flexibles. Nous avons tous nos similarités avec les autres, et nos qualités uniques. Certaines personnes se réveillent prêtes à bouger, ce qui est mon cas, tandis que d'autres émergent du sommeil avec des parties du corps engourdies.

Ces différences se retrouvent même entre danseurs professionnels. Chaque danseur a une façon de se préparer à ses cours et à ses répétitions bien à lui ou à elle. Par exemple, trop d'échauffement ou d'exercices de préparation peuvent me fatiguer rapidement, alors que certains de mes camarades ont besoin de plus de répétitions pour se sentir complètement prêts. Je crois que dans la vie d'un danseur, chaque mouvement le plus banal, chaque geste du quotidien est une préparation à la danse. Et même si vous n'envisagez pas de devenir danseuse professionnelle, que vous voulez simplement danser pour vous sentir belle et en forme, je crois que vous pouvez y arriver en vous impliquant physiquement et émotionnellement, et en gardant un mental positif.

Commençons par le moment où nous émergeons du sommeil, et où nos yeux se réhabituent à la lumière. De la même manière, le corps a besoin d'un temps d'acclimatation avant de se lever, et de se dresser de tout son poids sur les pieds et les chevilles. Vous ne verrez jamais un chat se réveiller et se mettre immédiatement à courir dans tous les sens. Il prend toujours le temps de s'étirer longuement avant de se mettre en route. Pourquoi ne pas s'inspirer de cet instinct ? Voici quelques exercices pour vous y mettre.

1. Relaxation d'éveil

Ces mouvements adaptés à tous sont une excellente façon de débuter la journée. Les danseurs se réveillent tous avec quelques mouvements pour chasser les tensions d'une manière ou d'une autre. (Il s'agit d'une variante de l'exercice intitulé « L'éveil » au chapitre 4, page 51.)

a. *Allongée au lit, roulez-vous en boule, en vous recroquevillant de plus en plus fort. Puis relâchez complètement. Sentez votre corps se libérer des tensions.*

b. *Étirez-vous sans retenue, dans toutes les directions en même temps, comme vous sentez que cela vous soulage. Essayez d'imaginer toutes vos articulations s'ouvrir, tous vos muscles s'étirer. Puis relâchez de nouveau en laissant les tensions s'évacuer.*

2. Rotation tête, cou et épaules

Une fois levée, faites quelques mouvements libres de la tête, du cou, des épaules et des bras. Essayez d'improviser en fonction de votre ressenti, mais si vous voulez des suggestions pour commencer la journée avec des muscles et des articulations détendus et dynamisés, voici quelques mouvements simples à effectuer pour évacuer toute tension de la nuque et des épaules avant d'imposer à votre corps des exercices plus vigoureux, ou tout simplement de vaquer à vos activités habituelles.

a. *Commencez par lever doucement le menton, puis laissez progressivement tomber votre tête vers l'avant. Relevez la tête, puis recommencez doucement, deux ou trois fois. Lever le menton avant de pencher la tête en avant ou en arrière sert à étirer la colonne vertébrale, afin d'éviter les pincements dans les vertèbres ou les épaules.*

b. *Tournez doucement la tête de gauche à droite, deux à trois fois de chaque côté. Puis ramenez la tête droite.*

c. *Penchez ensuite la tête vers la droite, en abaissant l'oreille droite vers l'épaule droite. Ramenez la tête droite, puis penchez la tête vers la gauche, en abaissant l'oreille gauche vers l'épaule gauche. Recommencez deux ou trois fois de chaque côté. Faites ensuite rouler doucement votre tête d'un côté, puis de l'autre, lentement, sans vous presser.*

d. *Haussez les épaules, puis faites pencher l'arrière de votre crâne (l'occiput) vers les épaules, à gauche puis à droite, pour venir masser les muscles de la nuque contre vos épaules. Si des tensions apparaissent au cours de l'exercice, massez le point sensible de haut en bas. Ces mouvements doivent être libres, guidés par votre ressenti, en fonction de ce qui vous fait du bien.*

e. *Relâchez les épaules.*

f. *Balancez-vous doucement d'un pied sur l'autre. Faites des mouvements libres du tronc et des bras.*

Même si vous estimez manquer de temps, ce sont là des exercices qui peuvent s'effectuer tout au long de votre routine matinale, en préparant le petit-déjeuner, en lisant vos mails, ou en vous brossant les dents. Comme je l'ai déjà dit, ces étirements peuvent se faire naturellement, avec fluidité, sans mouvements précis. Certes, je suis danseuse et donc habituée à suivre certains enchaînements, mais n'hésitez pas à créer les vôtres, à chercher ceux qui vous conviennent, et à varier en fonction de votre forme et de votre ressenti au jour le jour.

3. Pieds

Cet exercice peut s'effectuer au lit, avant de vous lever, mais aussi à table pendant le petit-déjeuner, ou dans les transports en commun.

a. *Alternez flexion et extension des chevilles, puis des orteils, dans cet ordre, afin de ne pas commencer par les orteils sur un pied fléchi ni par les chevilles sur un pied tendu.*

b. *Continuez en ajoutant un petit mouvement circulaire, en faisant rouler vos pieds et chevilles dans un sens, puis dans l'autre. Gardez un mouvement tranquille, n'essayez pas de forcer en décrivant des cercles aussi grands que possible.*

4. L'assise

Cet exercice est devenu l'un de mes préférés. (Il figure aussi au chapitre 4, page 52.) Lorsqu'on y est entraîné et qu'on active vraiment les bons muscles, on a la sensation de pouvoir sauter à partir de n'importe quelle position, ou même de s'envoler. Le top !
L'exercice de l'assise, comme celui de l'étirement du tronc (le suivant), peut être réalisé à tout moment de la journée, et quelques répétitions peuvent suffire. Mais ne forcez jamais ce mouvement ni aucun de ceux des autres exercices.

Le mouvement consiste à effectuer la même contraction qu'un cavalier au trot (l'impulsion de bas en haut utilisée en équitation pour s'accorder au rythme du trot), mais sur une chaise bien stable et ferme.

a. *Asseyez-vous les pieds bien à plat au sol et parallèles, écartés à la même largeur que vos hanches. Vous pouvez laisser les mains à plat sur les cuisses, les bras détendus, en gardant le dos droit.*

b. *Appuyez doucement la plante de vos pieds au sol (même avec des chaussures).*

c. *Trouvez ce que ma professeure de barre Marjorie Liebert appelle « les serre-livres » (la ligne du corps qui va de l'aisselle à l'extérieur des chevilles). Sentez l'énergie qui s'exerce dans ces zones en se resserrant sur toute leur longueur. Imaginez qu'ils maintiennent le corps à la façon de serre-livres maintenant une rangée de livres ensemble. Si vous avez du mal à identifier cette zone, car elle est trop étendue, commencez par les côtés du bassin et du haut des cuisses. Les jambes et l'intérieur des cuisses (adducteurs) doivent rester parallèles et symétriques. La symétrie doit être conservée autant que possible, ce qui favorise également une posture ferme et droite.*

d. *Une fois dans cette position, il est plus facile de contracter les ischiojambiers en les resserrant doucement l'un vers l'autre, puis de les relâcher, et ainsi de suite, sans solliciter les fessiers (gluteus maximus), ce qui ferait courber le dos. La contraction doit avoir pour effet de vous surélever sur la chaise, puis de vous abaisser lorsque vous relâchez, à l'image d'un trot à cheval.*

Exercices au sol

Identifier et faire travailler ces muscles isolément peut s'avérer appréciable à tout moment, que ce soit pour la danse, pendant vos activités sportives, en marchant ou simplement en position assise. L'énergie se concentre vers les ischiojambiers, qui la rediffusent dans l'ensemble du corps, y compris en soulevant les fessiers.

5. Étirement du tronc

Cet exercice figure également au chapitre 4, page 52.

a. *Dans la même position de départ que l'exercice de l'assise – pieds bien à plat au sol, hanches vers l'avant, dos droit, épaules relâchées, en utilisant l'impulsion des ischiojambiers pour commencer –, faites pivoter le haut du tronc vers la gauche.*

b. *Passez votre bras gauche autour de l'arrière du siège, puis étirez doucement en pivotant vers la gauche à partir de la taille et en gardant les hanches, les genoux et les pieds tournés vers l'avant. Ramenez le bras sur le côté, et le tronc en position centrale.*

c. *Recommencez de l'autre côté.*

Le moment est venu de passer au travail au sol. Le sol sera le support des exercices initiaux, qui permettent d'intégrer des mouvements par la suite exécutés debout. En position allongée, les muscles acquerront la mémoire, la coordination et la puissance, qui limiteront les risques de vous faire mal une fois passée aux exercices debout. Ces exercices sont une façon simple de réaliser le travail au sol adapté aux débutants. Une fois à l'aise avec les mouvements de base, vous pourrez approfondir les exercices en ajoutant des mouvements de la tête, des bras, ou des deux à la fois, aux mouvements des jambes indiqués. Des enchaînements plus complexes peuvent se substituer à certains exercices. Et si vous aimez bouger en musique – ce qui peut vous procurer un surplus d'énergie, et rendre les exercices plus ludiques –, vous pouvez modifier le rythme de certains exercices en fonction des chansons. Encore une fois, il s'agit là d'une base de départ. De nombreux exercices peuvent s'y ajouter ou être adaptés.

Cependant, veillez à ne jamais forcer aucun mouvement au point de faire mal. C'est là encore un principe fondamental : lors de tout travail au sol exécuté sur le dos, où les deux jambes sont fléchies ou en l'air, le bas du dos doit rester bien plaqué au sol, sans quoi vous risquez de vous faire mal au dos. Lorsque vous êtes allongée sur le dos et que vous tendez les jambes, le bas de votre dos doit se soulever de lui-même et les côtes rester au sol, tout naturellement. En d'autres termes, ne vous cambrez pas !

De plus, pour passer de la position allongée sur le dos à la position assise, fléchissez les jambes jusqu'à ce que vous ayez les pieds à plat au sol. Puis relevez-vous en position assise en tendant de nouveau les jambes au sol.

Voici une façon plus élaborée de vous relever en position assise, sans avoir à fléchir les jambes puis à les tendre. Mais n'essayez pas de l'utiliser trop vite : s'asseoir et s'allonger de cette façon est plus difficile que la plupart des exercices.

a. *Tenez-vous le dos droit au sol, sans cambrer.*

b. *Étendez les bras au sol de chaque côté, les mains un peu au-dessus des épaules, la paume des mains vers le bas.*

c. *Gardez les jambes tendues tout en pressant les bras et l'arrière des jambes contre le sol. L'énergie se diffuse alors vers le sol et par vos pieds.*

d. *Tout en propulsant le torse vers l'avant pour relever le haut du corps en position assise, essayez de ne pas relâcher la cage thoracique ni l'abdomen (ne courbez pas la colonne vertébrale). Revenez ensuite en position allongée en effectuant de nouveau le mouvement en sens inverse.*

6. Ouverture de hanche

Il s'agit de donner un maximum d'ampleur aux articulations, et donc de liberté aux mouvements. Cet exercice peut être réalisé allongé sur le ventre, puis allongé sur le dos.

a. *Allongez-vous à plat ventre, la tête tournée vers la droite, la joue gauche contre le sol. Vos jambes doivent être tendues, mais relâchées, et vos bras fléchis à angle droit, les paumes vers le sol. Tout en gardant le pied relâché, faites glisser la jambe droite sur le sol, le genou fléchi vers le coude droit, sans forcer. Ce mouvement est thérapeutique et non sportif, il doit rester confortable. Tout en gardant le pied détendu, faites de nouveau glisser votre jambe au sol pour la ramener à la position initiale.*

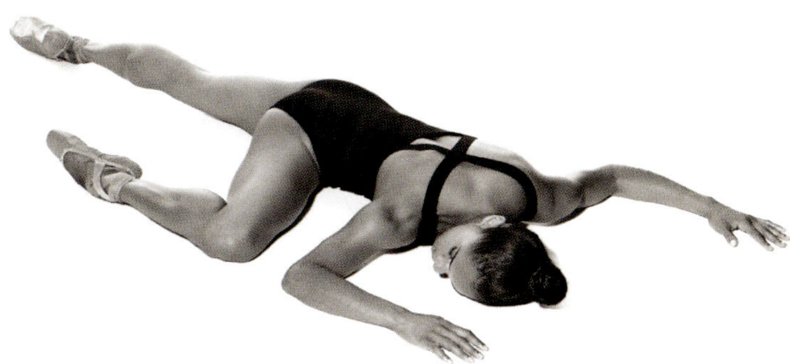

b. *Ne raidissez pas le reste du corps : laissez votre tronc et la jambe immobile prendre leur position naturelle. Répétez le mouvement, et à la troisième flexion du genou vers le coude, levez le pied et le mollet, en les tournant vers l'intérieur et en poussant le genou vers la jambe de terre (même en position allongée, la jambe qui ne bouge pas s'appelle « jambe de terre » ; la jambe qui bouge s'appelle « jambe en l'air »).*

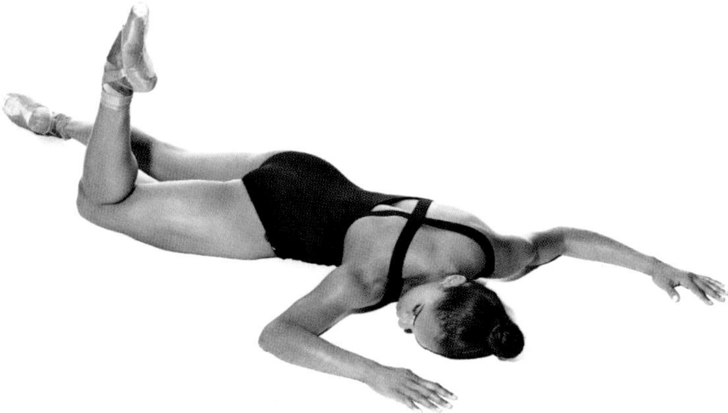

c. *Répétez cet enchaînement une fois, genou vers l'extérieur, pied tourné vers le plafond, puis ramenez le genou vers la jambe de terre. Revenez à la position initiale, jambes parallèles.*

d. *Tournez la tête de l'autre côté, et recommencez l'ensemble de l'enchaînement avec l'autre jambe.*

e. *Recommencez l'exercice entier, cette fois allongée sur le dos. Veillez bien à ne pas forcer. Cet exercice est un bon échauffement, mais il peut aussi être utilisé en récupération, ou à tout moment quand vous vous sentez tassée, ou que vous ressentez le besoin de retrouver de la souplesse dans le dos, le bassin, ou les deux.*

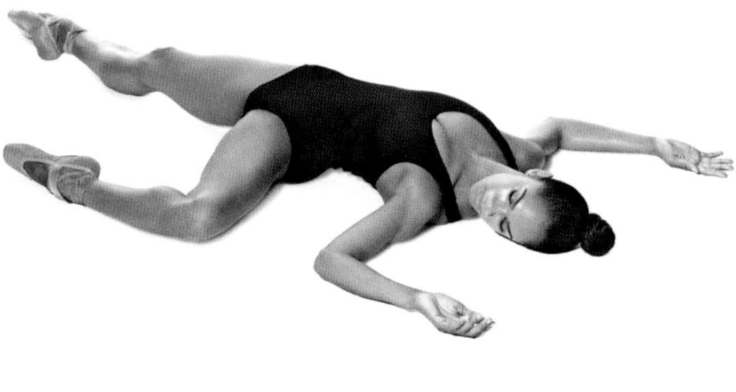

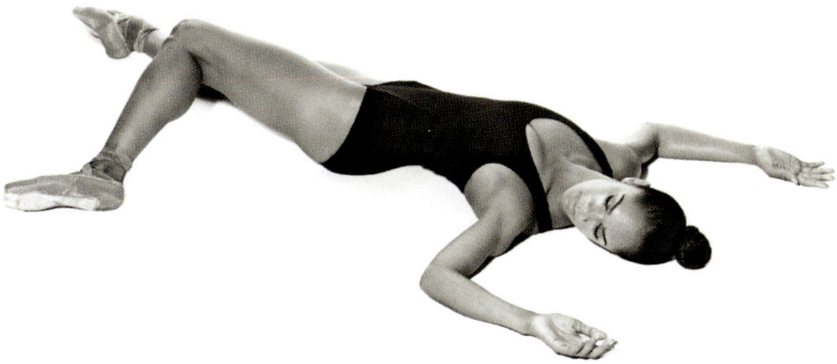

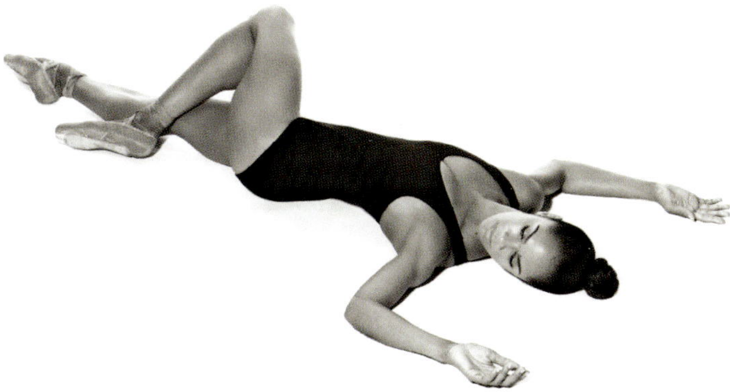

7. X, I, T, G

Cette série d'exercices libère les flux d'énergie dans le corps. Ils peuvent être réalisés à tout moment, dès que vous avez besoin de vous dégourdir, tant que vous avez la place de vous allonger. Si vous n'avez le temps de faire que X et I, ou T, ou T et G, cela vous sera déjà bénéfique.

1. X

a. *Allongez-vous sur le dos, les bras et les jambes écartés en croix au sol pour former un X. Tout en gardant les membres bien à plat au sol, faites glisser un bras par-dessus votre tête tout en faisant glisser la jambe opposée vers le bas. Relâchez.*

b. *Recommencez avec le bras et la jambe opposés.*

c. *Effectuez ce mouvement deux ou trois fois de chaque côté.*

2. I

a. *Faites ensuite glisser les bras vers le haut pour se rejoindre au-dessus de votre tête. Joignez également les jambes, sans serrer : il faut qu'elles soient rapprochées autant que possible en position relâchée.*

b. *Cette fois, étirez le bras droit et la jambe droite, dans des directions opposées. Puis recommencez de l'autre côté, et répétez le mouvement trois ou quatre fois de chaque côté.*

3. T

a. *Toujours allongée sur le dos, pliez les jambes afin d'avoir la plante des pieds à plat et le bas du dos bien plaqué au sol.*

b. *Tendez les bras sur les côtés, paumes vers le haut, presque à la hauteur des épaules.*

c. *Relâchez le bas du dos en venant basculer sur le coccyx. (En cas de douleurs dans le bas du dos, on a tendance à naturellement basculer sur le coccyx.) Abaissez ensuite de nouveau le bas du dos contre le sol. Sentez votre respiration gonfler votre abdomen, et vos muscles du bas du dos se presser au sol tandis que vous étirez les bras de chaque côté du corps à plat au sol, les épaules relâchées.*

d. *Relâchez et répétez trois à quatre fois.*

4. G

a. *À partir de la position en T, le bas du dos en contact avec le sol, levez les jambes en l'air, l'une après l'autre, en posant la main droite sur la jambe droite et la main gauche sur la jambe gauche, juste au-dessus de la rotule.*

b. *Simultanément, tout en expirant, arrondissez le dos de façon à décoller les épaules du sol, en contractant les abdominaux, tout en gardant les omoplates bien droites, pointées vers vos hanches.*

c. *Relâchez et revenez à la position initiale en inspirant.*

d. *Saisissez de nouveau le haut de vos tibias, en retenant brièvement votre respiration.*

e. *Enroulez-vous de nouveau sur vous-même en contractant les abdominaux et en expirant. Inspirez en vous déployant de nouveau.*

f. *Recommencez l'ensemble de la séquence, en vous repliant sur vous-même à l'expiration, puis en relâchant la pose pour revenir à la position allongée à l'inspiration, autant de fois que vous le souhaitez.*

Cet exercice est excellent pour renforcer le bas du dos et les abdominaux tout en douceur.

8. Étirement du dos

Marjorie Liebert, qui a été ma professeure de barre au sol, dit que cet exercice est ma spécialité ! Je crois que c'est parce qu'il me donne la sensation de danser en étant allongée sur le dos, ce qui m'a beaucoup consolée lorsque j'avais des fractures de stress aux tibias. En faisant cet exercice, je retrouvais ma liberté.

Il existe de nombreuses variantes de cet étirement, mais celle-ci a l'avantage d'être adaptée à tous, des débutants aux plus expérimentés, tant qu'ils n'ont pas d'antécédents gênants pour ce mouvement. Vous pouvez utiliser cet étirement comme échauffement, mais aussi comme récupération, après une séance. Il peut également être réalisé à tout moment, sans forcer, en cas de tensions ou de douleurs dans le dos.

a. *Allongez-vous sur le dos, jambes fléchies, la plante des pieds à plat au sol, les pieds écartés à la même largeur que les hanches. Veillez à avoir le bas du dos bien fermement plaqué au sol.*

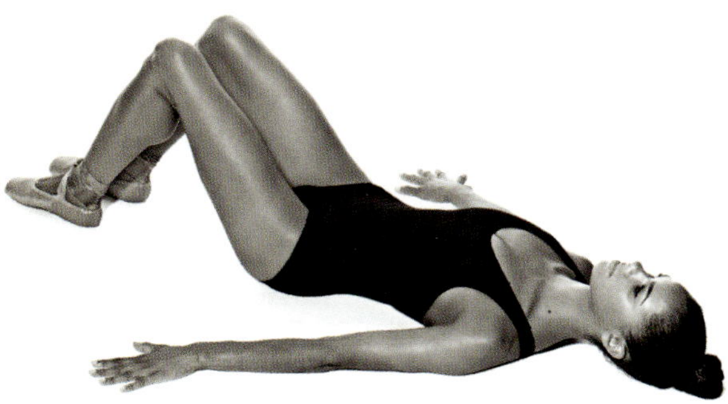

b. *Étendez les bras sur les côtés, paumes vers le bas, jusqu'à ce que vos mains se trouvent presque à hauteur d'épaules. Les bras aident à équilibrer le tronc en s'appuyant au sol tandis que les jambes sont en mouvement.*

c. *Laissez vos jambes retomber fléchies d'un côté, guidées par les genoux, tout en tournant la tête et en expirant.*

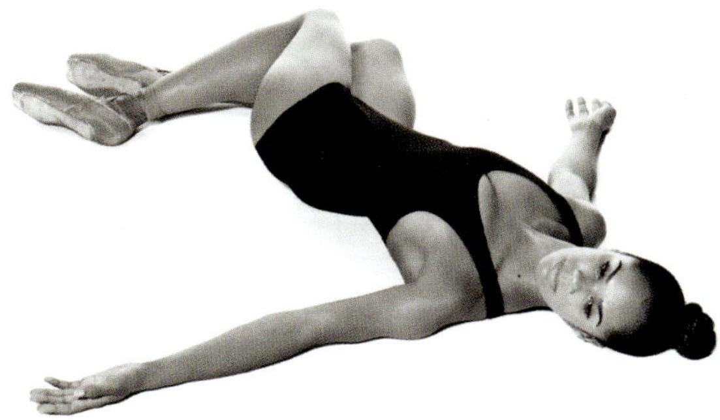

d. *Revenez à la position initiale, en remontant les genoux et en ramenant le visage de face, sur une inspiration. Recommencez le mouvement de l'autre côté. Revenez en position centrée.*

9. Plié

Il s'agit du premier exercice que nous, danseurs, faisons tous les jours en début de cours pour nous échauffer. Et il est tout aussi bénéfique réalisé au sol !

Les pliés échauffent les articulations et favorisent la coordination musculaire, mais aussi le bon alignement de la colonne vertébrale. Commencez par quatre séries de pliés avec les jambes parallèles, puis quatre séries avec les jambes vers l'extérieur ; enchaînez avec une série avec les pieds fléchis, et une série avec les pieds tendus – veillez à toujours fléchir les orteils puis les chevilles, et à pointer les chevilles puis les orteils.

Quel que soit l'exercice, lorsque vous fléchissez les pieds, essayez d'imaginer que vous envoyez un flux d'énergie émis par votre corps par la plante de vos pieds.

Cet exercice s'effectue allongée sur le dos comme sur le ventre.

a. *Commencez par vous allonger sur le dos les jambes parallèles, les articulations des deux gros orteils se touchant. Les pieds tendus, pliez les deux jambes simultanément jusqu'à ce que le bas de votre dos se plaque au sol sans courber le dos, en contractant les fessiers et en pointant le coccyx entre les jambes. (Ce mouvement peut également être réalisé avec les pieds fléchis si vous avez du mal à garder les pieds tendus.) Essayez de ne pas raidir ni figer les articulations des chevilles, qui doivent rester souples et libres.*

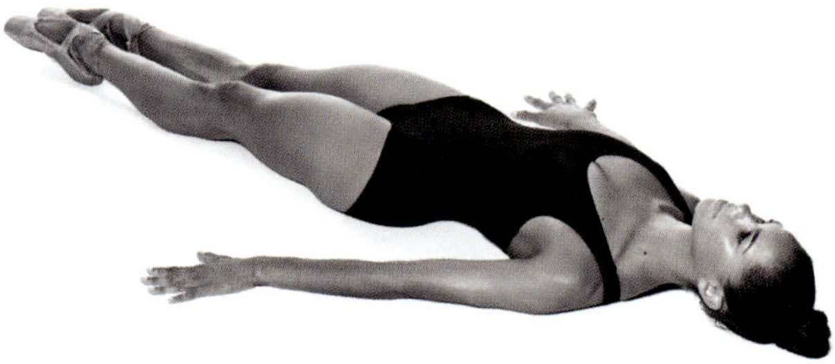

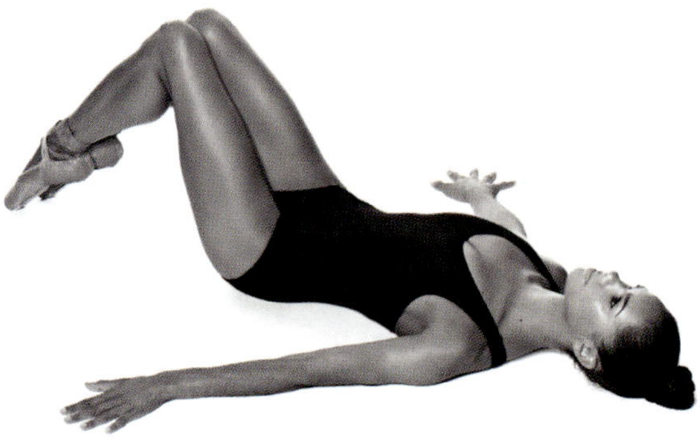

b. *Allongez les jambes, en laissant le bas de votre dos se décoller doucement du sol, et en utilisant le sol pour guider votre mouvement. Les jambes allongées au sol, fléchissez les orteils puis les chevilles, puis pointez les orteils, puis les chevilles. (Si vous commencez avec les pieds fléchis, inversez cette séquence.) Les pieds fléchis, pliez les jambes jusqu'à ce que votre dos s'aplatisse au sol.*

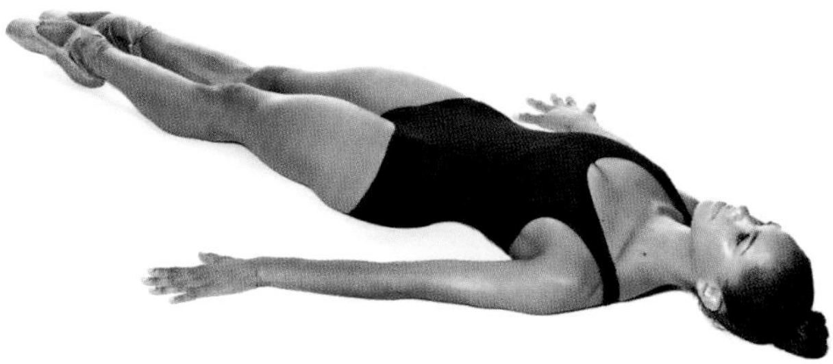

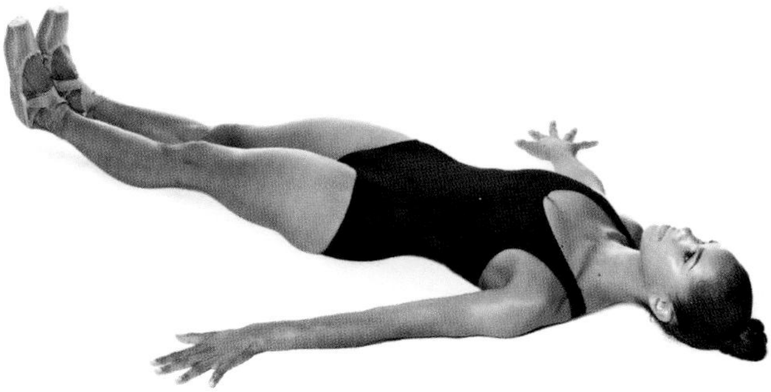

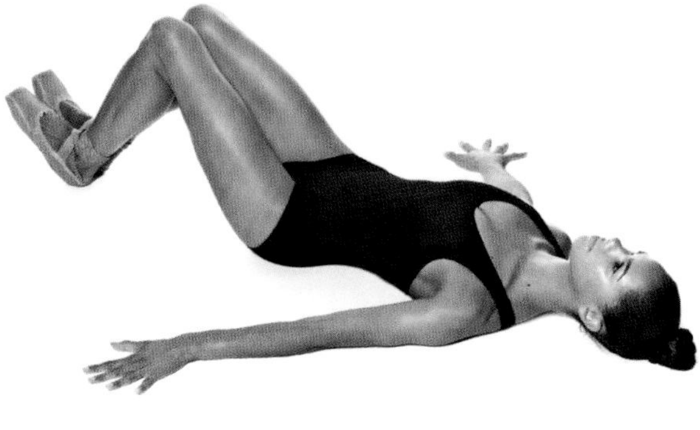

c. *Recommencez les pliés quatre fois en position ouverte (genoux tournés vers l'extérieur), les talons décollés du sol si possible, sinon ils peuvent reposer au sol jusqu'à ce que vous arriviez à les soulever, pieds pointés ou fléchis. N'oubliez pas que lorsque les deux genoux sont fléchis, au maximum du mouvement, les deux jambes sont en l'air, et le bas de la colonne vertébrale touche le sol. Une séquence est égale à deux pliés suivis de deux flexions/extensions. Les talons joints et les pieds pointés au départ, pliez les genoux jusqu'à ce que vos orteils se rejoignent, que vos talons s'écartent, et que le bas de votre dos vienne s'aplatir au sol. Puis inversez la séquence, orteils joints, jusqu'à ce que vos talons se rejoignent à mesure que vos jambes se tendent pour revenir à la position initiale (talons joints, pieds soit pointés – plus difficile – soit fléchis), tandis que le bas de votre dos se soulève du sol tout en douceur. Revenez à la position jambes tendues.*

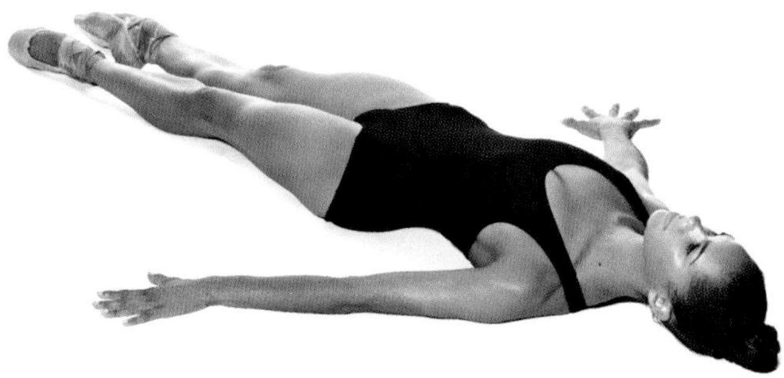

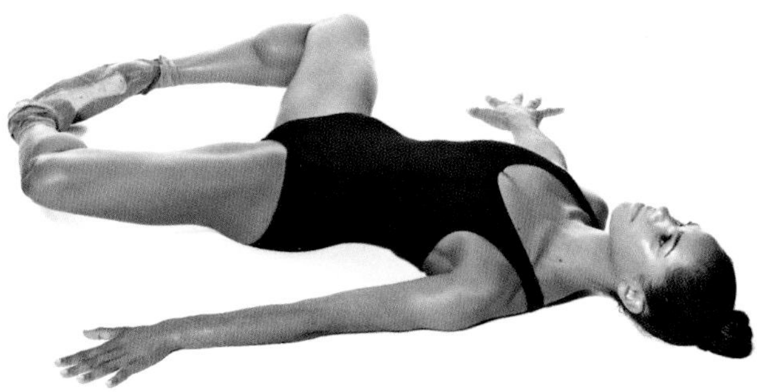

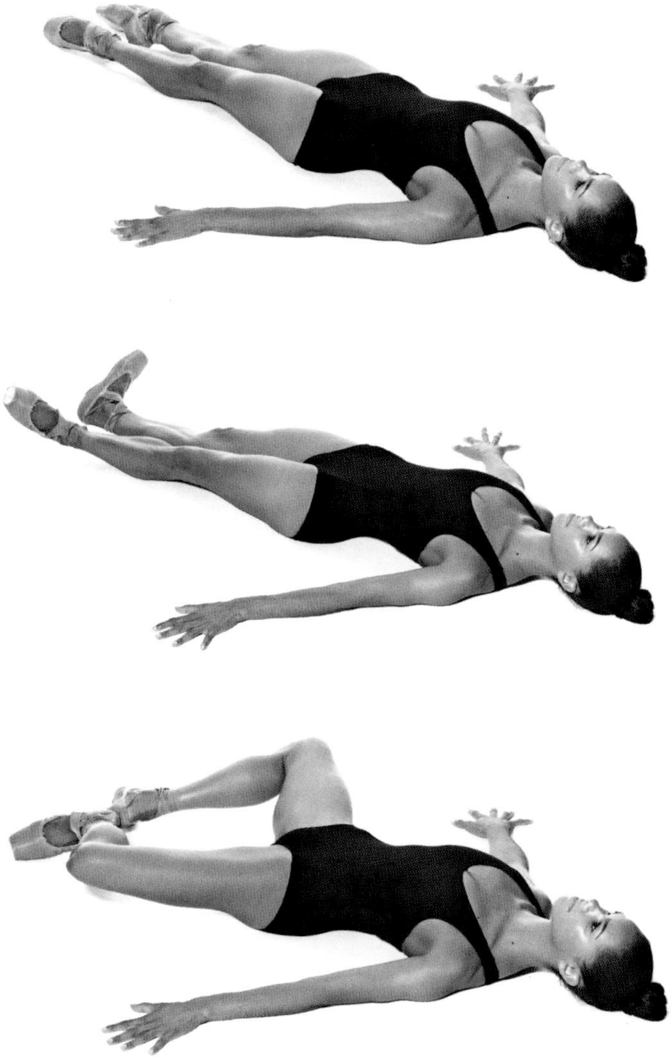

d. *Recommencez l'exercice allongée sur le ventre. Pour commencer, posez une main sur l'autre, puis venez appuyer votre front dessus. Lorsque vous vous sentirez à l'aise avec cet exercice, vous pourrez placer les bras au sol, perpendiculaires au corps, le poids uniformément réparti sur les mains et les coudes, dans l'alignement l'un de l'autre.*

e. *Maintenant, allongée sur le ventre, répétez le mouvement quatre fois en position parallèle, en gardant les jambes tendues et dans l'alignement du corps pendant les flexions et extensions. Puis effectuez quatre séquences de pliés en position ouverte (genoux tournés vers l'extérieur). Si vous commencez les pieds fléchis, vos talons resteront joints tandis que vous pliez et tendez les jambes. En position initiale, tendez les chevilles, puis les orteils, pour arriver en position de pointes ; fléchissez ensuite les orteils, puis les chevilles, pour effectuer deux fois le mouvement flexion/extension.*

f. *Effectuez le même exercice : deux flexions, deux extensions, les pieds en pointe en fin de mouvement. Ne cambrez pas le dos. Gardez le tronc stable : seules les jambes doivent être mobiles.*

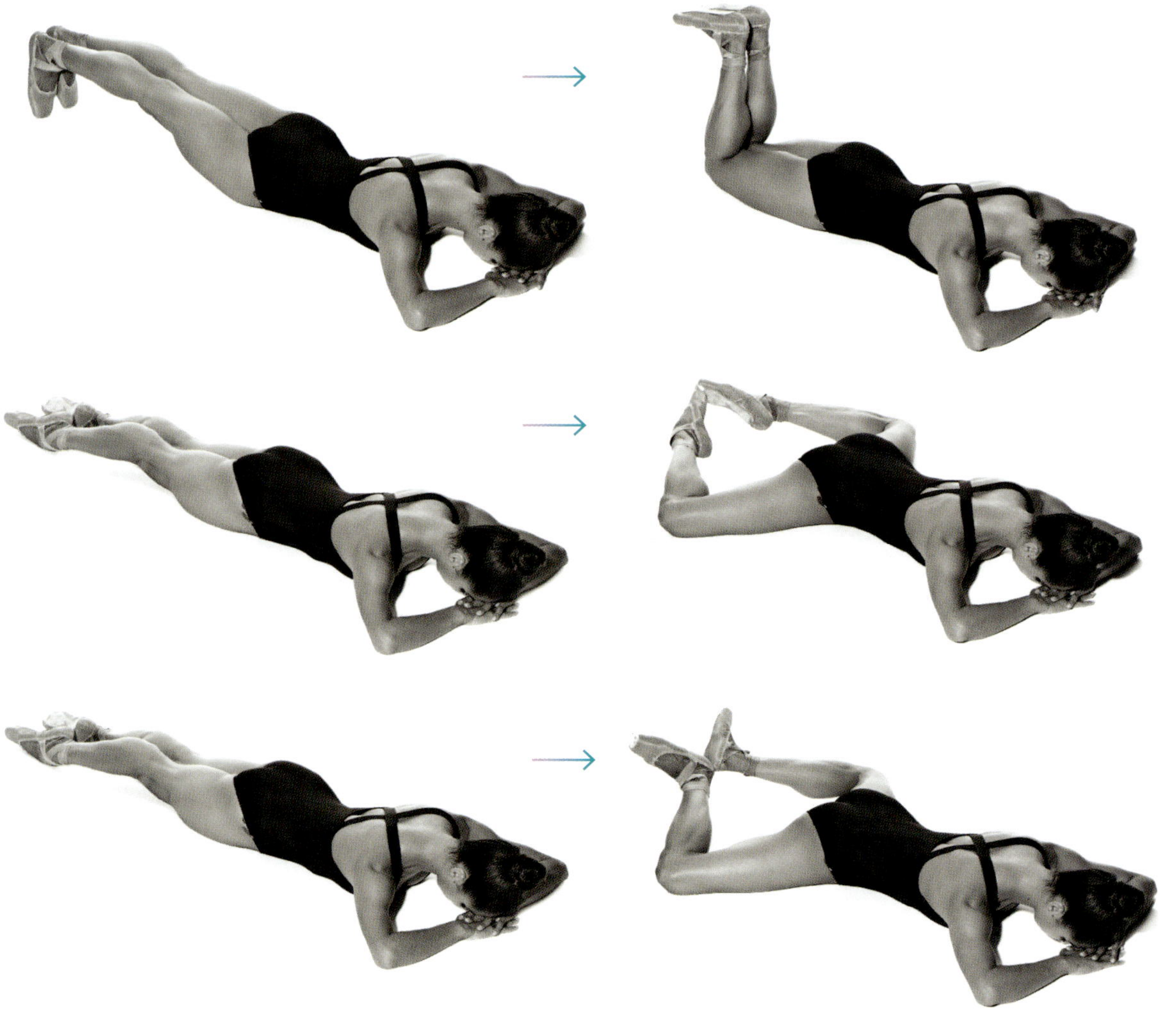

10. Le papillon

Il s'agit d'un étirement basique qu'on apprend très tôt en danse classique. Simple et efficace, il permet de travailler la mobilité des hanches. L'articulation hanche-fémur gagne en ampleur, tandis que le dos et les membres se renforcent et gagnent en stabilité.
Il s'effectue allongée sur le dos comme sur le ventre, les pieds fléchis et pointés.

a. *Pour commencer, allongez-vous sur le dos, jambes fléchies et pieds joints, les bras étendus sur les côtés, paumes vers le bas. Commencez les pieds fléchis (une fois plus à l'aise avec cet exercice, vous pourrez le commencer pieds pointés).*

b. *En gardant le bas du dos fermement plaqué au sol, écartez les genoux sur les côtés, en les laissant descendre aussi bas que possible sans que votre dos se soulève, formant ainsi un papillon avec vos jambes. Puis refermez les genoux.*

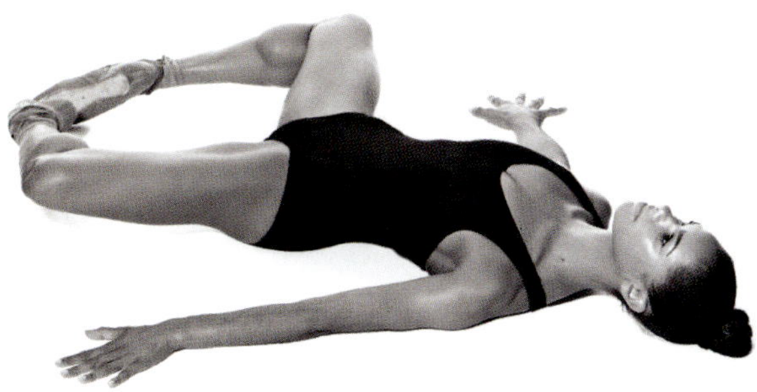

c. *Écartez de nouveau les genoux, puis remontez-les d'environ un huitième de la hauteur et laissez-les de nouveau immédiatement retomber de côté aussi bas que possible sans décoller le dos du sol, en maintenant le tronc bien ferme. Lorsque votre dos reste au sol, l'énergie circule librement dans les bras et le dos, ainsi que dans les jambes. La remontée se fait lorsque vos genoux ne peuvent pas descendre plus bas sans impacter votre posture.*

d. *Répétez l'exercice encore deux fois (écarter les genoux, les refermer d'environ un huitième du mouvement, puis les écarter de nouveau) pour réaliser en tout trois fois le mouvement, le dos bien à plat au sol. Puis écartez, serrez, et écartez de nouveau les genoux.*

e. *Si vous avez commencé avec les pieds fléchis, recommencez avec les pieds pointés lorsque vous en serez capable.*

f. *Allongez les jambes au sol, tournées vers l'extérieur, sans forcer (talons joints, orteils opposés).*

g. *Les bras appuyés au sol et les jambes dans la position initiale (talons joints, orteils opposés et pointés), levez les jambes en l'air à la verticale (vos jambes forment alors un angle droit avec votre tronc) tandis que le bas du dos revient s'aplatir au sol, puis pliez les jambes jusqu'à ce que vos pieds touchent le sol. Tendez ensuite de nouveau les mollets à la verticale, orteils pointés vers le plafond.*

h. *Lorsque vous pliez les genoux, vos orteils viennent toucher le sol, toujours tournés vers l'extérieur.*

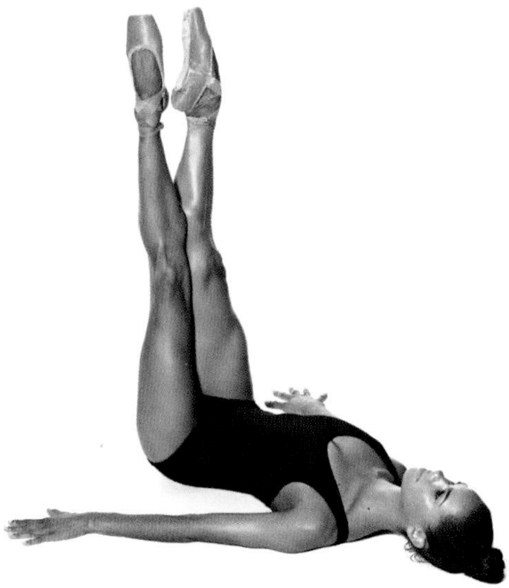

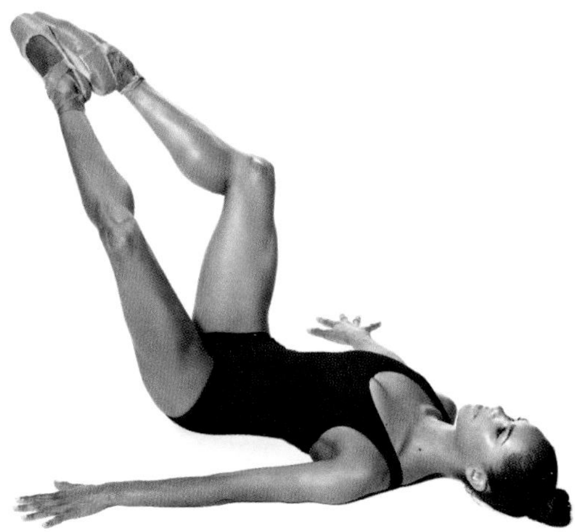

i. *Répétez cette séquence avec les jambes non plus tournées vers l'extérieur, mais parallèles, en veillant à garder le dos à plat au sol tout au long de l'exercice. Levez les jambes à la verticale, parallèles cette fois.*

j. *Recommencez l'exercice du papillon, cette fois sur le ventre, en allongeant les jambes jusqu'à ce que vos pieds viennent toucher le sol plutôt qu'à angle droit, puis en les rallongeant après le mouvement « du papillon » (battement vers l'extérieur). Ici encore, c'est la position de votre tronc, qui doit rester bien stable au sol, qui détermine jusqu'où vous pouvez écarter les jambes.*

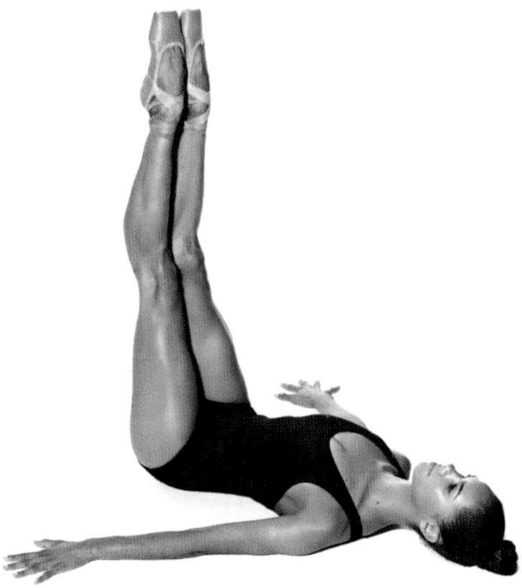

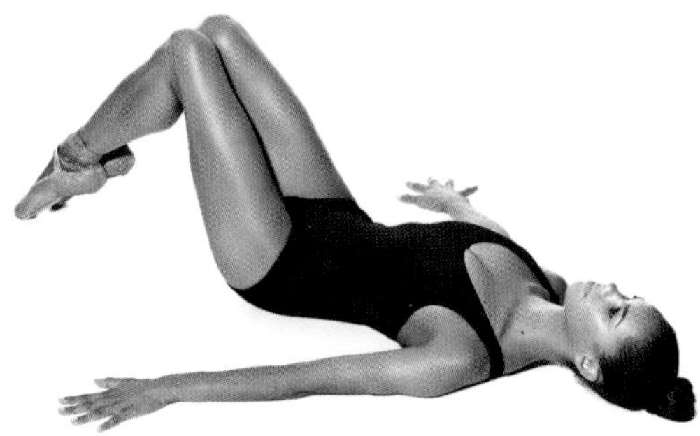

11. Plié en dehors avec extension

Avec cet exercice, l'échauffement se poursuit en incluant l'arrière des jambes (ischiojambiers) et l'intérieur des cuisses (adducteurs). Le mouvement est à effectuer sur le dos, puis sur le ventre. Si vous débutez, commencez-le avec les pieds fléchis, allongée sur le dos. Une fois plus à l'aise et plus entraînée, vous pourrez le commencer avec les pieds pointés, allongée sur le dos.

a. *Pliez les jambes en position tournée vers l'extérieur, puis tendez-les vers l'extérieur pour former un V, sans forcer l'écartement. Dans cette position, effectuez un mouvement de flexion/extension (ou extension/flexion) des pieds. Si vous êtes débutante, commencez les pieds fléchis.*

b. *Pliez de nouveau les jambes tournées vers l'extérieur, le dos bien à plat au sol.*

c. *Allongez les jambes pour revenir à la position initiale (talons joints, orteils opposés), en laissant votre dos se décoller du sol à mesure que vos genoux se tendent.*

d. *Répétez quatre fois sur le dos, et quatre fois sur le ventre.*

12. La marche

Les soulevés et battements de jambes de cet exercice sont excellents pour renforcer l'alignement vertébral, échauffer les muscles fléchisseurs de la hanche, et faire travailler les abdominaux, les fessiers et la posture.
Tandis que les jambes sont mobiles, utilisez vos bras appuyés de chaque côté au sol pour stabiliser votre dos. Vos bras vous aideront à maintenir les « serre-livres » (la ligne qui va de l'aisselle à l'extérieur de la cheville) fermes, à garder le tronc droit, et à éviter de vous affaisser sur vos hanches et le côté extérieur de vos jambes.

a. *Allongée sur le dos les genoux fléchis parallèlement (le bas du dos bien plaqué au sol, comme toujours) et la plante des pieds au sol, soulevez une jambe, toujours fléchie, comme si vous marchiez avec le pied relâché (ni fléchi ni tendu), à environ cinq centimètres au-dessus du sol, puis abaissez-la.*

b. *Répétez avec l'autre jambe.*

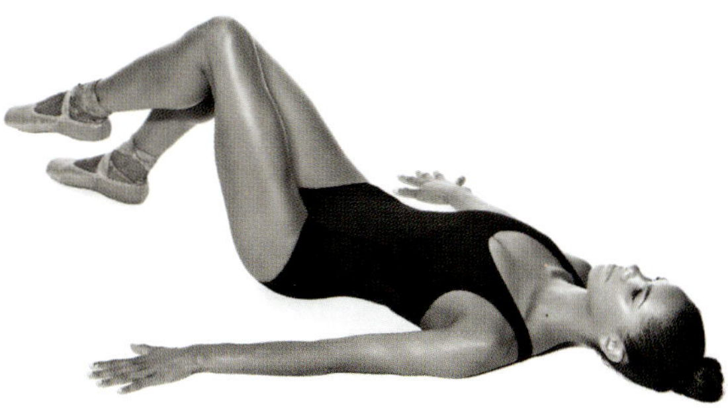

c. *Recommencez le mouvement trois fois, en allongeant la jambe en l'air au cinquième soulevé, que vous pouvez terminer par une flexion ou extension du pied.*

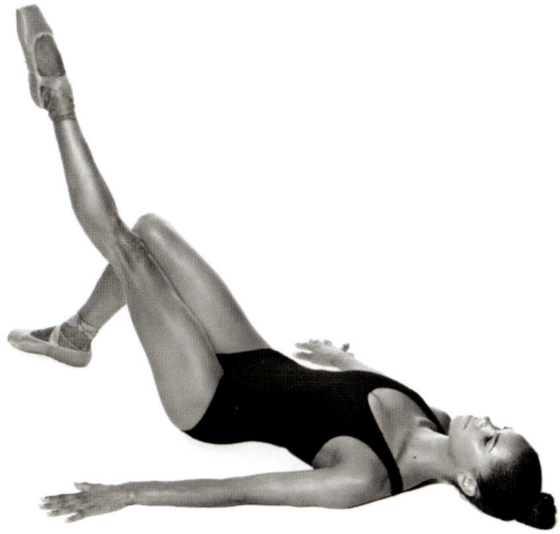

d. *Effectuez des petits battements de bas en haut de la jambe tendue, de deux ou trois centimètres seulement, plusieurs fois. Utilisez vos bras, paumes au sol, pour stabiliser le tronc.*

e. *Posez le pied au sol et répétez, en commençant par l'autre jambe.*

13. Dégagé

Pour aborder cet exercice, comme tout exercice au sol, votre corps doit être aussi tonique que lorsque vous êtes debout – et non passif comme lorsque vous êtes allongée à la plage !
Ce mouvement favorise l'étirement, la puissance et l'alignement corporel. Veillez à appuyer bien fermement au sol les parties de votre dos et de votre corps afin qu'elles soient bien en contact avec lui, pour laisser votre jambe en l'air s'élever, en initiant le mouvement avec l'intérieur des cuisses et l'arrière des jambes plutôt qu'avec le haut des cuisses (quadriceps).

a. *Commencez allongée sur le dos, les pieds en première position (talons joints et orteils opposés, pieds en pointe).*

b. *Placez vos bras sur les côtés, paumes au sol – vous pouvez varier la position des bras en fonction de votre confort, tant que vos bras ne montent pas au-dessus de vos épaules.*

c. *Gardez les jambes allongées, droites au sol.*

d. *Utilisez vos paumes et vos bras comme appui au sol, ce qui aura pour effet de renforcer le tronc et l'alignement vertébral.*

e. *Levez une jambe cinq à dix centimètres au-dessus du sol, les orteils toujours pointés, la jambe de terre fermement maintenue droite au sol (une fois encore, que ce soit en position debout ou allongée, la jambe de terre est celle qui ne bouge pas, et qui assure l'équilibre), les bras et la tête en appui au sol également. Cela vous permet de lever la jambe en l'air tout en maintenant la stabilité de l'ensemble du corps. Effectuez quatre dégagés en l'air avec une jambe, puis quatre avec l'autre.*

f. *Effectuez maintenant quatre dégagés de chaque côté. Pour ce mouvement, la jambe en l'air se déplace latéralement le long du sol. Veillez à bien maintenir l'équilibre du bassin et du dos pendant le mouvement.*

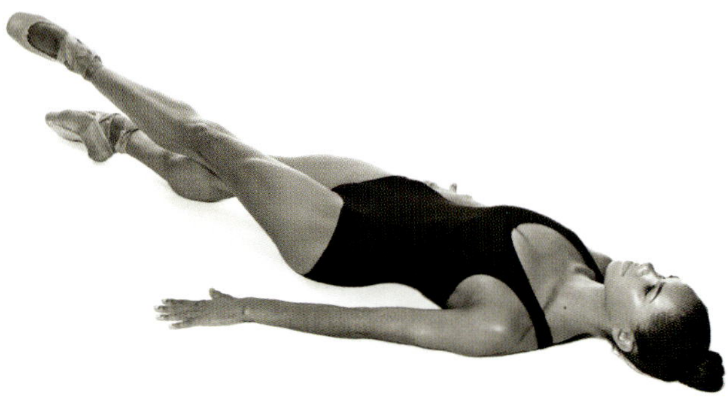

14. L'algue

Cet exercice est excellent pour étirer et libérer la colonne vertébrale, et pour renforcer et recentrer le tronc.

a. *Commencez allongée sur le dos, jambes parallèles et jointes, pieds en pointe.*

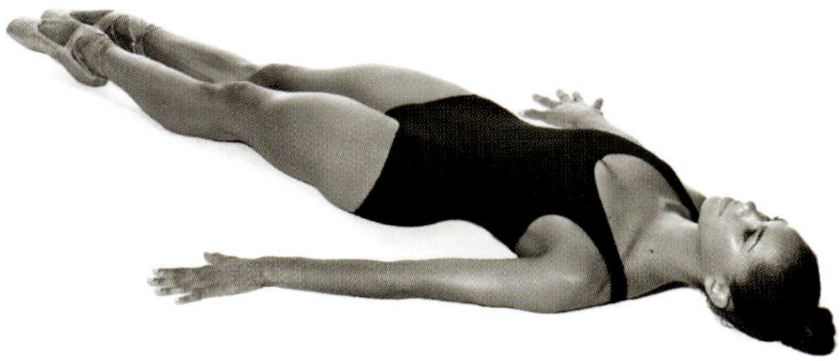

b. *Fléchissez doucement les jambes en les soulevant du sol, toujours fléchies, et en élevant les pieds en l'air, tandis que votre dos se plaque au sol.*

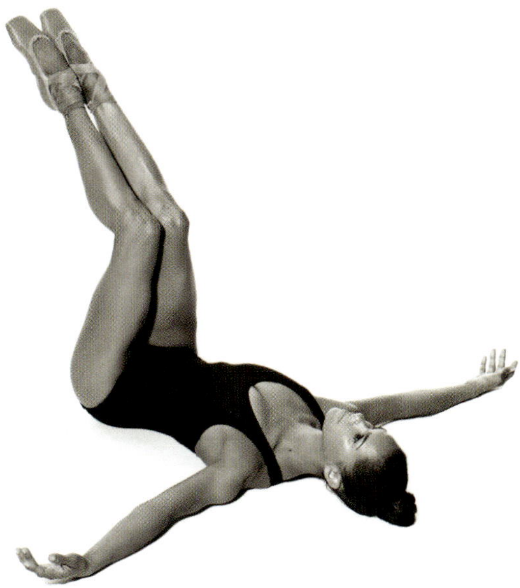

c. *Tout en gardant le bas du dos au sol et les omoplates pointées vers les hanches, décollez le haut du dos en l'arrondissant, pour venir vous enrouler sur vos abdominaux. Les mouvements de vos bras doivent être semblables à ceux des algues bercées par les courants marins, en venant s'enrouler autour de vos jambes levées.*

d. *Laissez retomber tout doucement le haut du dos et les bras au sol, jambes toujours fléchies, corps bien tonique.*

e. *Répétez quatre fois, en amenant doucement les jambes vers la tête tandis que le haut du tronc se soulève, sollicitant ainsi les abdominaux.*

f. *Après le dernier mouvement, saisissez votre main ou votre poignet (selon la longueur de vos bras) à l'arrière de vos jambes.*

g. *Tendez les jambes en l'air, en appuyant l'arrière de vos jambes contre vos bras.*

h. *Les bras toujours autour de vos jambes, faites-les basculer vers le sol aussi bas que possible. Puis ouvrez les bras sur les côtés et avancez les mains vers les pieds, en étendant les bras au-dessus de votre tête.*

i. *Le haut de votre dos doit se pencher en avant au-dessus de vos jambes lorsque vous passez de la position allongée à la position assise, le dos de vos mains est au sol pour stabiliser et maintenir l'arrière de vos jambes au sol.*

j. *Déroulez la colonne vertébrale pour venir allonger de nouveau le dos entièrement au sol, revenant ainsi à la position initiale, les épaules relâchées. Répétez deux à quatre fois.*

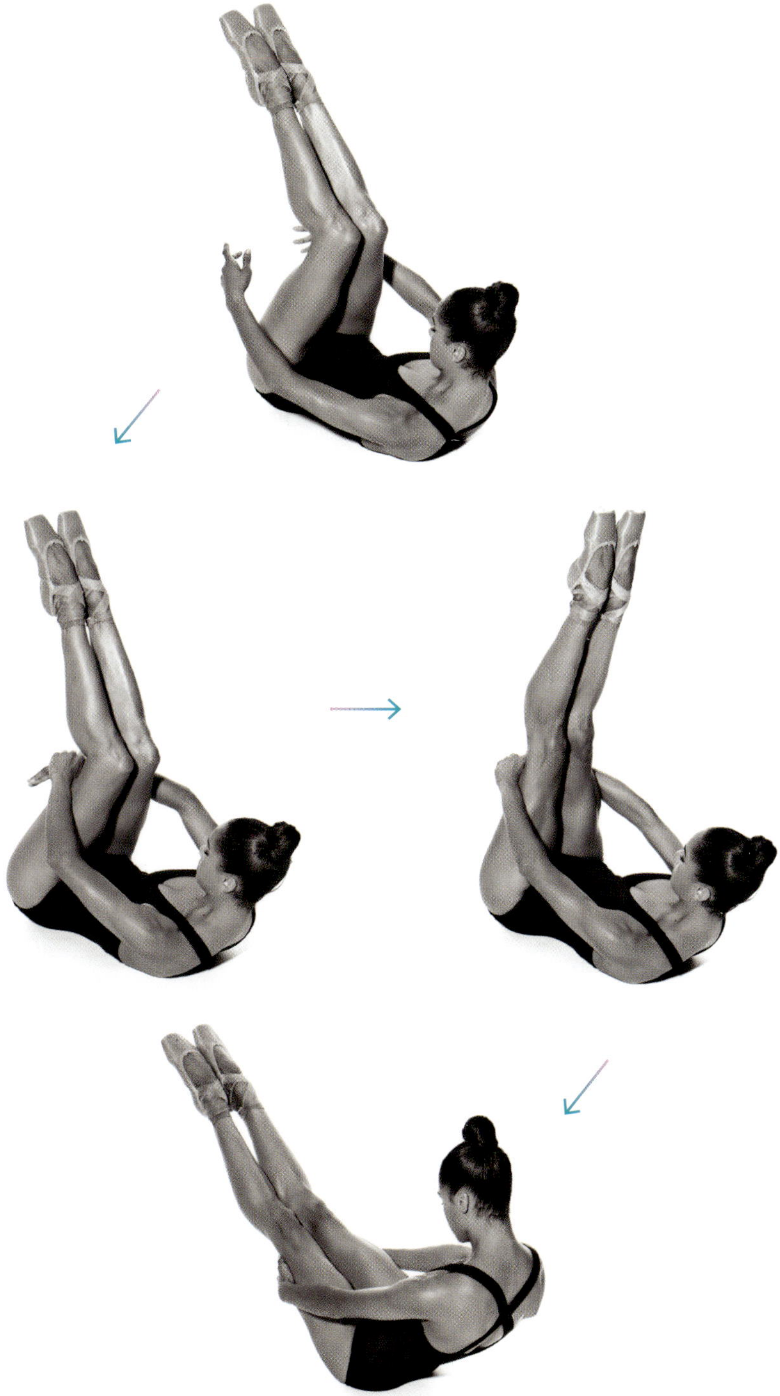

15. Rond de jambe

Comme son nom l'indique, ce mouvement consiste à décrire un cercle autour de la jambe de terre avec la jambe en l'air. Il permet de libérer l'articulation hanche-fémur et de donner de l'ampleur aux mouvements de la jambe.

a. *Commencez allongée sur le dos, les genoux fléchis, les deux pieds au sol.*

b. *Levez une jambe en l'étirant vers le plafond, le pied en pointe, jusqu'à ce qu'elle soit perpendiculaire au sol. Faites-la pivoter vers l'extérieur. Gardez l'autre jambe fléchie, le pied au sol.*

c. *Avec la jambe tendue, décrivez quatre petits cercles vers l'extérieur, puis quatre petits cercles vers l'intérieur.*

d. *Continuez en décrivant des cercles plus grands, mais toujours maîtrisés, là encore quatre vers l'extérieur puis quatre vers l'intérieur.*

e. *Après avoir répété la séquence avec l'autre jambe, revenez à la position initiale, les deux genoux fléchis, les deux pieds au sol. Allongez maintenant les jambes vers l'avant tout en vous redressant en position assise. Ouvrez les jambes pour former un V (deuxième position), en gardant les jambes tendues, aussi loin que possible sans que cela soit douloureux. Veillez, comme toujours, à ne surtout jamais forcer.*

f. *Étirez le buste de côté, en vous penchant au-dessus d'une jambe, puis revenez à la position centrale, et recommencez le mouvement de l'autre côté, en terminant chaque fois par une flexion/extension des pieds.*

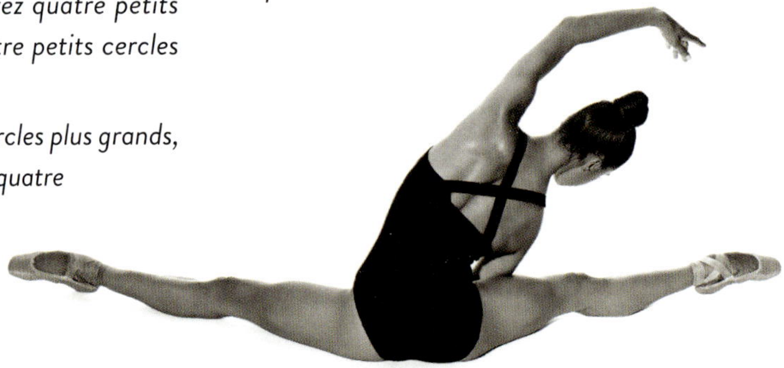

g. *Redressez le buste, puis étirez-le en avant. Redressez de nouveau, puis joignez les jambes en les faisant glisser au sol, de façon à terminer avec les deux jambes tendues vers l'avant.*

h. *Redressez-vous le dos bien droit, dans une attitude positive.*

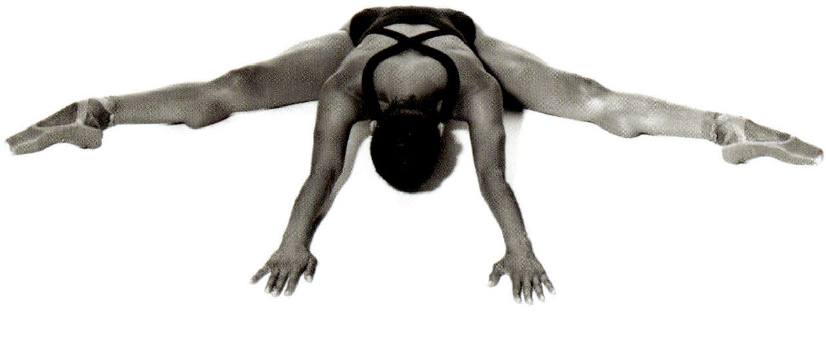

16. Adage équilibre

En danse classique, un « adage » est un mouvement lent. Il permet de travailler la souplesse, la puissance et la fluidité de mouvement. Effectuer cet exercice au sol vous permettra de vous sentir plus à l'aise pour l'aborder en position debout par la suite. Au sol, on acquiert un équilibre, on apprend à contrebalancer les mouvements des jambes afin qu'elles paraissent plus hautes par rapport au haut du corps.
Cet exercice doit être réalisé lentement afin d'optimiser l'équilibre, la posture du dos et la résistance, et de renforcer les abdominaux.

a. *Commencez en position assise, les jambes jointes devant vous.*

b. *Levez les jambes en l'air en fléchissant les genoux, les mains passées sous l'arrière des cuisses, les jambes toujours fléchies et parallèles.*

c. *Basculez vers l'arrière, le dos droit et l'arrière des cuisses (ischiojambiers) appuyé contre vos mains, et tendez doucement les jambes en l'air jusqu'à ce qu'elles soient droites, de façon à former un V entre le buste et les jambes.*

d. *Fléchissez les genoux pour venir toucher le sol de la pointe des pieds. Recommencez ensuite avec chaque jambe séparément, en maintenant la pointe du pied de l'autre jambe posée au sol.*

e. *Recommencez la séquence une jambe après l'autre, en commençant par l'autre jambe.*

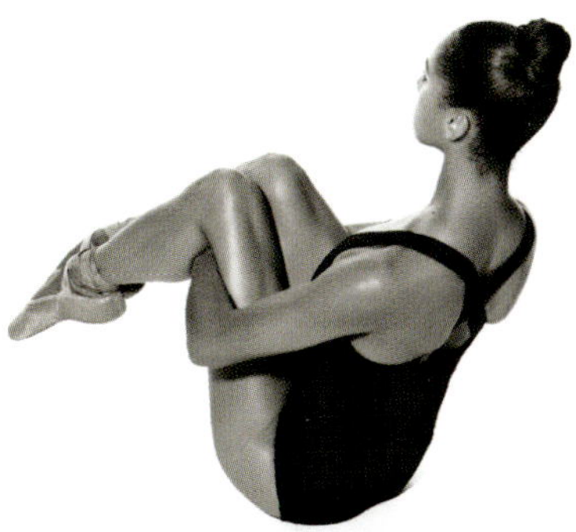

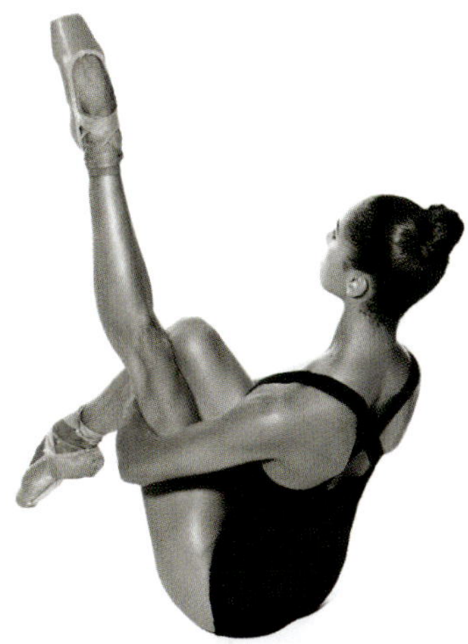

17. Grand battement

Lors d'une séance classique d'échauffement debout, cet exercice est généralement le dernier effectué à la barre, avant de rejoindre le centre de la salle pour danser sans support. Une fois terminée la série d'exercices techniques, lorsqu'on arrive aux grands battements, on est très bien échauffé et on a la souplesse nécessaire pour lever les jambes très haut, ce qui prépare aux sauts, comme les grands jetés.

Ce mouvement est excellent pour étirer les muscles et libérer l'articulation de la hanche, tout en maintenant un alignement postural stable.

Ne soyez pas surprise si vos jambes ne montent pas très haut en arrière au début. Lorsque vous aurez appris à laisser les flux d'énergie traverser librement l'ensemble de votre corps, jusqu'au bout des jambes, sans les bloquer à la poitrine, vos jambes monteront plus haut.

a. *Commencez allongée sur le dos en première position, orteils pointés (talons joints, orteils opposés). Les bras le long du corps et les paumes vers le bas, faites pivoter vos jambes vers l'extérieur (genoux tournés vers l'extérieur, tout en gardant le tronc droit et stable), bien tendues, comme si le corps entier était en soubresaut.*

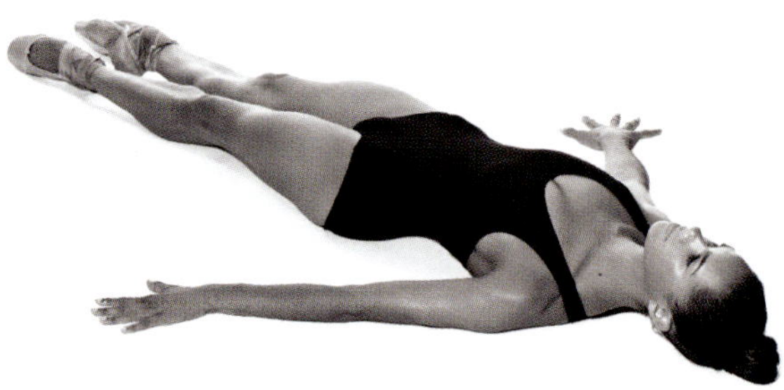

b. *Lancez le pied en avant quatre fois de chaque côté – quatre grands battements en avant avec la jambe droite, puis quatre en avant avec la jambe gauche – en revenant à la position initiale entre chaque mouvement.*

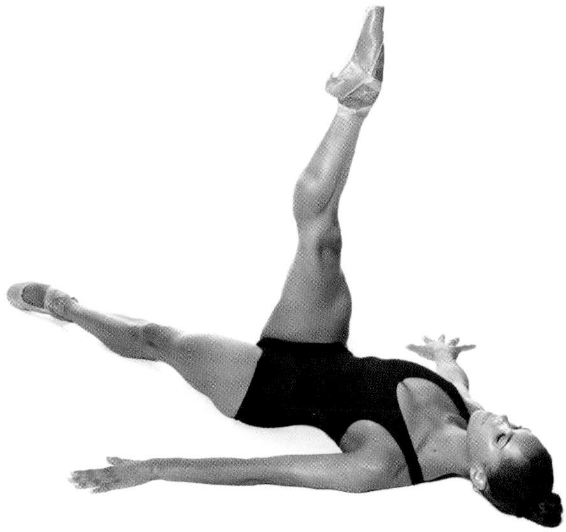

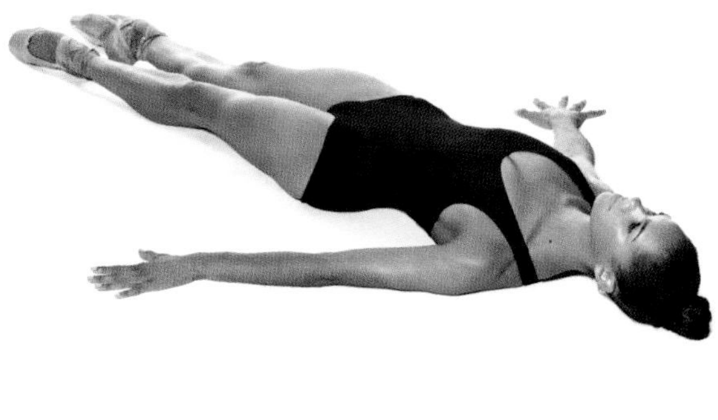

c. *Effectuez quatre grands battements de côté avec la jambe droite, puis quatre de côté avec la jambe gauche. Seule la jambe en l'air doit être mobile, et l'arrière de la jambe de terre (la jambe qui reste tendue au sol) doit rester bien en contact avec le sol.*

d. *L'arrière du corps doit utiliser le sol comme allié, mais sans forcer, tout au long de l'exercice.*

e. *Vos jambes étant toutes les deux tendues pendant l'exercice, le bas du dos ne touche pas le sol en position initiale ; seul l'arrière de la taille, et non les côtes, n'est pas en contact avec lui.*

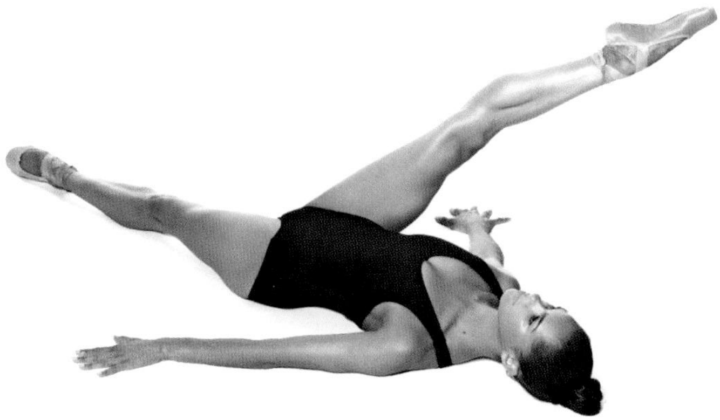

f. *Répétez les grands battements sur le ventre, les mains posées l'une sur l'autre, paumes au sol, le front appuyé dessus.*

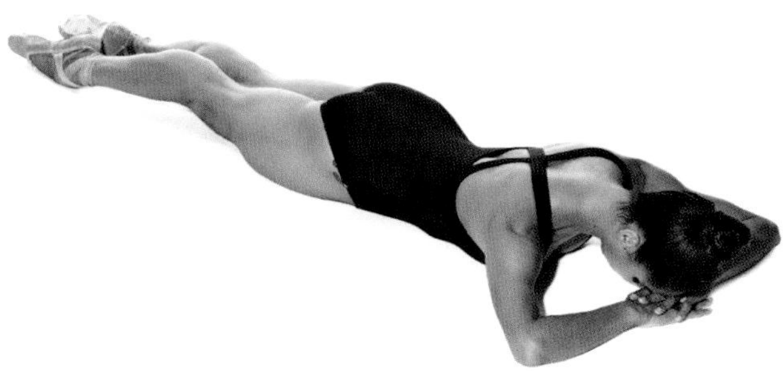

g. *Effectuez quatre grands battements en arrière avec la jambe droite, puis quatre en arrière avec la jambe gauche ; ensuite quatre de côté avec la jambe droite, puis quatre de côté avec la jambe gauche. Revenez à la position initiale entre chaque mouvement.*

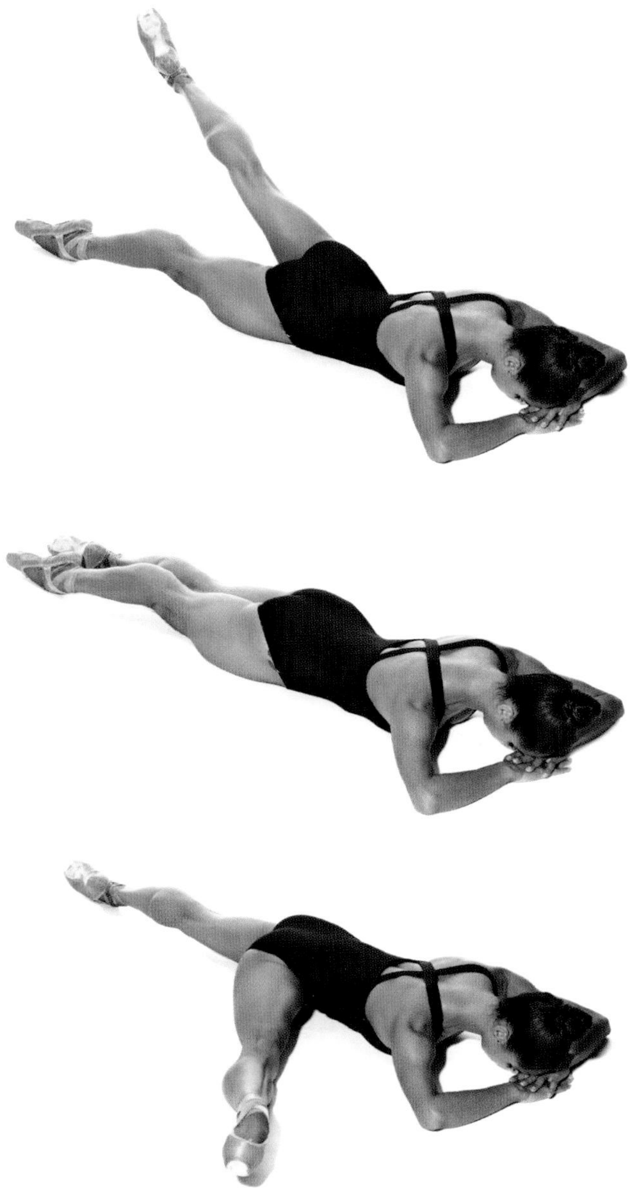

h. *Lors des battements de côté, veillez à garder le corps et la jambe de terre stables : ils ne doivent pas bouger, et la jambe doit rester dans l'alignement de la hanche. L'objectif est de maintenir la position du corps tout en levant une jambe à la fois.*

i. *N'oubliez pas d'envoyer autant d'énergie dans la jambe de terre que dans la jambe en l'air : le flux d'énergie traverse le corps de la tête aux orteils, à tout moment.*

18. Final

Il s'agit du dernier exercice de barre au sol (par opposition à la barre debout, où ce sont les grands battements qui s'effectuent en dernier). Le final est un exercice qui clôt en beauté l'échauffement au sol. Je me rappelle la première fois que j'ai abordé cet exercice, en fin de séance : je sentais tous mes muscles si bien échauffés, l'ensemble de mon corps si bien placé, que j'avais la sensation de pouvoir m'élever du sol d'un bond. Cet exercice prépare aux sauts (petit allegro ou petit saut), tout comme les grands battements.
Lors de cet exercice, votre position au sol doit dégager de l'énergie dans l'ensemble du corps, comme si vous étiez debout ou en saut.

a. *Commencez allongée sur le dos, pieds fléchis, en première position. Étendez les bras de chaque côté du corps, presque à hauteur d'épaules, à un angle qui vous est confortable.*

b. *Faites glisser vos jambes tendues le long du sol, de côté, dans des directions opposées, en les écartant puis rapprochant quatre fois, et en marquant un arrêt bref en position initiale entre chaque mouvement.*

c. *Écartez légèrement les jambes en un seul mouvement plutôt qu'en quatre petits, en revenant en position initiale, comme si l'arrière de vos jambes était aimanté l'un par l'autre. Effectuez cette séquence quatre fois.*

d. *Répétez cet enchaînement deux à quatre fois.*

e. *Effectuez le même exercice allongée sur le ventre, le front appuyé sur les mains, la nuque étirée, le flux d'énergie dirigé vers la tête.*

f. *Utilisez le sol pour conserver les mêmes distances entre les différents points du corps tout au long de l'exercice, que ce soit sur le dos ou sur le ventre, de façon à gagner en longueur et en puissance plus vite et plus efficacement que si vous effectuiez le mouvement debout. En prenant appui sur le sol et en l'utilisant comme support isométrique, vous gagnerez en puissance, en longueur et en assurance tout en conservant une posture bien droite, sur le dos comme sur le ventre.*

g. *Gardez à l'esprit qu'au sol, votre corps doit dégager autant d'énergie que debout ou en saut.*

19. Étirement

En danse classique, on attend que le corps soit entièrement échauffé par les exercices à la barre pour effectuer les étirements. C'est en effet à ce moment qu'ils sont les plus efficaces pour allonger les muscles, mais aussi pour leur permettre de récupérer.

Chaque corps est unique, et nécessite des étirements et des techniques de récupération adaptés. Il se peut également qu'un même corps ait besoin d'étirements différents d'un jour à un autre. Si vous êtes très souple et que vous savez faire un grand écart correctement, c'est un bon moment pour le pratiquer :

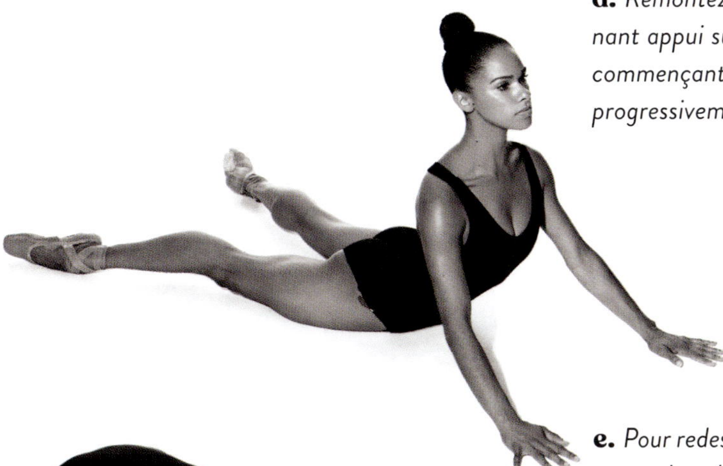

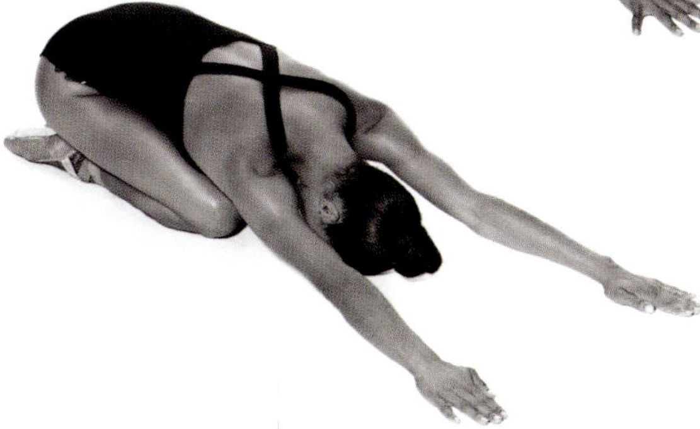

a. *En position assise, penchez-vous vers l'avant au-dessus de vos jambes étendues devant vous, puis ouvertes (sans forcer) de part et d'autre du corps. Vos jambes sont alors en deuxième position.*

b. *Tendez le corps vers l'avant tout en descendant vers le sol, et penchez-vous au-dessus de la jambe droite, puis de la jambe gauche. Gardez l'arrière des jambes et les deux fesses bien au sol, et penchez-vous à partir de la taille, sans fléchir les genoux, afin d'étirer les mollets et l'arrière des cuisses.*

c. *Allongez-vous maintenant sur le ventre, jambes tendues et parallèles, non jointes et tournées vers l'extérieur.*

d. *Remontez doucement le haut du corps en prenant appui sur les mains (le dos est cambré), en commençant par la tête, puis en redressant le dos progressivement, vertèbre par vertèbre.*

e. *Pour redescendre, abaissez doucement le buste en tendant le sternum vers l'avant jusqu'au sol, vertèbre par vertèbre, la tête venant toucher le sol en dernier. Si vous n'avez aucun antécédent de blessure aux genoux, venez vous asseoir sur vos talons, les talons joints sous les fesses, et posez le front au sol pour relâcher le corps. Cela permet d'étirer le dos dans la direction opposée au cambré et d'évacuer toute tension résiduelle.*

20. Lever

Il m'a fallu environ deux ans après mon opération aux tibias pour pouvoir refaire cet exercice, et c'est une immense satisfaction pour moi d'être enfin de nouveau capable d'exécuter ce mouvement !

a. *Il s'agit de passer de la position assise à la position debout, si possible sans prendre aucun appui au sol.*

b. *En position assise, les jambes jointes, fléchies et stables, propulsez le haut du corps en avant en vous redressant sur les genoux, puis sur les pieds, et tendez les jambes pour arriver en position debout.*

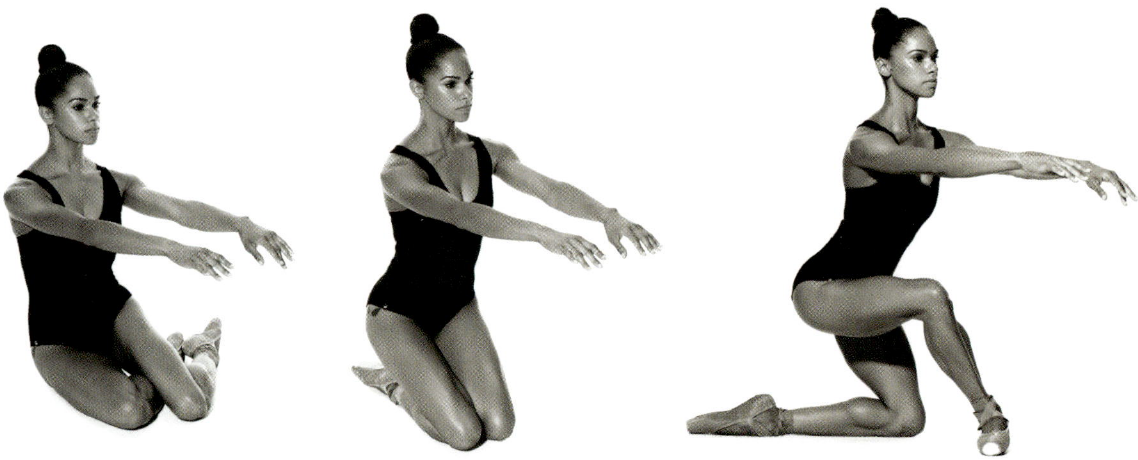

c. *Si au début vous n'arrivez pas à vous lever sans appui, continuez à vous y entraîner. Vous pouvez essayer de commencer en position assise, une jambe passée par-dessus l'autre. Poussez le haut du corps vers l'avant pour trouver un peu d'élan, et levez-vous en poussant sur la jambe passée devant l'autre.*

d. *Il y a diverses manières de réaliser cet exercice correctement et gracieusement. Par la suite, en règle générale, ne vous levez jamais en prenant appui au sol avec les bras, ou en remontant les épaules, même chez vous quand personne ne regarde ! Lorsque vous vous serez créé une nouvelle mémoire musculaire, cela deviendra facile et naturel.*

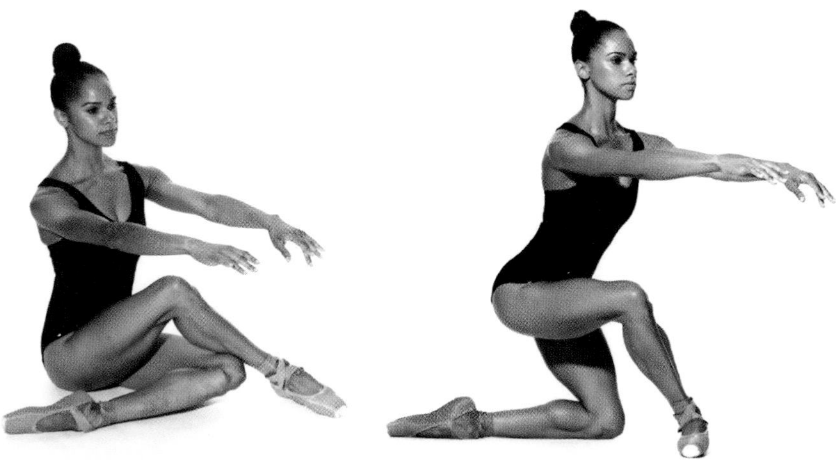

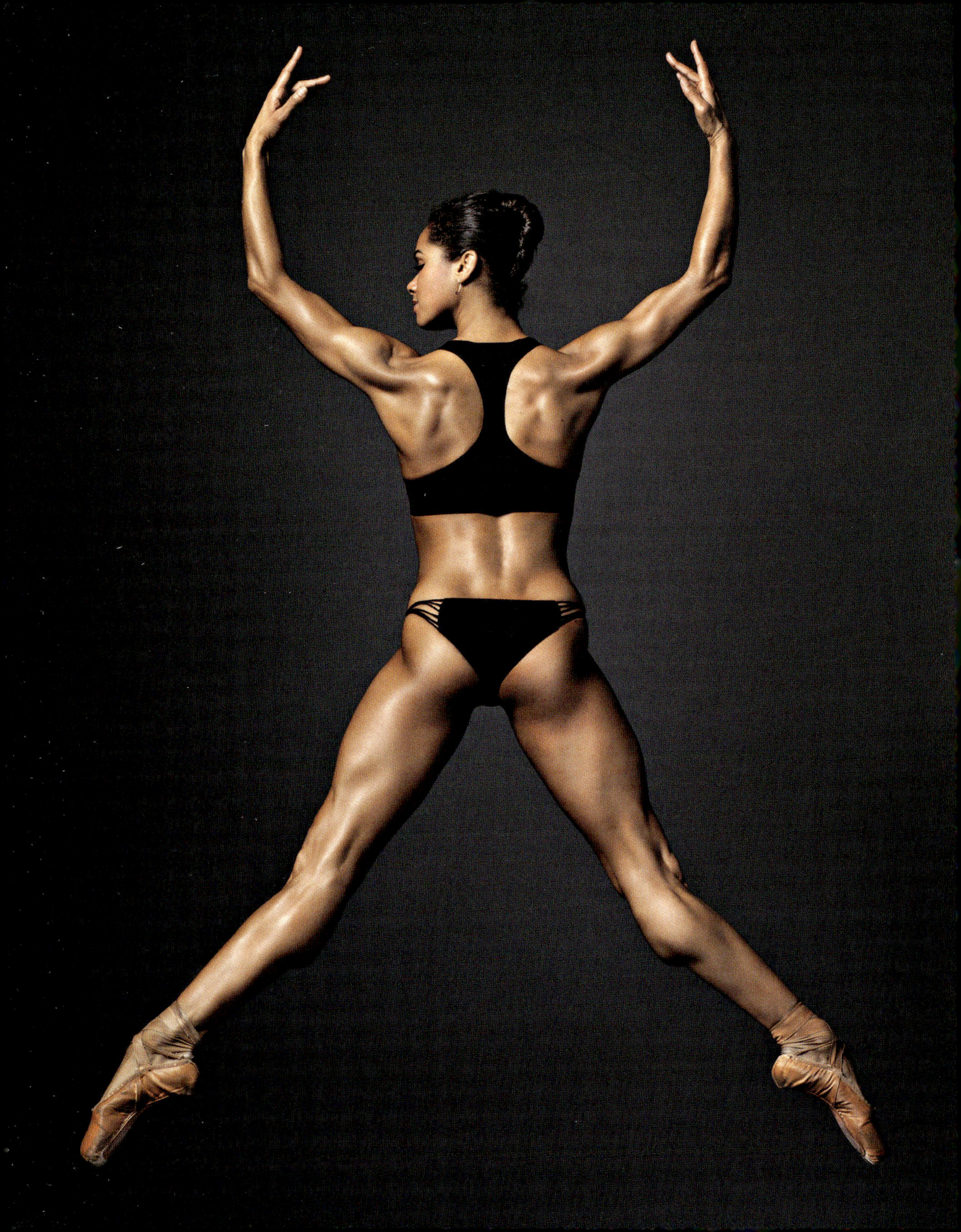

Apprivoiser l'espace

C'est après mes six fractures de stress au tibia que j'ai commencé à prendre des cours de barre au sol. Deux mois avant mon opération, je suis passée à cette technique d'entraînement, et une fois complètement rétablie, quand j'ai pu de nouveau me tenir debout à la barre, j'avais les muscles si bien entraînés et préparés par le travail au sol que j'avais l'impression de n'avoir jamais arrêté de danser.

Les exercices au sol permettent d'aborder la danse avec un corps mieux entraîné. Mais que vous soyez allongée au sol ou debout, la danse est régie par les mêmes principes généraux. En voici quelques-uns :

a. *Les jambes ont trois points d'articulation : les chevilles, les genoux et les hanches. Lorsque vous réalisez des pliés, gardez les genoux à la verticale des deuxième et troisième orteils. Ne pliez jamais le genou à la verticale du gros orteil. Et ne courbez pas le dos ! (Encore une fois, courber le dos consiste à contracter les fessiers en basculant le coccyx vers l'avant.) Il faut au contraire des hanches bien droites, tandis que le coccyx est pointé vers le bas, et non entre les jambes.*

b. *Les épaules, elles, doivent être alignées avec les hanches, les genoux et le cou-de-pied, à la verticale les uns des autres, formant une ligne droite qui traverse le corps.*

c. *Le regard doit généralement se porter droit devant, à hauteur d'yeux ou légèrement au-dessus.*

d. *Le poids du corps doit être porté sur l'avant du pied plutôt que sur les talons. Cela permet d'entrer en mouvement sans avoir d'abord à basculer le poids vers l'avant pour avancer, se hisser sur les pointes ou sauter.*

Réalisez les exercices au sol (voir chapitre 5) en premier, comme échauffement avant ces exercices à faire debout. Plus souvent vous les pratiquerez, plus vous serez performante : deux fois par semaine est un minimum, et vous pouvez aller jusqu'à six fois par semaine. Quelle que soit la fréquence de vos séances au début, et même si vous n'avez pas le temps ou l'énergie de faire la totalité des exercices, faites ce que vous pouvez, puis augmentez votre pratique petit à petit. Plus vous pratiquerez, plus vous aurez envie de pratiquer.

N'hésitez pas à prendre appui sur une barre ou le dossier d'un siège (ou quoi que ce soit de stable) si vous en ressentez le besoin au départ. Maintenant que vous connaissez les principes essentiels de positionnement du corps, place au mouvement !

1. Marche du cygne

Marcher et courir sont deux des choses les plus difficiles à apprendre à faire avec naturel en danse classique. Aussi simple que cela puisse paraître, marcher sollicite tous les muscles les plus infimes des pieds et des chevilles, qui doivent supporter l'ensemble du poids du corps, le tout devant s'exécuter aussi légèrement et silencieusement que possible, pour donner l'impression de flotter au-dessus du sol. Dans cet exercice, on retrouve l'alignement postural et les mouvements de flexion et extension travaillés en barre au sol, tandis que les pas sont exécutés méthodiquement : orteils, demi-pointe, talon.

a. *Avancez à pas lents, en décomposant le mouvement : orteils, avant du pied, puis talon, dans cet ordre, un pied après l'autre. Commencez lentement de façon à bien maîtriser la marche en posant le pied au sol en trois temps. Une fois familiarisée avec le mouvement, essayez d'aller un peu plus vite, tant que cela vous semble naturel. Vous pouvez vous entraîner à marcher de cette manière chez vous, au quotidien. Plus vous marcherez de cette manière, plus cela vous deviendra naturel. Marcher en musique vous donnera un bon tempo.*

b. *Gardez le dos droit et la posture bien alignée, le dos et la nuque étirés vers le haut. Les bras sont en deuxième position, levés sur les côtés, légèrement arrondis. Les coudes doivent rester légèrement en dessous des épaules, et les poignets un peu plus bas que les coudes. L'objectif est que cette façon de marcher paraisse aussi naturelle et fluide que possible.*

2. Demi-plié

En danse classique, le « demi-plié » consiste non pas à fléchir les genoux à moitié, mais aussi loin que possible sans décoller les talons du sol. C'est généralement le premier mouvement exécuté en cours de danse à la barre, dans chacune des cinq positions des pieds. Le demi-plié prépare au plié, également appelé « grand plié ». Dans les cours de haut niveau, il arrive d'intervertir la première position avec la deuxième, car la deuxième est plus large, plus ouverte, et il est plus facile de commencer par ouvrir les hanches par un plié en deuxième position.

a. *Commençons les demi-pliés en première position : tout d'abord, tenez-vous les pieds joints, parallèles l'un à l'autre, puis faites glisser les orteils au sol en les écartant aussi loin que possible sans forcer.*

b. *La position ne doit pas se répercuter sur les genoux : veillez à garder une posture bien alignée, les genoux à la verticale des orteils. Cela préservera vos articulations.*

c. *Si vous faites cet exercice allongée, vos genoux doivent être tournés dans la même direction que vos orteils. Cette règle s'applique à toutes les positions. La rotation du genou doit résulter de l'ouverture des hanches, et non pas d'un écartement forcé des orteils. Les fesses doivent rester dans l'axe des hanches, juste au-dessous d'elles, ni cambrées en arrière ni basculées en avant, en repoussant le pubis vers l'avant, ce qui ferait basculer le bassin.*

d. *En première position, talons joints et orteils pointés vers l'extérieur, fléchissez les genoux aussi bas que possible sans décoller les talons du sol. Dès lors que vos talons se soulèvent, on considère qu'il s'agit d'un grand plié.*

e. *Effectuez quatre demi-pliés dans chacune des positions, les bras en cinquième position vers le bas.*

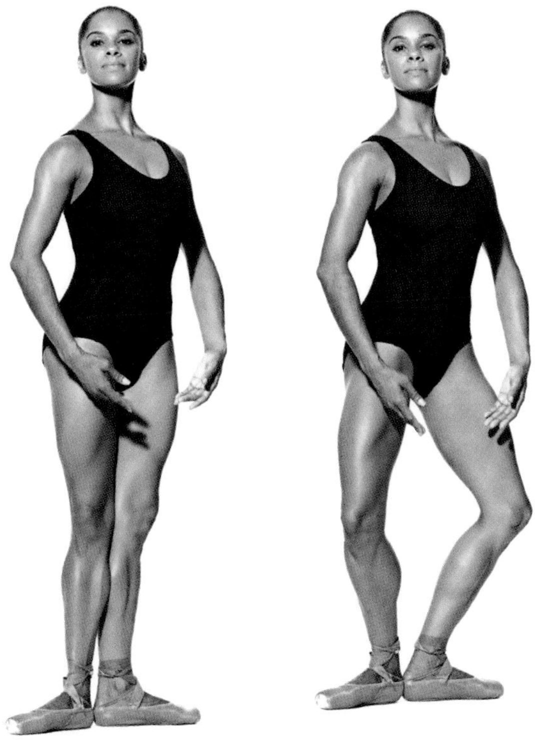

f. *Effectuez quatre demi-pliés en deuxième position (pieds pointés dans la même direction qu'en première position, talons écartés d'une distance équivalente à la longueur d'un de vos pieds), les bras en deuxième position. Les bras sont étendus sur les côtés, courbés vers le bas et vers l'avant, paumes vers l'avant. Le positionnement des bras se fait selon la règle suivante : épaules, coudes, poignets, puis doigts, par ordre descendant.*

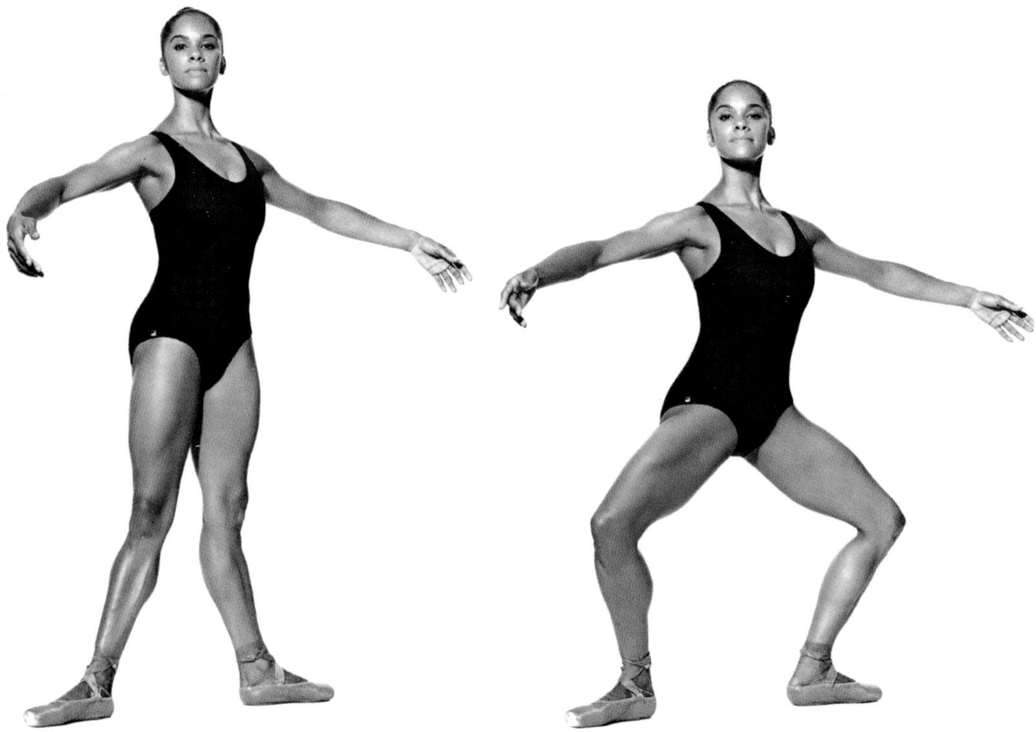

g. *Effectuez quatre demi-pliés en troisième position (un pied placé devant l'autre, le talon du pied de devant contre la voûte de l'autre pied). Les orteils des deux pieds doivent pointer dans des directions opposées, vers les côtés.*

h. *Effectuez quatre demi-pliés en quatrième position, avec de nouveau les bras en première position, les mains à hauteur du ventre. L'un des pieds vient se placer une quinzaine de centimètres devant l'autre, soit à une distance environ équivalente à la longueur d'un de vos pieds. Le talon du pied de devant est perpendiculaire aux orteils du pied de derrière. (Ce dernier mouvement nécessite un bon niveau, et n'est pas adapté aux débutants.)*

i. *Effectuez enfin quatre demi-pliés en cinquième position, les bras en cinquième position basse, formant un ovale, les mains tenues une dizaine de centimètres devant les jambes. En cinquième position, les pieds doivent former deux lignes parallèles. Le talon du pied de devant doit être en contact avec le gros orteil de l'autre, et le talon du pied de derrière avec le petit orteil du pied de devant. (Cette position « talon contre orteil » est destinée aux élèves expérimentés. Les débutants et amateurs peuvent se faire mal en essayant de la réaliser. Il ne faut en aucun cas forcer la rotation de la jambe.)*

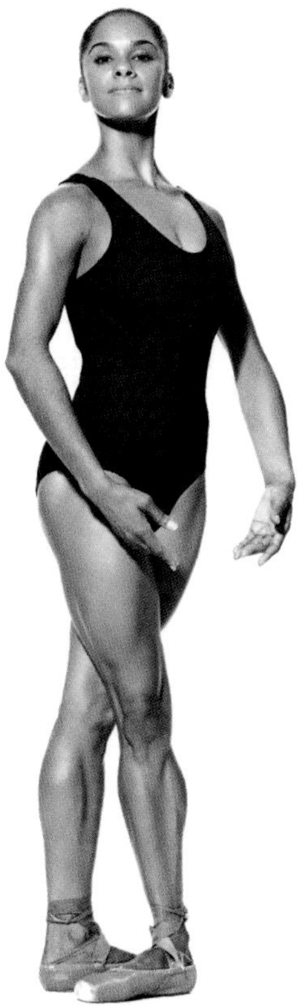

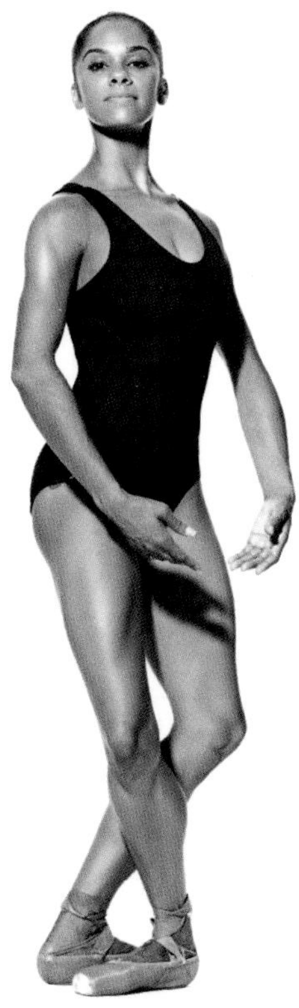

3. Grand plié en deuxième position

Tout au long d'un grand plié, le bassin doit rester neutre, le dos droit et à la verticale des talons, les jambes en dehors et les genoux au-dessus des pieds. Le passage de la position debout à la position complètement fléchie doit être fluide. Lors d'un grand plié en deuxième position, les talons ne se soulèvent jamais du sol, à la différence des grands pliés dans les autres positions. L'un des objectifs du grand plié est d'échauffer les chevilles et d'étirer les mollets.

a. *Placez les pieds à une distance équivalente l'un de l'autre de la longueur d'un de vos pieds.*

b. *Tout en restant tonique, fléchissez les jambes aux chevilles, genoux et hanches, les genoux pointés à la verticale des second et troisième orteils. Encore une fois, ne basculez jamais le bassin vers l'avant. Gardez les épaules à la verticale des hanches, des genoux et des cous-de-pied (l'avant du pied, qui se prolonge par la cheville). Les bras doivent être maintenus en deuxième position, c'est-à-dire étendus sur les côtés, légèrement en avant et à hauteur un peu en dessous des épaules, paumes vers l'avant (face au public).*

c. *Dès que vous avez fléchi les jambes aussi loin que possible – mais pas plus loin que les cuisses parallèles au sol –, redressez-vous, avec la même fluidité de mouvement que lors de la flexion.*

d. *Répétez puis terminez par un penché de côté à gauche, et un penché de côté à droite. Si vous êtes débutante, lors des penchés de côté, tenez les bras en arc de cercle, en face de votre ventre, à hauteur de la jonction entre les côtes et l'abdomen, comme pour enlacer un arbre. (Cette position des bras s'appelle « en avant ».) En vous penchant de côté puis en revenant au centre, gardez les mains bien en face du ventre (les bras en deuxième position, ou « à la seconde », mais les débutants peuvent positionner les mains juste en dessous des hanches pour stabiliser le corps). La position du corps doit rester intacte, de la taille jusqu'aux pieds. Ne penchez que le haut du corps de côté, en maintenant les épaules à la verticale des hanches.*

e. *Si vous avez déjà un bon niveau en danse classique, vous pouvez réaliser les grands pliés à la seconde avec un port de bras à la seconde (étendus de chaque côté du corps).*

4. Battement tendu

Pour réaliser un battement tendu, la jambe de terre est tendue progressivement vers l'avant, de côté, ou vers l'arrière, le pied passant de la position à plat au sol en demi-pointe, puis en pointe, où seuls les orteils touchent le sol (« tendu à terre »). Tout au long de cet exercice, les pieds restent en contact tonique avec le sol, tout comme les parties du corps en contact avec lui lors des exercices au sol restaient toniques. Cette façon d'utiliser le sol se répercute dans l'ensemble du corps par une meilleure coordination.

a. *Tenez-vous debout, droite, en première position, à votre aise. Les bras sont en deuxième position, comme lors de l'exercice précédent. Les jambes droites, sans forcer au genou, faites glisser la plante du pied au sol en passant en demi-pointe, puis en pointe, le pied tendu devant vous, le talon relevé en avant, mais sans forcer.*

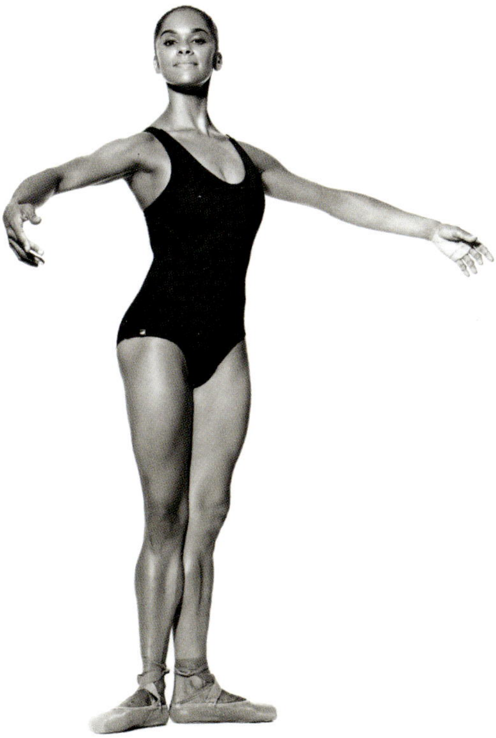

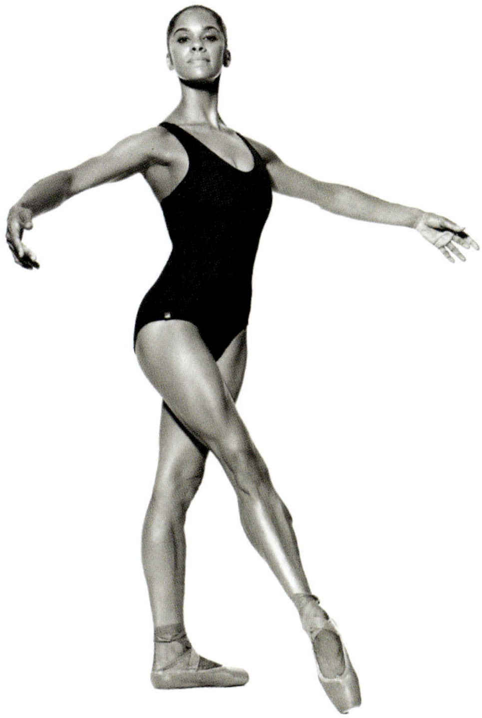

b. *Revenez en première position en faisant de nouveau glisser le pied au sol, en passant par une demi-pointe à mi-distance.*

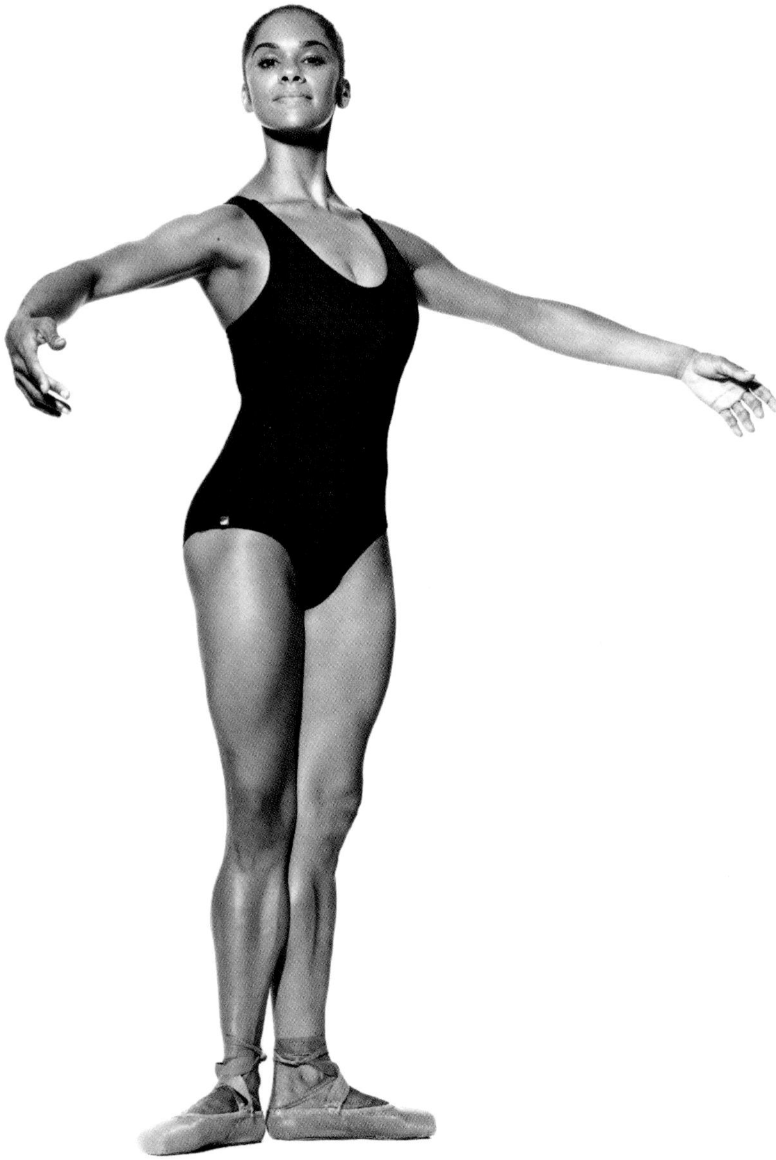

c. *Recommencez deux à quatre fois vers l'avant, de côté, vers l'arrière, et de nouveau de côté (c'est-à-dire « en croix » : avant, côté, arrière, côté, ce qui forme une croix au sol).*

d. *Après avoir effectué les battements tendus en croix, terminez par un demi-plié en première position.*

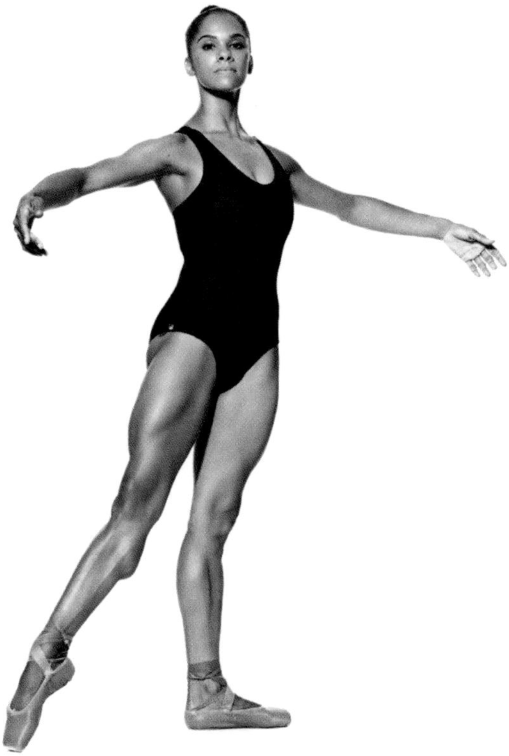

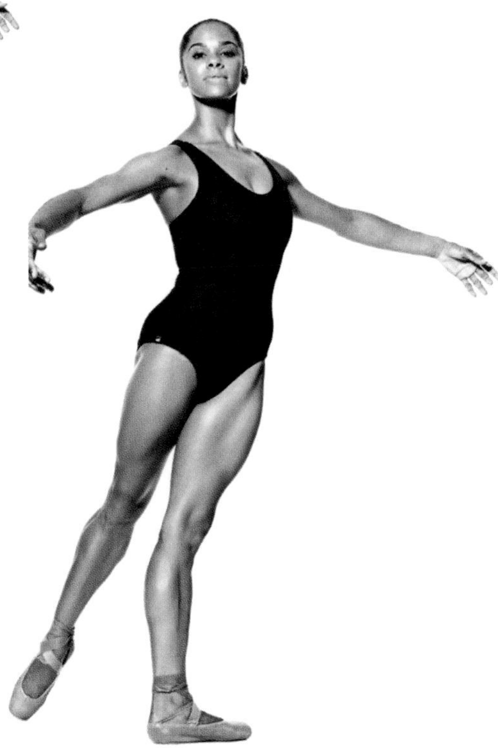

5. Battement dégagé

Le pied de la jambe en l'air glisse au-dessus du sol tandis qu'elle se tend en avant, et termine le mouvement en pointe à environ cinq centimètres au-dessus du sol.

a. *Commencez en première position, bras en deuxième position. Faites glisser le pied au sol en avant (orteils au sol), puis soulevez le pied pointé cinq centimètres au-dessus du sol, et revenez en position initiale en gardant la jambe tendue.*

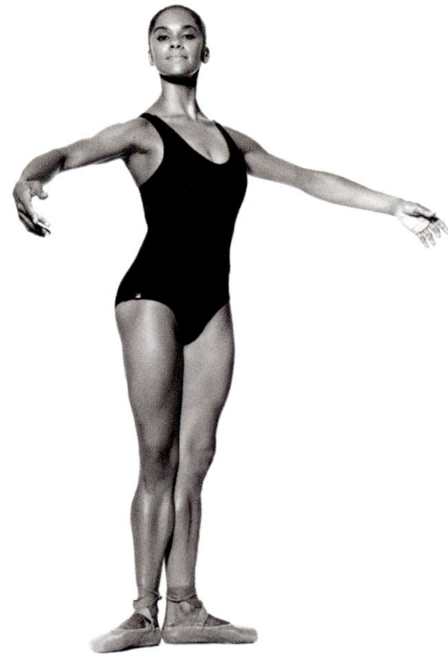

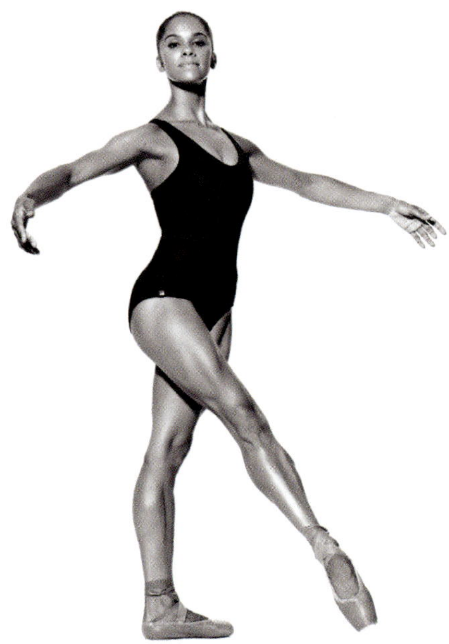

b. *Effectuez huit battements dégagés de chaque côté. Sentez le flux d'énergie remonter du sol sous vos pieds dans l'ensemble de votre corps, tout comme lorsque vous étiez allongée lors des exercices au sol.*

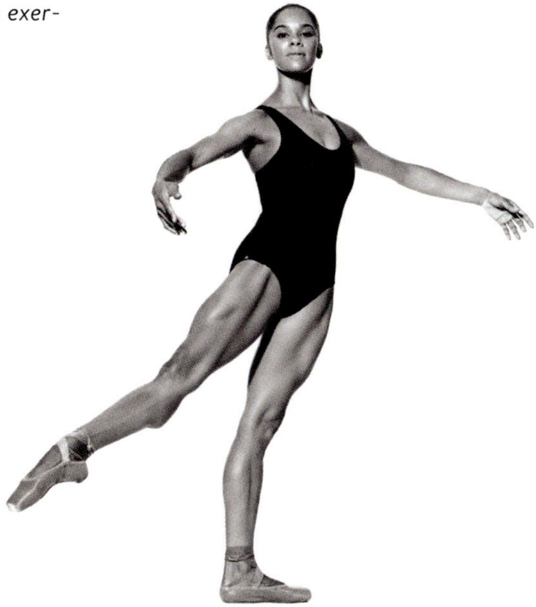

6. Battement en cloche

Lors d'un mouvement « en cloche », la jambe passe de la première à la quatrième position à l'avant, puis à la quatrième (à l'arrière) en glissant au sol, tandis que le corps reste droit. (Le mouvement de jambe évoque celui du battant d'une cloche lorsqu'elle sonne.).

a. *Commencez en première position. Faites glisser le pied au sol en un dégagé vers l'avant, puis faites-le glisser de nouveau en arrière, pour revenir en première, et prolonger en un dégagé vers l'arrière. Répétez quatre séries d'avant en arrière.*

b. *Terminez par un demi-plié en première position.*

7. Adage

« Adage » signifie « mouvement lent », ou en douceur. Cet exercice consiste à effectuer deux pas en avant, en décomposant bien le mouvement : orteils, demi-pointe, talon.

a. *Faites glisser la jambe tendue vers l'arrière, puis passez doucement en arabesque (debout sur une jambe, l'autre jambe levée vers l'arrière, tendue et en pointe), les bras en avant en première position, à hauteur légèrement en dessous des épaules.*

b. *Ramenez la jambe d'arrière en avant, et faites un pas, puis passez en arabesque sur l'autre jambe.*

c. *Répétez quatre fois, deux fois sur chaque jambe.*

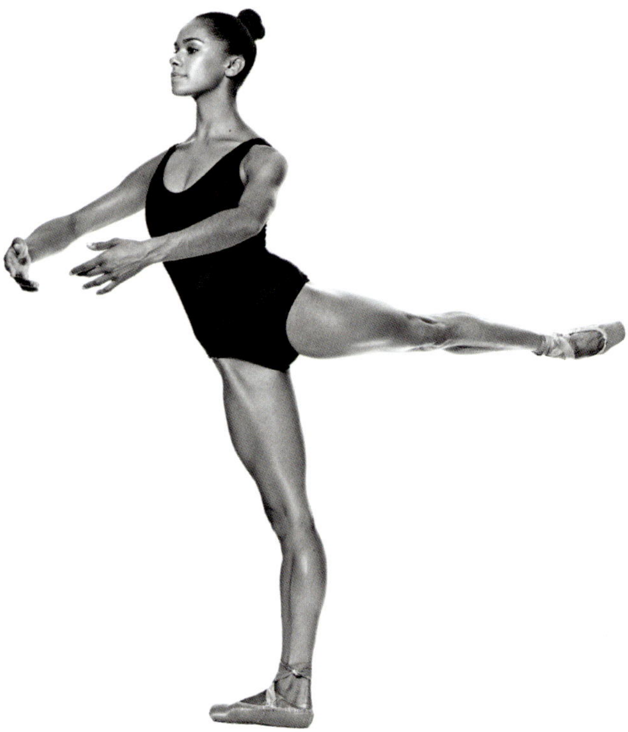

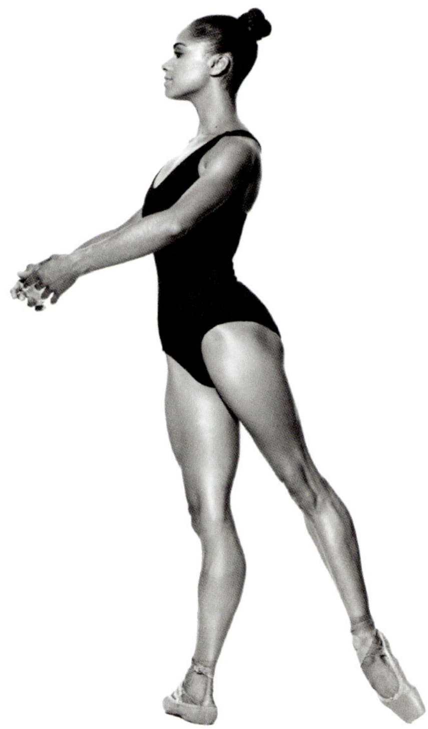

8. Relevé

Ce mouvement est celui qui consiste à se redresser sur les demi-pointes ou sur les pointes, soit d'un seul pied, soit des deux.

a. *Commencez en première position. Fléchissez les genoux en un demi-plié, puis tendez-les de nouveau et relevez-vous sur les demi-pointes. Répétez trois fois, et maintenez chaque fois la position en comptant jusqu'à quatre. Si vous travaillez en musique, calquez le décompte au rythme de la musique.*

b. *Recommencez une fois. À mesure que vous vous musclerez, vous pourrez répéter l'exercice jusqu'à quatre fois.*

Veillez à garder le dos bien droit et la posture tonique, tout comme lors des exercices au sol. Les exercices précédents de flexion et extension du pied renforcent les chevilles et les préparent à la station en demi-pointe (ou en pointe à un niveau supérieur).

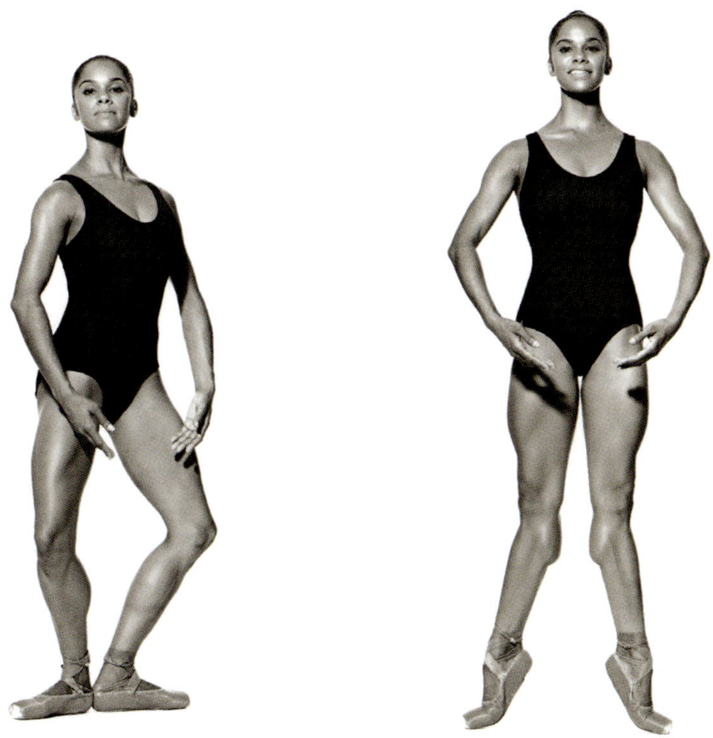

9. Soubresaut

Si vous avez le corps suffisamment musclé pour sauter sans élan, alors commencez en première position. Un soubresaut commence et se termine normalement par un demi-plié. En l'air, les jambes se tendent, avec le pied en pointe.

a. *Effectuez quatre petits sauts en première position, juste assez haut pour avoir les pieds pointes en l'air. Puis réceptionnez en reposant au sol les orteils, puis l'avant du pied, puis le talon, et terminez chaque soubresaut par un demi-plié. Les bras doivent rester en deuxième position.*

b. *L'échappé est le mouvement qui passe d'une première position fermée à une deuxième position ouverte. Dans un échappé sauté, le danseur effectue un plié accentué, suivi d'un saut au cours duquel les jambes « s'échappent » en deuxième position et réceptionnent en demi-plié.*

c. *Effectuez un saut pour passer de la première à la deuxième position, puis de nouveau à la première : commencez en première position, effectuez un demi-plié, sautez, puis réceptionnez en posant d'abord les orteils au sol, en seconde position, et effectuez un demi-plié.*

d. *Sautez de nouveau en joignant les jambes en l'air, puis en réceptionnant en première position, orteils d'abord, puis avant du pied, puis talon, et terminez par un demi-plié.*

e. *Les soubresauts peuvent être répétés plus lentement, et plus haut. Les bras doivent rester en bas. Lorsque les bras s'arrondissent en ovale, ils sont en cinquième position. Il existe deux variantes : en bas (bras le long du corps, arrondis vers le bas) et en couronne (bras levés en ovale au-dessus de la tête).*

10. Regard et équilibre

a. *Tenez-vous en première position, détendue.*

b. *Placez les mains sur les hanches, les coudes pointés vers l'extérieur.*

c. *Choisissez un point devant vous, à hauteur d'yeux ou un peu plus haut, sur lequel fixer votre regard.*

d. *Commencez par tourner doucement, à petits pas, dans une direction, en gardant le regard fixé sur le point que vous avez choisi.*

e. *Lorsque vous sentez que vous allez devoir détacher le regard du point, effectuez vivement un tour de la tête pour fixer de nouveau votre regard dessus le plus vite possible.*

f. *Continuez à tourner dans la même direction, toujours dans le même mouvement, en accélérant progressivement.*

g. *Ne perdez pas de vue le point choisi, sans quoi vous ressentirez un étourdissement. C'est le secret que les danseurs professionnels utilisent pour ne pas perdre l'équilibre lorsqu'ils tournent.*

h. *Recommencez l'exercice en tournant dans l'autre sens.*

11. Port de bras

Cet exercice a pour objectif de travailler les mouvements des bras dans différentes positions. L'expression « port de bras » désigne également, dans certaines écoles et certaines régions du monde, les mouvements du haut du corps : en arrière, en avant ou en rotation à la taille, généralement suivis d'un retour en position droite (« port de bras en avant », « port de bras en arrière », « port de bras circulaire », « grand port de bras »). La position dans laquelle le haut du corps est fléchi vers l'arrière s'appelle par ailleurs « cambré ».

Le port de bras se travaille au sol avec les mains et les bras au sol pour optimiser la connexion et la coordination de l'ensemble du corps. Allongée sur le dos, levez les bras au-dessus des épaules, paumes à plat au sol, afin de soulever le corps du sol tout en gardant le dos droit jusqu'en position assise, puis penchez le haut du corps au-dessus des jambes, et revenez en position assise pour terminer. C'est cette même sensation que vous devez retrouver lors de cet exercice en position debout.

a. *Tenez-vous debout, les jambes parallèles. Votre énergie est canalisée dans les jambes, vers le sol. Basculez la tête vers l'avant, puis le dos, vertèbre par vertèbre, aussi loin que possible sans fléchir les genoux.*

b. *Fléchissez les jambes en un demi-plié, puis tendez-les, en étirant bien l'arrière des jambes.*

c. *Revenez en position verticale, en décomposant bien le mouvement comme vous l'aviez fait pour vous pencher vers l'avant.*

d. *L'exercice peut être recommencé en première position cette fois, en gardant le dos droit et en penchant le corps à partir des hanches, et en ne courbant le dos vers l'avant que lorsque vous ne pouvez pas aller plus loin avec le dos droit.*

e. *Redressez-vous de nouveau en étirant bien le dos et les jambes, tout en continuant à pousser sur le sol, pour revenir en position debout, droite et tonique.*

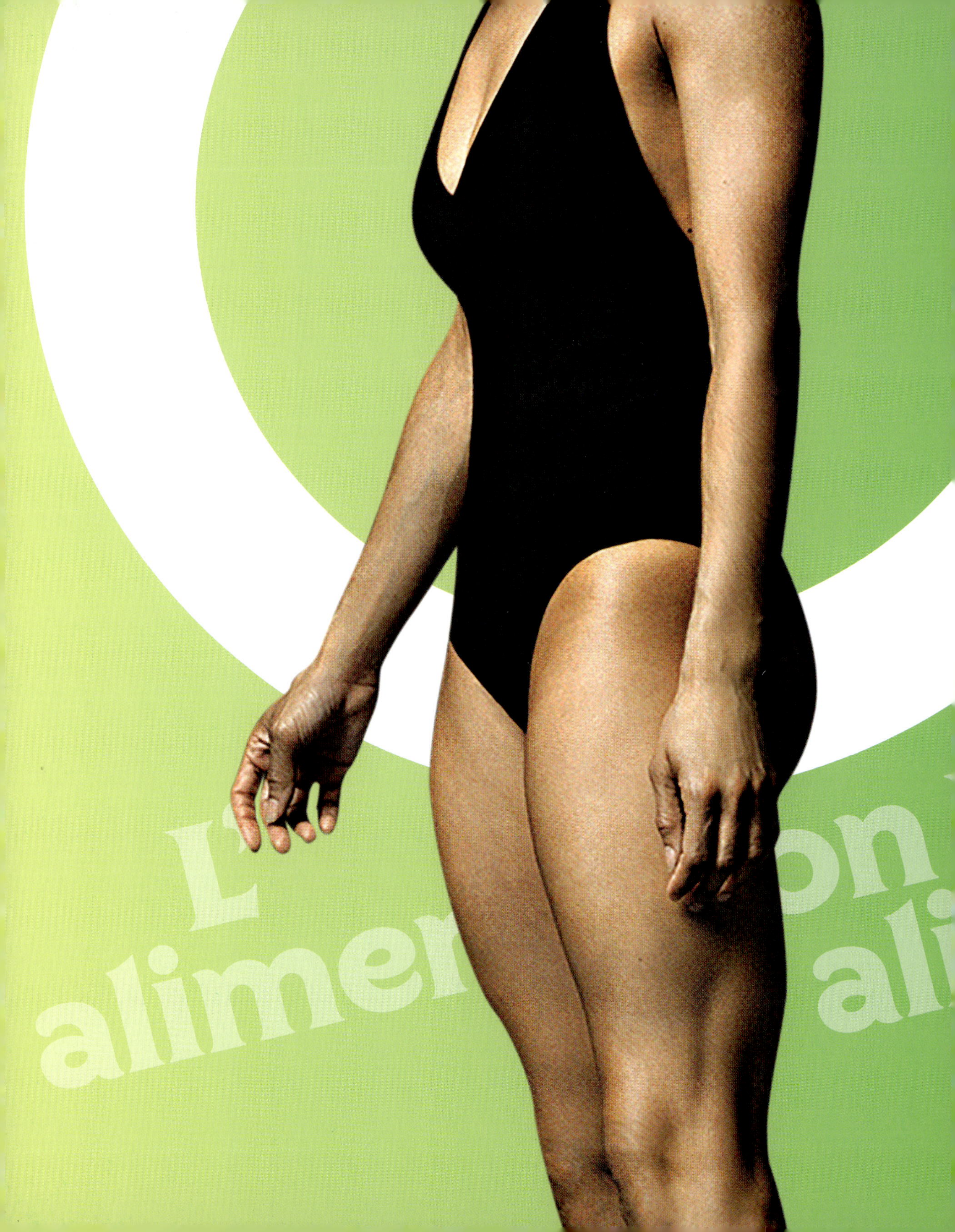

L'alimentation

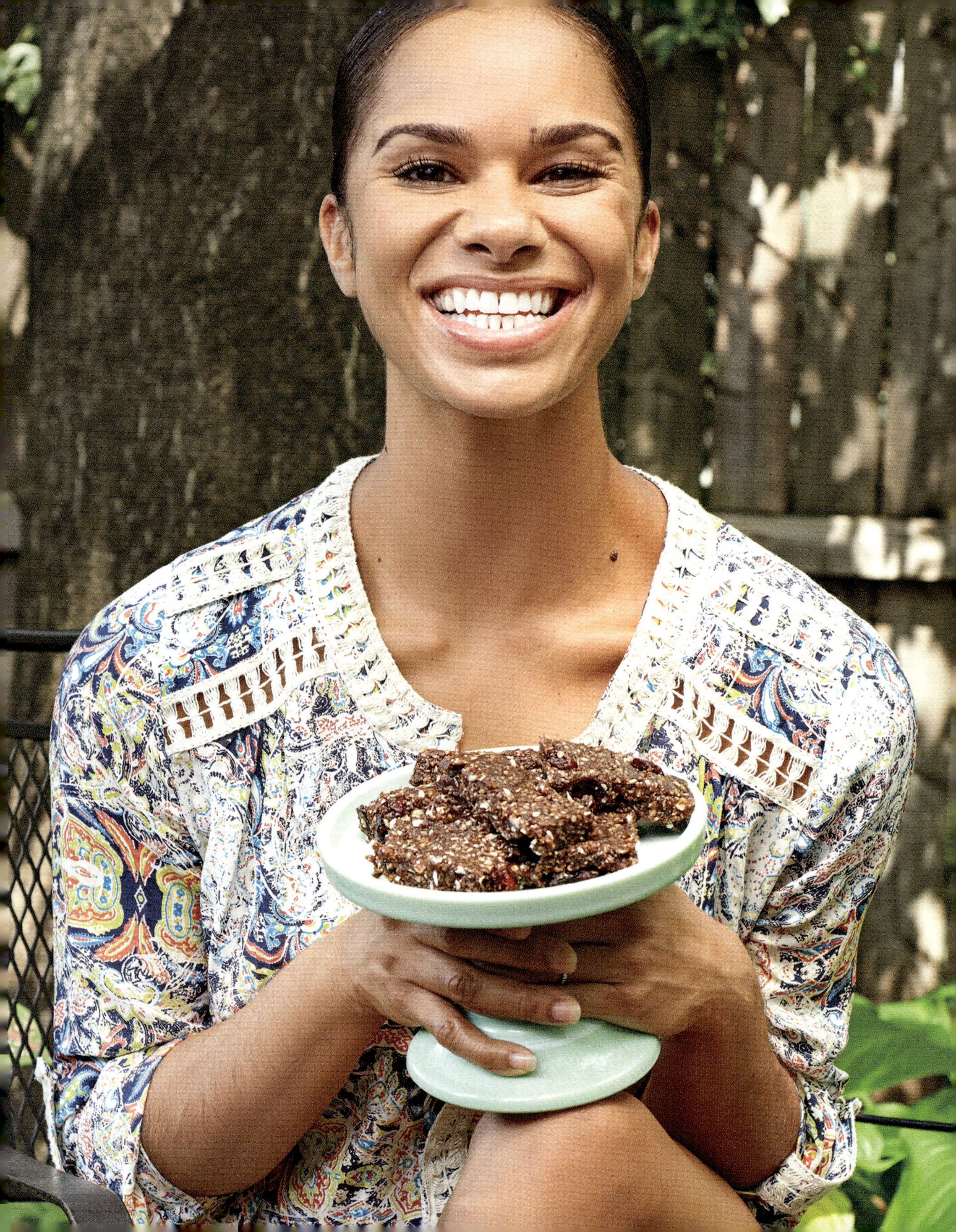

L'alimentation L'alimentation L'alimentation

La magie du gras

Une des plus grandes découvertes que j'aie faites au cours de ma carrière est que le gras – donc les lipides, qu'on absorbe dans l'alimentation et qu'on brûle tel un carburant du corps – est essentiel pour se muscler et puiser l'énergie si indispensable aux danseurs et aux sportifs professionnels, qui s'entraînent plusieurs heures par jour, à très haut niveau, tous les jours sans exception.

Le gras est tout aussi essentiel pour vous. Consommer des lipides sains, tout en suivant le programme d'entraînement proposé dans ce livre, permet de se constituer une musculature harmonieuse, mais aussi vitale à un bon métabolisme et à la dépense des calories. Les lipides vous procureront l'énergie dont vous avez besoin pour vous sculpter un corps de ballerine, et pour donner le meilleur de vous-mêmes dans toutes les autres activités et passions qui vous font vivre.

Je sais qu'il peut sembler un peu contradictoire de consommer du gras pour rester mince. Quand j'ai commencé à avoir des formes, à la fin de mon adolescence, je pensais que j'allais devoir radicalement alléger mon alimentation et faire une croix sur mes aliments favoris et ne plus me nourrir que de galettes de riz et de lait écrémé. Ça me semblait impossible à tenir. J'ai bien vite compris qu'en réalité, j'allais en effet devoir faire quelques sacrifices, mais que le gras – le gras bénéfique, qu'on trouve dans le poisson, les fruits secs, les avocats et les graines – ne serait jamais à proscrire.

La vérité sur le gras

À une époque, je noyais mes chagrins dans les *donuts*.

Quand je suis entrée dans le milieu de la danse classique, je me suis entendu dire par certains que j'étais trop âgée pour débuter. D'autres pensaient que ma couleur de peau était un obstacle. Mais mon corps – avec ses genoux saillants en arrière, ses pieds larges, son buste étroit, sa tête minuscule – a été estimé parfait. Ce qui fait la ballerine idéale, disait le chorégraphe George Balanchine, c'est un ensemble d'angles et de proportions.

À ce moment, comme du jour au lendemain, des parties de mon corps se sont transformées. Ma silhouette chétive a pris des rondeurs féminines. J'ai pris cinq kilos en quelques mois, et par la suite, même si j'ai arrêté de prendre du poids, je n'en ai pas perdu non plus. Et mes professeurs m'ont fait comprendre, dans le langage codifié de la danse classique, qu'il fallait que je « m'affine », autrement dit que je maigrisse.

Il y avait une boutique de *donuts* près de chez moi à Manhattan, et tard le soir, angoissée à l'idée de devoir affiner mon corps, désemparée, car ne sachant ni quoi faire ni vers qui me tourner, je finissais par appeler et passer commande. Ils refusaient de livrer pour un ou deux *donuts* seulement. D'ailleurs, normalement ils ne livraient qu'aux entreprises. Donc je me faisais livrer une énorme boîte de beignets recouverts de glaçage fondant, et je passais le reste de la soirée à tout engloutir, assise dans mon canapé. Le lendemain matin, je me sentais lourde – physiquement comme moralement, car je savais que ces goinfreries nocturnes m'éloignaient de mon objectif. Je n'avais pas l'énergie nécessaire à mes huit heures de répétitions par jour, et mon corps n'était pas performant comme doit l'être celui d'un sportif de haut niveau.

Je savais qu'il fallait que je change quelque chose. Un jour, j'ai trouvé un soutien inespéré auprès d'une personne en particulier : Olu, l'homme que je venais de rencontrer, et qui allait devenir mon mari. Avoir quelqu'un en qui j'avais confiance pour m'encourager et me motiver était infiniment précieux, et m'a aidée à prendre un nouveau chemin.

Olu était pescatarien : la source principale de protéines de son alimentation était le poisson, c'est comme ça qu'il avait été élevé. En l'écoutant m'en expliquer les bienfaits, j'ai été conquise immédiatement, et je suis devenue pescatarienne du jour au lendemain. Je ne recommande pas forcément de supprimer radicalement la viande de son alimentation comme je l'ai fait. J'ai rêvé de bacon et d'énormes hamburgers pendant des mois ! Mais je me sentais merveilleusement bien. Je débordais d'énergie, et cette fameuse formule pour avoir des muscles longs et fuselés que je cherchais depuis longtemps se mettait en place toute seule. Je sais qu'éliminer la viande rouge, le poulet et le porc ne peut pas convenir à tout le monde, mais il est peut-être préférable pour vous d'en réduire votre consommation progressivement. Pour moi, ça semblait être la dernière pièce du puzzle.

Depuis, j'ai fini par comprendre que le gras brûle le gras. Autrement dit, certains types de lipides sont nécessaires pour éliminer les kilos superflus qui viennent se loger sur le ventre, les cuisses et les hanches. Mais ce n'est pas dans les *donuts* et les chips que j'aimais tant à une époque qu'on les trouve : ces lipides sains – bourrés d'oméga-3 – abondent dans le poisson comme le thon, les sardines, et mon préféré, le saumon.

Plus je mangeais ce qui était bon pour moi, moins j'avais envie de *donuts*, et je voyais mes bras et mes jambes s'affiner, mon ventre se raffermir. Je me sentais plus tonique que jamais pendant mes séances d'entraînement, j'étais boostée par une motivation croissante. Tout ce qui se passait dans mon corps, les changements par lesquels il était passé, j'en avais enfin compris l'explication scientifique.

Si l'apport en nouveaux lipides– qu'ils soient puisés dans la nourriture ou fabriqués par le foie – n'est pas suffisant, les types de graisses déjà présentes autour de la zone abdominale viennent se loger directement dans le foie et s'y accumulent. Mais lors d'un nouvel apport en lipides, ceux-ci stimulent une protéine importante qui accélère le métabolisme, entraînant un apport d'énergie en brûlant des calories.

Je me suis aussi mise à rechercher quels exercices étaient les plus adaptés à mon corps, ceux qui lui permettraient d'être au top de sa forme. J'ai constaté que lorsque j'utilisais des poids, je me musclais très vite, ce qui alourdissait ma carrure et m'éloignait d'une silhouette affinée. J'ai donc supprimé ces exercices. Une fois de plus, ce que j'avais constaté de moi-même dans la pratique et en faisant mes propres erreurs trouvait une explication scientifique. Je n'avais pas besoin de soulever d'autres poids que le mien pour me muscler. Le gras que je consommais dans ma nouvelle alimentation, allié à des exercices de danse standard, décuplait ma tonicité musculaire : j'avais les muscles plus solides, plus forts et plus résistants que jamais.

Ce livre va donc vous aider à vous muscler d'une façon bénéfique à plusieurs égards. Non seulement il vous permettra de resculpter votre silhouette, mais lorsqu'on est plus musclée, le corps brûle les graisses et les calories plus efficacement, en particulier pendant l'effort physique. Et un succulent morceau de poisson, assaisonné d'un jus de citron ou émietté en salade, vous aidera à sculpter vos muscles davantage encore, et à brûler des calories même au repos. Un véritable cercle vertueux.

Les lipides sont source de bien-être et de satiété

Certains types de poisson, ainsi que d'autres aliments riches en oméga-3 comme les graines de lin, sont de véritables trésors nutritionnels, affirment les spécialistes. Non seulement ils stimulent le brûlage des graisses et la formation des muscles, mais les oméga-3 peuvent aussi entraîner une hausse de sérotonine, cette substance cérébrale naturellement génératrice de bien-être, dont la production est également favorisée par la méditation ou le sport. Et quand le moral est en hausse, la motivation et la volonté augmentent aussi, ce qui vous encourage à ne pas toucher à l'énorme pot de glace dans votre congélateur, ou, mieux encore, à ne même pas y prêter attention lorsque vous êtes dans les rayons du supermarché.

Mais les lipides sont également source de satiété. Ce que j'avais déjà compris de moi-même. Lorsque je rentre chez moi après une longue journée de cours et de répétitions, je n'ai qu'une envie : me lover douillettement dans le canapé et grignoter quelque chose. Ou bien, selon ce que j'ai mangé ou pas dans la journée, il arrive que j'aie envie d'un bon gros repas.

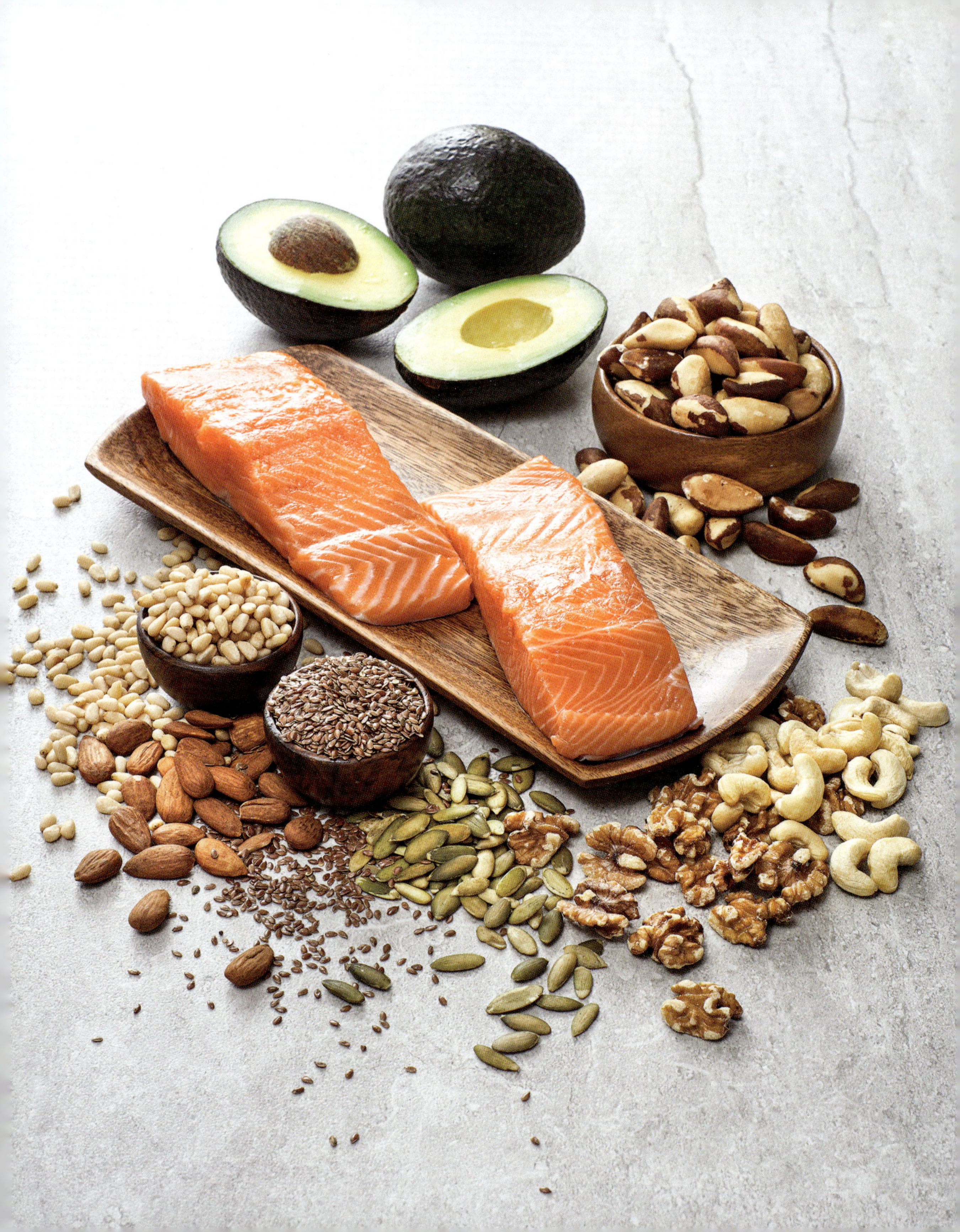

Quand j'étais adolescente, avant d'intégrer l'ABT, mon plat préféré était les langoustines à la crème, avec une énorme plâtrée de pâtes généreusement assaisonnées de beurre et d'ail. Par la suite, quand j'ai emménagé à New York, j'adorais aussi les travers de porc caramélisés et fondants à souhait de chez Dallas BBQ. Et avec ma meilleure amie, nous étions capables de faire trois quarts d'heure de métro pour aller manger des muffins au cheddar chez Red Lobster. Nous étions euphoriques quand la chaîne a ouvert une adresse plus près de chez nous, à Manhattan ! Mais le lendemain matin, l'exaltation du dîner était totalement retombée lorsque je me retrouvais en cours, léthargique, et que mon reflet dans le miroir me semblait beaucoup trop lourd et avachi pour suivre les mouvements qu'il fallait exécuter.

La nutrition ne faisait pas partie des sujets abordés à l'ABT, et je n'avais pas les moyens de consulter un nutritionniste. Je tâtonnais en cherchant quelle alimentation serait la plus bénéfique à ma santé et à mon endurance, mais je me doutais qu'en engloutissant des assiettes de pâtes gigantesques et des pâtisseries recouvertes de glaçage sucré en fin de soirée, je n'étais pas sur la bonne voie.

J'ai continué à perfectionner mes nouveaux menus. En plus d'une portion de poisson, je me suis mise à cuisiner des légumes alors que j'avais envie de quelque chose de plus consistant, ou alors je prenais une poignée de pistaches quand je sentais que j'avais juste besoin d'un petit encas. J'ai bien vite constaté qu'alors que je mangeais beaucoup moins, j'étais mieux rassasiée et je n'avais plus faim en fin de soirée. Je ne me sentais plus jamais ballonnée ou fatiguée en me levant le matin. Et plus vite que je ne l'avais espéré, j'ai fini par me passer totalement des aliments addictifs que j'avais tant adorés. Je n'en avais plus que très rarement envie.

Il s'avère que tous ces bons lipides présents dans les fruits secs et le poisson ont un véritable effet coupe-faim naturel, et procurent une satiété qui annihile les envies irrépressibles d'aliments qu'il faudrait consommer avec modération, voire pas du tout. Car les lipides prennent du temps à digérer. Ils restent dans le système digestif plus longtemps que les autres nutriments et procurent donc un sentiment de satiété, non pas uniquement en sortant de table, mais jusqu'à deux heures après le repas. Ce qui, en conséquence, facilite la perte de poids.

Les lipides sont source d'énergie et favorisent l'absorption des autres nutriments

Avec les journées trépidantes que nous menons – aller en cours, au travail, s'occuper des enfants, sortir entre amis –, il nous faut un maximum d'énergie. Lorsque je ne suis pas en répétition à l'ABT, j'ai des courses à faire, des gens à voir, et je sais que le carburant dans lequel je puise toute l'énergie nécessaire, c'est la nourriture, donc il est préférable de savoir quels aliments sont les plus énergisants ! Les glucides bourrés de nutriments comme les myrtilles, les flocons d'avoine et les tomates ne sont pas les seules sources privilégiées d'énergie pour votre corps. Les lipides sont eux aussi un puissant carburant.

D'ailleurs, un gramme de lipides contient deux fois plus d'énergie qu'un gramme de glucides. Et certains nutriments, à savoir les vitamines A, D, E et K, ne peuvent être absorbés par l'organisme qu'associés à des lipides, sans quoi ils peuvent avoir des conséquences telles que la sécheresse cutanée, la fragilité osseuse, les douleurs musculaires et la fatigue chronique. Mais consommer ces vitamines avec un bon apport en lipides sains favorise la stabilité pondérale.

Les lipides sont un anti-inflammatoire

En tant que danseuse, le risque de me blesser fait partie de mon quotidien. Tout comme les autres sportifs professionnels, je peux à tout instant me faire une entorse, un claquage musculaire ou une fracture. Les lipides ont des propriétés anti-inflammatoires qui permettent au corps d'être plus résistant, et de suivre le rythme d'entraînement sans se retrouver sur la touche. Et lorsque surviennent tout de même des inflammations chroniques – ce qui peut enrayer la capacité de l'organisme à brûler les graisses –, une alimentation riche en lipides permet de se rétablir plus rapidement. Le gras fait donc à la fois partie des moyens de prévention et de guérison.

Quelques idées reçues sur le gras

Aussi bien informé soit-on, les idées reçues ont parfois la vie dure. Le gras est entouré de tellement de préjugés que bien des gens n'ont même pas conscience que c'est un nutriment essentiel. Nous avons déjà vu tous ses bienfaits sur l'organisme, mais au cas où vous garderiez d'éventuelles réticences à en consommer, mettons fin une bonne fois pour toutes à ces mythes infondés.

Mythe 1 : manger du gras fait grossir

En réalité, selon le type de gras que l'on consomme, c'est plutôt le contraire.
À l'époque où je me demandais comment me nourrir pour avoir à la fois un maximum d'énergie et la silhouette la plus svelte possible, les produits étiquetés « allégés en matières grasses » ont suscité mon intérêt. Au supermarché, ou même au restaurant, il semblait exister une alternative allégée à quasiment tous les produits, boissons et plats, du yaourt à 0 % de matières grasses au pain allégé.
En choisissant des yaourts à 0 %, j'avais l'impression de faire un sans-faute : je satisfaisais mes envies de sucré tout en consommant du calcium bon pour les os, et tout ça pour quelques toutes petites calories, puisqu'après tout, « allégé » rimait avec « léger ». Mais je tombais dans un piège malheureusement très répandu : comme je considérais les matières grasses

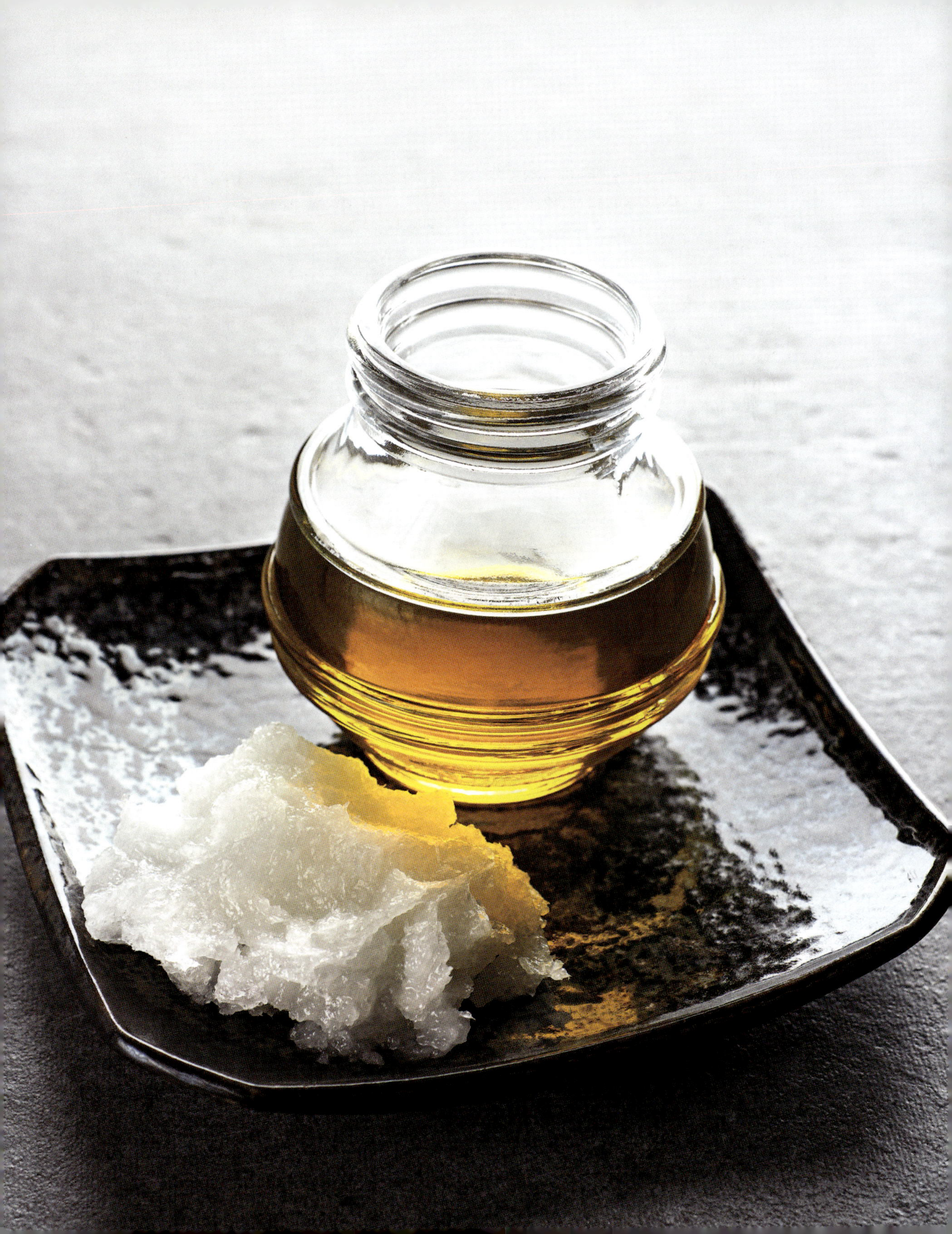

comme l'ennemi n° 1 de la minceur, je croyais que consommer de plus grandes quantités d'un produit supposément plus léger ne poserait pas de problème.

Or bien souvent, ces appellations sont trompeuses et incitent à consommer plus de calories que nécessaire. C'est ainsi que l'on se retrouve engoncée dans ses vêtements, insatisfaite de son reflet dans le miroir, et dépourvue d'énergie devant tout ce que l'on a à accomplir chaque jour. Ou bien encore on mange davantage, parce qu'il faut des portions plus grosses pour se sentir rassasiée.

Une alimentation plus riche en féculents, comme le riz ou les pommes de terre, est moins rassasiante qu'une alimentation qui fait la part belle aux fruits secs, aux graines, aux légumes, et au poisson, ce qui explique sans doute en grande partie pourquoi le poids moyen de la population des États-Unis et de nombreux pays est en hausse constante, alors qu'on y consomme moins de matières grasses qu'auparavant.

Et si choisir des produits portant la mention « allégé en matières grasses » peut sembler un repère simple à suivre quand on souhaite manger sain, il se trouve que certains de ces aliments sont en réalité nocifs pour la santé. Les biscuits et fromages allégés, par exemple, peuvent être bourrés de sucre et de sel pour en exacerber le goût. Il est donc nettement préférable de consommer plus de protéines, de limiter les féculents et de suivre les recettes de ce livre, qui mettent à l'honneur le poisson et l'huile d'olive ! (Les apports nutritionnels des différents groupes d'aliments sont abordés plus en détail au chapitre 8.)

Mythe 2 : le gras est une toxine, cause de maladies cardiaques et de cancers

Comme tant de gens, c'est ce que j'ai longtemps cru. Mais en matière de nutriments toxiques, le plus nuisible est de loin le sucre. Les matières grasses sont un carburant cardiaque. Et la vérité est que tous les aliments contenant des graisses saturées ne sont pas égaux : certains protègent des maladies cardio-vasculaires, et lorsqu'on les remplace par des aliments contenant du sirop de maïs, donc du fructose ou d'autres types de sucre à haute dose, les risques de maladies cardiaques peuvent de fait augmenter.

Mythe 3 : le gras n'est pas une bonne source d'énergie

Les lipides sont une excellente source d'énergie. Avec neuf calories par gramme, ils procurent plus du double d'énergie – ou de calories – trouvé dans un gramme de glucides ou même de protéines.

Quand vos muscles ont un besoin accru en énergie, en particulier après une séance de sport, les matières grasses en sont la source la plus abondante : c'est exactement à cet effet que l'organisme les stocke.

Mythe 4 : toutes les matières grasses sont nocives

J'espère qu'il est désormais clair pour vous que les matières grasses sont en très large majorité excellentes pour la santé. En voici néanmoins quelques types qu'il vaut mieux éviter : en premier lieu, les graisses hydrogénées, qu'on trouve le plus souvent dans les pains blancs industriels, l'huile de maïs et certaines sucreries, comme les fameux *donuts* que j'aimais tant. Elles augmentent peut-être la durée de conservation des produits et leur évitent parfois de fondre à température ambiante, mais elles sont mauvaises pour la santé, d'autant que certaines de ces graisses se transforment en acides gras trans, qui peuvent entraîner des maladies cardiaques, du cholestérol et des cancers du sein.

En raison de la toxicité des acides gras trans, la FDA (l'agence chargée de la santé publique aux États-Unis) a classé en juin 2015 les graisses partiellement hydrogénées parmi les produits non recommandables pour la santé, incitant l'industrie alimentaire à en bannir l'utilisation. Mais les graisses hydrogénées et trans restent malheureusement présentes dans bien des produits. Le mieux que vous puissiez faire pour y remédier est de vérifier les étiquettes des produits que vous consommez, et d'éviter le fast-food et les pâtisseries, biscuits et autres gâteaux industriels qui peuvent contenir beaucoup de graisses trans.

Une dernière chose : attention aux acides gras oméga-6, que l'on trouve dans certaines huiles comme celle de tournesol ou de maïs. Consommer plus d'oméga-6 que d'oméga-3 peut entraîner une prise de poids. Comme bien souvent, tout est une question de juste équilibre.

Une nouvelle alimentation pour une nouvelle vie

La plupart d'entre nous arrivent à suivre un régime pendant quelques jours, quelques semaines, voire quelques mois. Mais si celui-ci est trop irréaliste, restrictif ou monotone, on finit toujours par l'abandonner, et les éventuels résultats positifs s'effondrent d'autant plus vite qu'on a passé du temps à se priver.

C'est pourquoi le programme nutritionnel proposé dans ce livre a été conçu non pas comme un remède à court terme, mais comme un nouveau rapport à l'alimentation, qui privilégie la diversité et le plaisir, afin de vous donner envie d'adopter de nouvelles habitudes pour le reste de votre vie. Bien sûr, il peut vous falloir un temps d'adaptation pour vous mettre à consommer davantage de légumes et arrêter les sodas et le sucre. Mais je suis convaincue que vos papilles vont vite prendre goût à des saveurs et à des textures nouvelles. D'autant plus que lorsque l'on sent sa forme s'améliorer de jour en jour, qu'on déborde d'énergie, qu'on voit ses muscles se développer et se sculpter, et qu'on a le moral de plus en plus solide, on n'a plus envie de se nourrir autrement et on met tout son cœur à manger sainement. Ce que je vous propose, c'est une alimentation qui allie plaisir et santé, qui vous fera vous sentir mieux que jamais dans votre corps, aussi savoureuse que saine, à adopter durablement.

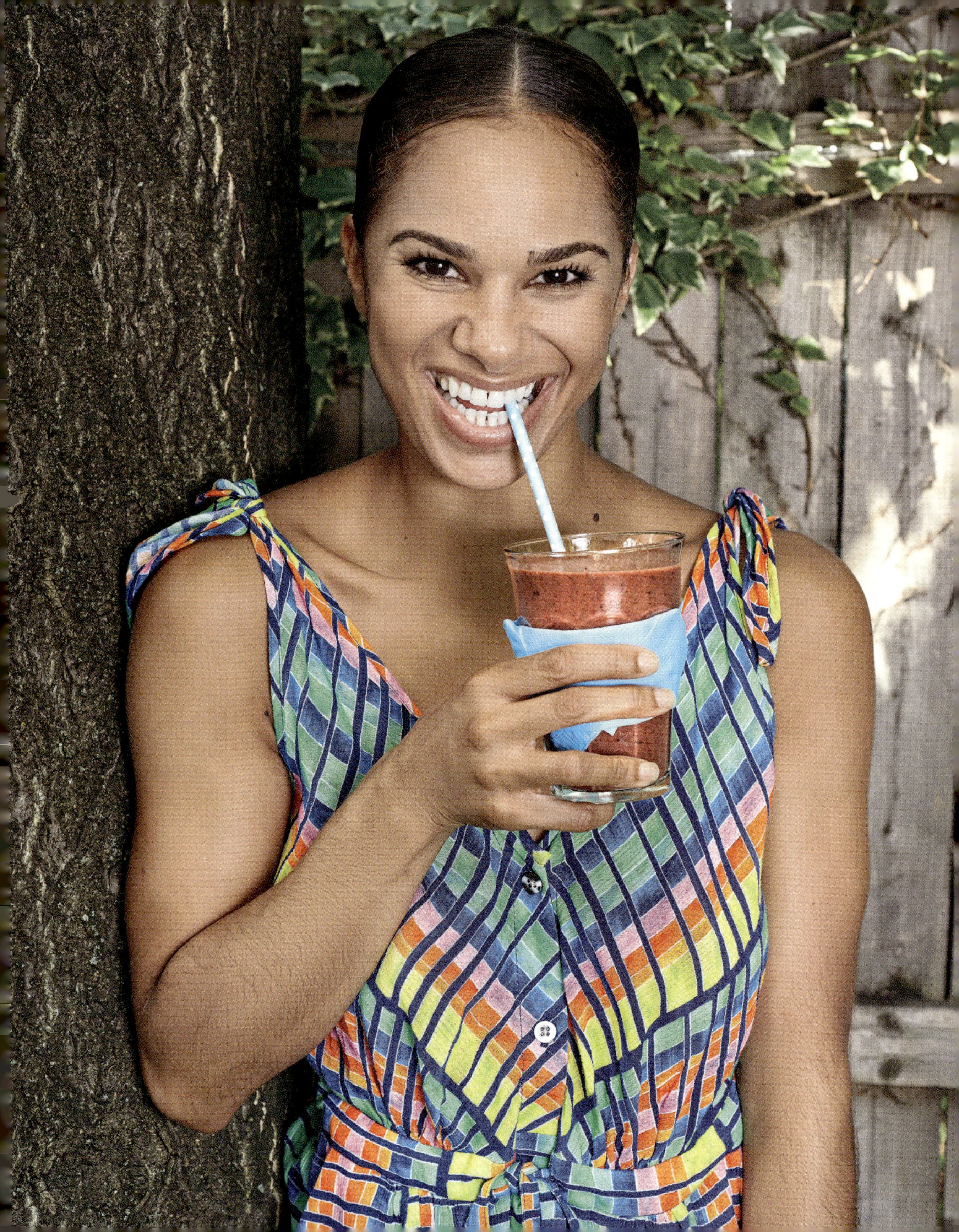

Se nourrir pour faire le plein d'énergie

Les menus et recettes proposés dans ce livre sont plus riches en matières grasses que ce que l'on trouve dans d'autres programmes nutritionnels, car les lipides sont un nutriment essentiel aux innombrables bienfaits. Mais d'autres types d'aliments naturels sont également mis à l'honneur, dans lesquels l'organisme puise de l'énergie pour développer une musculature harmonieuse et pour brûler les graisses ; ils vous aideront à vous façonner la silhouette que vous désirez.

J'ai classé les aliments essentiels inclus dans ces menus en deux grandes catégories : les aliments de **catégorie 1**, qui constituent l'essentiel du repas et sont les sources principales des lipides nécessaires à votre organisme pour brûler activement les graisses. Les aliments de catégorie 1 se répartissent en trois groupes :

- les protéines animales ;
- les matières grasses d'origine végétale ;
- les huiles bénéfiques.

La seconde grande catégorie est celle des aliments de **catégorie 2**, qui jouent un rôle essentiel pour la santé à long terme :

- les légumes, très riches en fibres et peu caloriques, qui peuvent être consommés à volonté ;
- les fruits, y compris les fruits secs ;
- les féculents (comme les haricots secs, les lentilles, la pomme de terre, la patate douce, la betterave, le navet, le panais, la carotte, le maïs), les céréales (comme le riz, l'avoine, le quinoa, etc.), le tofu, le pain complet et les pâtes complètes.

Tous ces groupes d'aliments apportent différents nutriments et jouent des rôles multiples, indispensables pour se créer des réserves d'énergie et booster les fonctions essentielles à l'amélioration et au maintien de la santé. Passons en revue chacune de ces catégories.

Aliments de la catégorie 1

Protéines animales

Les protéines animales ont de nombreux bienfaits.

- Elles sont source d'acides aminés, la matière première du muscle, et donc essentielles pour sculpter sa silhouette et garder un métabolisme rapide.
- Elles contiennent des lipides qui stimulent le brûlage des graisses, en particulier les poissons et leurs puissants oméga-3.
- Elles apportent une satiété durable grâce à leur teneur en lipides et en protéines.
- Elles contiennent des vitamines et des minéraux fondamentaux. Qu'il s'agisse des produits laitiers, des viandes maigres ou du poisson, les protéines animales sont une source privilégiée de vitamines et de minéraux indispensables à l'organisme, et facilitent leur absorption et leur assimilation. Par exemple, le zinc, qui est un minéral, est indispensable au fonctionnement du système immunitaire, et aide à décomposer les glucides. Nous avons plus de mal à absorber le zinc dans les légumes et les végétaux que dans les protéines. Le poisson est ma source de protéines préférée, je ne mange pas de viande, mais si vous, vous en mangez, sachez que le porc et le bœuf contiennent encore plus de zinc que le poisson. Le poulet en est une autre source privilégiée. Les produits laitiers, eux, ont une teneur élevée en nutriments, favorisant la santé des os comme le calcium, et le lait, les œufs et le poisson regorgent de vitamine B, source d'énergie.

POISSON ET FRUITS DE MER

Aiglefin
Bar
Cabillaud
Chair de crabe
Colin
Coquilles Saint-Jacques
Crevettes
Dorade
Empereur
Flétan
Hareng
Homard
Huîtres
Lotte
Maquereau*
Mérou
Morue
Moules
Palourde
Perche
Plie
Poisson-chat
Rouget
Roussette
Sardines (nature, à la moutarde, sauce tomate)*
Saumon, en conserve ou frais*
Tassergal
Thon (frais ou au naturel, à teneur réduite en sel)*
Truite

Voici quelques exemples de produits de la catégorie des protéines animales à consommer au quotidien.

Bienfaits nutritionnels : leur point fort ? les oméga-3 ! Les poissons suivis d'un astérisque sont particulièrement riches en oméga-3, connus pour stimuler le brûlage des graisses par l'organisme et pour leurs nombreux autres bienfaits.

Préparation : afin de préserver au maximum leurs qualités nutritionnelles, mieux vaut éviter de faire frire les poissons, surtout dans des huiles peu adaptées à ce mode de cuisson. Essayez la cuisson à la poêle, au four, en pochage ou au gril.

Bien les choisir : l'idéal est de privilégier les poissons sauvages à ceux d'élevage. Prenons par exemple le saumon. Le saumon sauvage est généralement moins calorique, et contient moins de polluants organiques nocifs, ainsi que de graisses saturées.

Mais il y a aussi la question du mercure. Il est recommandé aux femmes enceintes ou qui allaitent et aux jeunes enfants de ne consommer que des poissons à teneur peu élevée en mercure, comme le saumon, la morue et le thon. Certains poissons plus gros, dont la teneur en mercure risque d'être plus élevée, doivent être évités : marlin, requin, thon rouge du Pacifique, maquereau roi et espadon. Si vous appréciez le thon albacore, essayez de ne pas en consommer plus de 200 grammes par semaine.

Taille d'une portion : 100 à 150 grammes, soit la taille de votre poing ou d'un jeu de cartes.

VOLAILLE

Blanc de dinde, chair de dinde claire et foncée

Blanc de poulet sans peau

Caille

Cuisse de poulet, sans peau

Dinde, hachée

Œufs

Poulet, haché

Bienfaits nutritionnels : les parties les plus foncées de la chair de volaille, en particulier, sont extrêmement riches en zinc, qui renforce le système immunitaire. Le poulet contient également de la vitamine B6, qui contribue à la décomposition des glucides et des protéines, et du sélénium, un antioxydant aux propriétés anticancer. La volaille est également une excellente source de niacine, ou vitamine B3, qui contribue à la santé cellulaire et protège contre les risques de maladies cardiaques.

Préparation : ne gâchez pas les bienfaits nutritionnels de la volaille en l'enrobant dans de la pâte à beignets et en la faisant frire ! Préparez-la à la poêle, au four, au gril ou rôtie. Mais veillez à bien la faire cuire ! Mal cuite, elle peut entraîner un risque de salmonellose et d'autres infections bactériennes. Vous pouvez utiliser un thermomètre de cuisson pour vous assurer qu'elle est cuite à point : la température doit être d'au moins 75 °C.

Bien les choisir : il existe un choix si vaste qu'il n'est pas toujours simple de s'y retrouver. Choisissez la volaille élevée en plein air, ou mieux, bio : cela signifie qu'elle n'a pas été traitée aux antibiotiques, et a eu une alimentation 100 % végétale.

Taille d'une portion : 1 œuf ; 100 à 150 grammes, soit la taille de votre poing ou d'un jeu de cartes.

VIANDES

Agneau

Bœuf

Bœuf haché

Porc

Veau

Bienfaits nutritionnels : contrairement à ce que certains peuvent penser, les viandes sont excellentes pour brûler la graisse. Outre le fait qu'elles contiennent des graisses saturées, elles ont une teneur importante en leucine, un acide aminé également présent dans le poisson et les produits laitiers ; les viandes sont donc idéales pour perdre du poids tout en conservant une bonne masse musculaire.

Préparation : le four, la poêle et le gril sont les modes de cuisson de la viande qui permettent le mieux d'en préserver la valeur nutritionnelle.

Bien les choisir : tout comme pour la volaille, il existe un grand choix de labels pour les viandes, le label le plus exigeant étant le bio, qui signifie que les animaux ont été élevés en plein air, nourris avec une alimentation biologique, et qu'ils n'ont été traités ni aux hormones ni aux antibiotiques.

Taille d'une portion : 100 à 150 grammes, soit la taille de votre poing ou d'un jeu de cartes.

PRODUITS LAITIERS

Beurre

Fromages

Fromage blanc

Ricotta

Yaourt, entier

Bienfaits nutritionnels : les produits laitiers sont source de très nombreux nutriments essentiels, et en particulier de calcium, minéral qui favorise la solidité osseuse si indispensable aux danseurs, car il n'y a pas que nos muscles qui sont sollicités en permanence, il y a aussi nos os.

À l'époque où je jouais *L'Oiseau de feu*, les six fractures de stress que j'ai subies au tibia ont failli mettre un terme à ma carrière. Il m'a fallu des mois de rééducation éprouvante avant de pouvoir reprendre la danse, et des mois encore, une fois revenue sur scène, pour retrouver ma puissance et mon habileté.

J'ai aussi une hyperextension des genoux, ce qui me donne un profil très apprécié en danse classique, mais qui me rend aussi plus sujette aux blessures. J'ai dû réapprendre à rééduquer mon corps de façon à ce que mes muscles soutiennent mieux mes os, et pour cela, j'ai dû modifier plus que ma technique de danse. Mon alimentation jouait aussi beaucoup, et les produits laitiers ont été essentiels à cet égard. Certaines personnes sont intolérantes au lactose, ce qui signifie qu'elles ont du mal à décomposer le sucre que contiennent naturellement les produits laitiers. Mais si c'est votre cas, cela ne veut pas dire que vous ne pouvez pas en consommer. Vous ne devriez avoir aucune gêne si vous optez pour les yaourts et le fromage, le lait sans lactose, et même les boissons végétales, d'amande, de coco ou de riz, qui ont tous une bonne teneur en calcium.

Et si vous n'appréciez pas particulièrement les produits laitiers, ce n'est pas un souci non plus. Le programme nutritionnel de ce livre n'est pas là pour vous imposer de consommer des aliments que vous n'aimez pas. Il est important que vous preniez plaisir à manger afin de garder une alimentation saine. Tout est une question de flexibilité. Vous pouvez donc faire une croix sur les produits laitiers si vous le souhaitez. Il y a suffisamment de solutions de remplacement pour vous permettre de choisir les aliments que vous préférez sans que cela vous empêche d'entretenir votre santé et votre forme.

Préparation : le fromage, le yaourt et le lait s'apprécient très bien tels quels, comme en-cas, mais ils peuvent aussi se cuisiner. Souvent, ma pause gourmande dans la journée est un yaourt ou du fromage blanc.

Taille d'une portion : 170 grammes de yaourt, de fromage blanc ou de ricotta ; 85 grammes de feta ou de fromage de chèvre ; 60 grammes de fromage à pâte dure ; 2 cuillerées à soupe de crème fraîche ; 50 grammes de beurre.

Matières grasses d'origine végétale

Les noix et autres fruits à coque sont devenus mon en-cas de prédilection. J'en ai toujours un petit sachet dans mon sac ou dans mon casier aux studios de l'ABT, car j'ai remarqué qu'ils me satisfont très bien en cas de petit creux, et qu'ils me procurent rapidement un pic d'énergie. Il s'avère que certains aliments végétaux – noix, amandes, noix de cajou, graines, beurres d'arachide, avocats – regorgent de lipides bénéfiques, aux propriétés brûle-graisses. Les fruits, les légumes et certains fruits à coque, comme les amandes et les pistaches, sont également riches en fibres, qui contribuent à éviter la prise de poids, car elles procurent un sentiment de satiété, ce qui incite à manger de plus petites quantités. Les fruits à coque, en particulier, peuvent être très rassasiants et permettent d'éviter les excès.

Par ailleurs, on trouve dans ces aliments des phytonutriments, composants naturellement présents dans les légumes verts, les tomates, les graines germées, et d'autres aliments bénéfiques pour la santé cardiaque, la vision, la solidité osseuse et aux propriétés anticancer. Les avocats et les olives, en particulier, sont un véritable trésor de bienfaits nutritionnels. Ils contiennent tous deux des graisses mono-insaturées, qui contribuent à éviter l'accumulation de tissu adipeux sur la zone abdominale. Ils sont également tous les deux très bénéfiques pour la santé cardiaque.

FRUITS À COQUE

Amande

Préparation de fruits à coque (cacahuète, amande, noisette...)

Cacahuète (en réalité des légumineuses, même si elles sont souvent considérées comme des fruits à coque)

Noix

Noix de cajou

Noix de macadamia

Noix de pécan

Noix du Brésil

Pignon de pin

Taille d'une portion : 1 petite poignée pour les fruits à coque ; 1 cuillerée à soupe pour les préparations et les pâtes à tartiner.

GRAINES

Graine de courge

Graine de lin

Graine de sésame

Graine de tournesol

Tahini (crème de graine de sésame)

Taille d'une portion : 1 petite poignée pour les graines ; 1 cuillerée à soupe pour les pâtes à tartiner à base de graines.

AUTRES

Avocats

Olives

Taille d'une portion : ½ avocat ; 6 olives.

Bienfaits nutritionnels : les fruits à coque et les graines sont de véritables concentrés de fibres, de protéines et d'acides gras oméga-3, excellents pour la santé cardiaque. Les avocats, eux, regorgent de potassium, de vitamines B et de graisses mono-insaturées, qui, ensemble, renforcent le système immunitaire, boostent la santé oculaire et contribuent à réguler le cholestérol.
Préparation : ces aliments sont parfaits en en-cas, ou en garniture pour ajouter une note gourmande à vos plats. Parsemez le riz ou le boulgour d'éclats de noisette, vos salades de graines de tournesol ; régalez-vous d'un avocat assaisonné d'un jus de citron ou d'une tige de céleri à la crème d'amande.
Conservation : les fruits à coque et les graines se conservent plusieurs mois au réfrigérateur, ou même au congélateur. Sans coquille, les fruits à coque se conservent au sec dans un récipient hermétique.
Les préparations et pâtes à tartiner se conservent dans des pots hermétiques, soit au réfrigérateur, soit à l'abri de la lumière et de l'humidité, dans un placard ou sur une étagère.

Huiles bénéfiques

Les huiles les plus bénéfiques entre toutes, que j'utilise au quotidien pour leur précieuse valeur nutritionnelle, sont au nombre de trois :

- l'huile d'olive,
- l'huile de coco,
- l'huile de lin.

1. L'huile d'olive
C'est l'une de mes huiles préférées pour la cuisson. Elle ajoute de la saveur aux plats tout en étant plus saine que le beurre. À vrai dire, l'huile d'olive a de si innombrables bienfaits qu'il serait plus rapide de dire lesquels elle n'a pas !
Bienfaits nutritionnels : l'huile d'olive, bien connue pour son rôle sur la longévité dans les cultures méditerranéennes, contient des antioxydants appelés polyphénols, à l'origine de bon nombre de ses bienfaits. Certains de ces polyphénols sont uniques, on ne les trouve dans aucun autre fruit ni légume. Entre autres bienfaits sur la santé, l'huile d'olive a des propriétés protectrices pour le cœur, anti-inflammatoires, antimicrobiennes, et contribue à la régulation de la tension artérielle.
Préparation : très savoureuse, l'huile d'olive a de multiples usages. Elle s'utilise par exemple pour la cuisson de la viande et du poisson en sauteuse, en filet sur les légumes, dans la préparation du pain à l'ail ou dans les sauces de salade.
Bien la choisir : voici un bref glossaire des différents types d'huile d'olive :

- **Vierge** : huile d'olive produite sans produits chimiques ni traitement à haute température.
- **Extra-vierge** : huile d'olive de qualité maximale, dont les qualités nutritives sont les mieux préservées. Son traitement entraîne moins d'acidité.
- **Pressée à froid :** il s'agit là d'un terme désuet qui désigne une technique de fabrication ancienne plus vraiment utilisée de nos jours.

Conservation : l'huile d'olive se conserve en bouteille bien hermétique, à l'abri de la chaleur et de la lumière. Elle peut être placée au réfrigérateur, mais ce n'est pas nécessaire.
Taille d'une portion : 1 à 2 cuillerées à soupe par jour.

2. L'huile de coco

Bienfaits nutritionnels : également idéale pour la cuisson, elle est parmi mes préférées, avec son petit goût subtil. Beaucoup de choses ont été dites sur l'huile de coco, et elle a été décriée en particulier parce qu'elle contient beaucoup de graisses saturées. Cependant, les autorités sanitaires affirment que les lipides contenus dans l'huile de coco sont d'un type bien particulier : il s'agit d'acide laurique, qui est une excellente source d'énergie. Quant au fait qu'elle entraînerait une hausse de cholestérol, des recherches ont montré que l'acide laurique était bien plus inoffensif que d'autres lipides en la matière.
Il existe différentes variétés, dont les deux principales sont :

- **Vierge :** huile extraite de la noix de coco fraîche.
- **Raffinée :** c'est la plus répandue et la plus consommée dans le monde. Son processus de fabrication comprend des étapes de filtrage et d'étuvage, ce qui lui fait peut-être perdre un peu de sa valeur nutritionnelle, mais conserve intacts les lipides essentiels qu'elle contient.

Préparation : utilisez-la pour remplacer le beurre dans les pâtisseries, pour faire cuire le poisson et les légumes en sauteuse, ou versez-en quelques gouttes sur vos fruits.
Bien la choisir : tout dépend dans quelle mesure vous aimez le goût de la noix de coco. Il est généralement plus prononcé dans l'huile de coco vierge.
Conservation : à température ambiante ou au réfrigérateur.
Taille d'une portion : une seule cuillerée à soupe d'huile de coco peut contenir 117 calories. Alors, ayez la main légère si vous choisissez de l'utiliser au quotidien.

3. L'huile de lin

Bienfaits nutritionnels : l'huile de lin contient 50 à 60 pour cent d'acides gras oméga-3, donc si vous n'aimez pas le poisson, elle sera pour vous une alternative très appréciable ! Grâce à ces acides gras oméga-3, l'huile de lin entretient le bon fonctionnement cérébral, et protège contre les risques de maladies cardiaques. Elle a également des propriétés anti-inflammatoires, et c'est principalement pour cette raison que je l'apprécie, car elle permet d'éviter les gonflements ou œdèmes éventuels.
Préparation : l'huile de lin n'est pas idéale pour la cuisson, mais elle fait merveille dans le pesto, l'houmous, et les sauces de salade.
Bien la choisir : préférez les variétés non filtrées, plus riches en nutriments.
Conservation : du fait de sa durée de conservation limitée, mieux vaut la placer au réfrigérateur.
Taille d'une portion : une cuillerée à soupe d'huile de lin contient 120 calories, donc comme l'huile de coco, mieux vaut l'utiliser avec parcimonie.

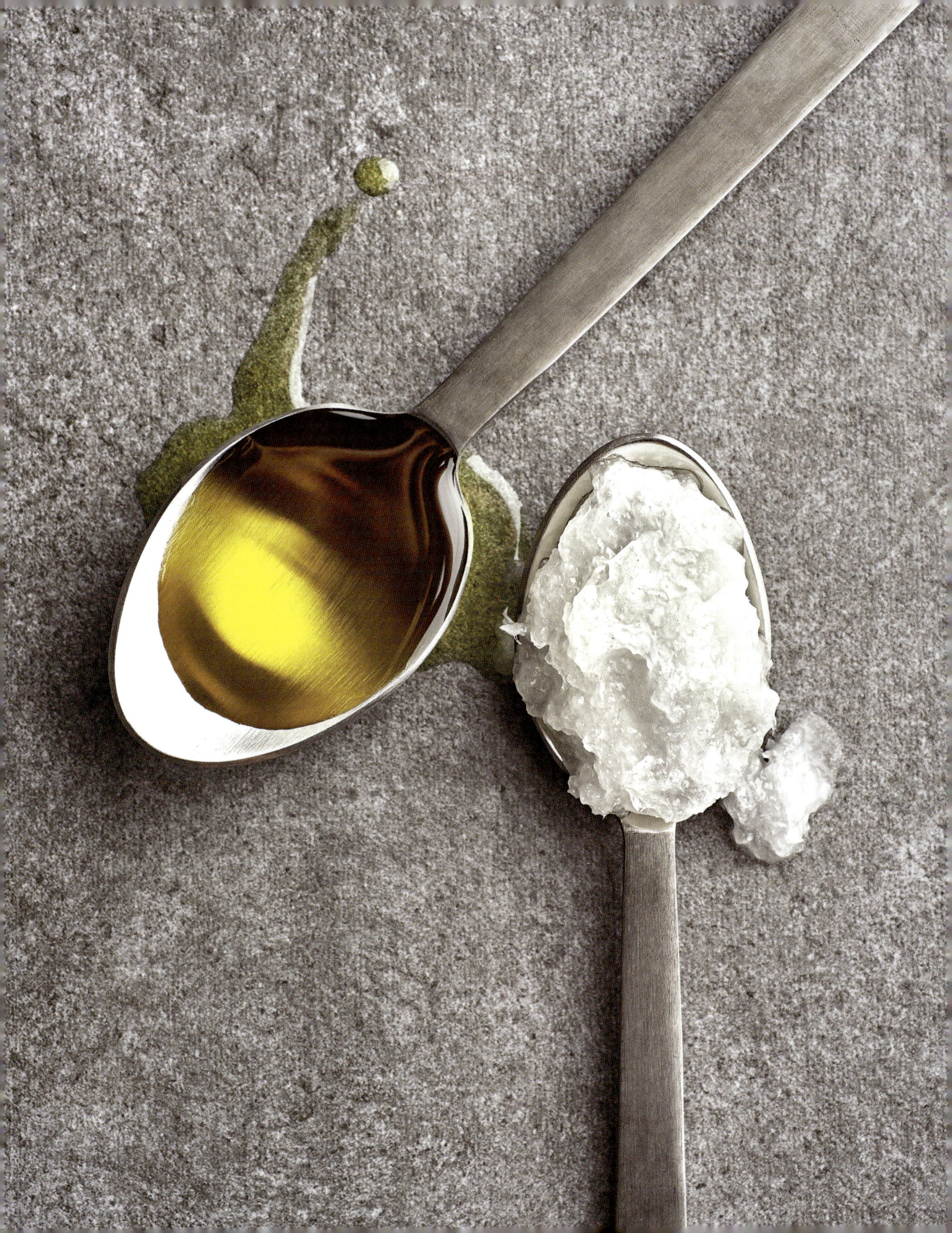

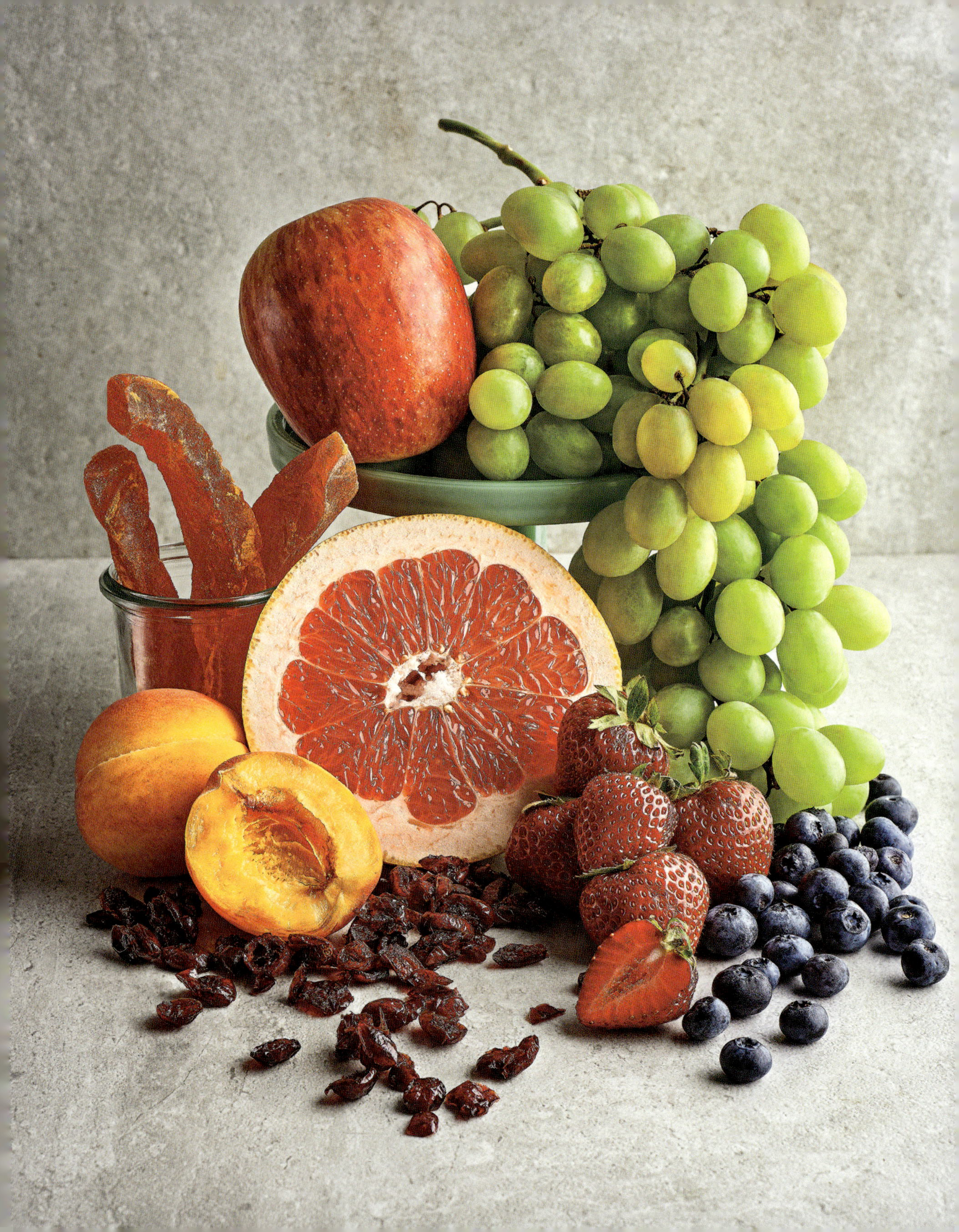

Aliments de la catégorie 2

Légumes

Les aliments végétaux, riches en fibres, essentiels à notre santé à long terme, sont notre deuxième allié nutritionnel. En effet, lorsque les lipides sains s'associent aux fibres, ils forment un duo idéal pour remodeler le corps et stimuler la perte de poids, si c'est votre objectif.
Le programme nutritionnel proposé dans ce livre accorde une place privilégiée aux légumes, source majeure de fibres, particulièrement efficaces pour mincir et rester mince. Mais les fruits, les fruits à coque, les légumes secs et les céréales complètes contribuent également à votre apport en fibres. J'inclus quotidiennement tous ces types d'aliments à mon alimentation, avec par exemple une banane, des fruits secs et des noix en en-cas pour ne jamais manquer d'énergie pendant les cours, les répétitions et les représentations, mais aussi en choisissant du quinoa ou des lentilles comme accompagnement aux repas principaux.

LÉGUMES

Ail
Artichaut
Asperge
Aubergine
Betterave
Bok choy
Brocoli
Brocoli-rave (ou rapini)
Céleri
Champignons, toutes variétés
Chou cavalier
Choux de Bruxelles
Chou-fleur
Choux, toutes variétés
Concombre
Côtes de blettes
Courge d'été
Courge spaghetti
Courgette
Cresson
Échalote
Endive
Épinards
Fanes de navet
Feuilles de pissenlit
Gombo
Graines germées (pousses de luzerne, de soja, de brocoli, etc.)
Haricots verts
Jicama (« pois patate »)
Kale
Laitue, toutes variétés
Oignon
Persil
Poireau
Pois gourmand
Poivron, toutes variétés
Radis
Roquette
Tomate

Bienfaits nutritionnels : outre qu'ils favorisent la régulation du poids et qu'ils contiennent beaucoup de fibres, les légumes sont également très riches en vitamines, en minéraux et en composés phytochimiques, comme le lycopène aux propriétés anticancer présent dans les tomates,

le cocktail de vitamines – A, C, K – apporté par de nombreux légumes verts, ou le fer et le calcium dont regorgent les oignons.
Préparation : les légumes peuvent s'apprécier crus pour le croquant et la simplicité, même si contrairement à certaines croyances, ils n'ont pas forcément une plus grande valeur nutritionnelle crus que cuits. En réalité, si vous les faites cuire à la vapeur, griller ou saisir légèrement, ils peuvent apporter davantage encore de leurs composés aux effets protecteurs pour la santé, comme le lycopène dans les tomates, ou le bêtacarotène dans les carottes.
Si vous n'achetez pas vos légumes bio, veillez à bien les laver pour en retirer les pesticides et autres résidus chimiques.
Bien les choisir : plus ils sont frais, mieux c'est !
Taille d'une portion : les légumes peuvent se consommer à volonté.

Fruits

Comme beaucoup d'entre vous sans doute, j'aime le sucré. Ces derniers temps, j'ai eu un penchant pour les cookies à la crème de cacahuète, mais les fruits sont une bien meilleure façon de satisfaire ces petites envies de sucré tout en boostant sa santé par la même occasion. Au début de ma journée, juste après mon cours de danse et avant d'entamer mes sept heures de répétitions, je prends un en-cas de fruits pour me donner un petit coup de pouce énergétique, et croquer dans du frais.
Une étude récente publiée par les autorités sanitaires américaines démontrait que les gens qui ont toujours des fruits en réserve et n'ont pas de sodas ni de sucreries à disposition sont en général plus minces. Alors l'idéal est d'avoir un panier à fruits toujours bien en vue !

FRUITS

Abricot
Ananas
Bananes
Cerise
Clémentine
Fruits rouges (mûres, myrtilles, groseilles, framboises, fraises)
Fruits secs (toutes variétés, mais sans sucres ajoutés)
Goyave
Kiwi
Mandarine
Mangue
Melon, toutes variétés
Nectarine
Orange
Pamplemousse
Papaye
Pastèque
Pêche
Poire
Pomme
Prune
Raisin

Bienfaits nutritionnels : les fruits sont une véritable mine de vitamines, de composés phytochimiques et de fibres, qui comblent les petits creux et viennent renforcer la santé de l'organisme.

Préparation : épluchez ou rincez, et mangez ! Ou bien découpez-les en petits cubes que vous ajouterez aux salades pour leur apporter une note gourmande.

Bien les choisir : frais ou surgelés ? Là encore, l'idéal est le frais. Choisissez les fruits aux couleurs les plus vives : plus leur couleur est prononcée, plus leur valeur nutritionnelle est élevée.

Les fruits secs sont également très bons pour la santé. Ils font aussi partie de mes en-cas de prédilection, et accompagnent délicieusement les amandes, noisettes et autres fruits à coque. D'ailleurs, consommés ensemble, ils agissent en synergie, et peuvent faire diminuer le risque de diabète et de maladies cardio-vasculaires. Mais prenez garde : les fruits secs peuvent contenir plus de sucre et donc de calories que les fruits frais, il faut donc en limiter la quantité.

Autre question : bio ou pas bio ? Aujourd'hui, la plupart des commerces ont un rayon bio, où l'on trouve des viandes, produits laitiers, fruits et légumes produits avec des engrais naturels, et en cohérence avec d'autres pratiques respectueuses de l'environnement.

Les aliments labellisés bio doivent respecter certaines normes fixées à l'échelle nationale comme internationale. La question de savoir si les produits bio sont meilleurs pour la santé que les autres continue de faire débat, et leur prix peut faire grimper l'addition assez vite. Mais si vous êtes soucieuse de respecter l'environnement et de consommer le moins possible de résidus de pesticides ou de conservateurs (en particulier si vous aimez manger la peau des fruits), mieux vaut choisir des fruits bio.

Taille d'une portion : 1 fruit entier (abricot, pêche, etc.) ; 1 tasse de fruits rouges frais, de cubes de melon ou de fruits tropicaux (ananas, mangue, papaye, etc.), de raisins, ou de cerises ; ¼ de tasse de fruits secs. L'idéal est de consommer 2 portions de fruits par jour.

Féculents

Les féculents sont des glucides complexes, ce qui signifie qu'ils sont constitués d'un assemblage de nombreuses molécules. Ils contiennent naturellement de l'amidon, tout comme les céréales, et les légumes secs – tous très riches en fibres. Même si l'alimentation proposée ici est plus riche en lipides que la plupart des programmes minceur, elle comprend également des féculents, mais en quantités limitées.

LÉGUMES SECS ET LÉGUMINEUSES

Fèves	Haricots noirs	Lentilles (vertes, corail, noires, blondes...)	Pois cassés
Flageolets	Haricots pinto		Pois chiches
	Haricots rouges		

Bienfaits nutritionnels : les légumes secs sont très riches en fibres, en potassium et en protéines. Ils permettent d'éviter le mauvais cholestérol, protègent des maladies cardiaques, et renferment de puissantes associations de composés qui peuvent limiter les risques de cancer.
Préparation : les légumes secs sont excellents en soupe et dans les plats mijotés, mais ils peuvent également se cuisiner avec des épices et un peu d'oignon, et se déguster seuls.
Conservation : versez-les dans des pots ou récipients hermétiques en verre ou en plastique, et conservez-les à l'abri de la chaleur.
Taille d'une portion : ½ tasse de légumes secs cuits.

LÉGUMES RICHES EN AMIDON

Betterave
Carotte
Courges d'hiver (comme la butternut et le potiron)
Maïs
Navet
Panais
Patate douce
Petits pois
Pomme de terre

Bienfaits nutritionnels : un apport varié de cette catégorie de légumes est extrêmement bénéfique à la santé, que ce soit grâce aux antioxydants contenus dans les carottes qui protègent contre certaines formes de cancer, ou au potassium dont regorgent les navets et qui contribue à réguler la tension artérielle et le cholestérol.
Préparation : en purée, en potage ou à la vapeur, ils font un délicieux accompagnement.
Bien les choisir : le critère numéro un, c'est la couleur, car plus elle est vive, plus ils sont frais. Veillez également à ce qu'ils n'aient pas de choc ou d'entaille visibles.
Taille d'une portion : ½ tasse.

CÉRÉALES COMPLÈTES

Il s'agit de céréales complètes, mais aussi des pains et autres produits de boulangerie aux graines germées.
Note : l'astérisque indique les aliments sans gluten.

Amarante
Avoine
Boulgour
Millet*
Orge perlé
Pain complet
Pain essène (aux graines germées)
Pâtes complètes
Quinoa*
Riz blanc*
Riz brun*
Riz sauvage*
Sarrasin
Son

Bienfaits nutritionnels : extrêmement denses en fibres, les céréales complètes sont bénéfiques pour la santé cardiaque, car elles contribuent à réguler la tension artérielle et le mauvais

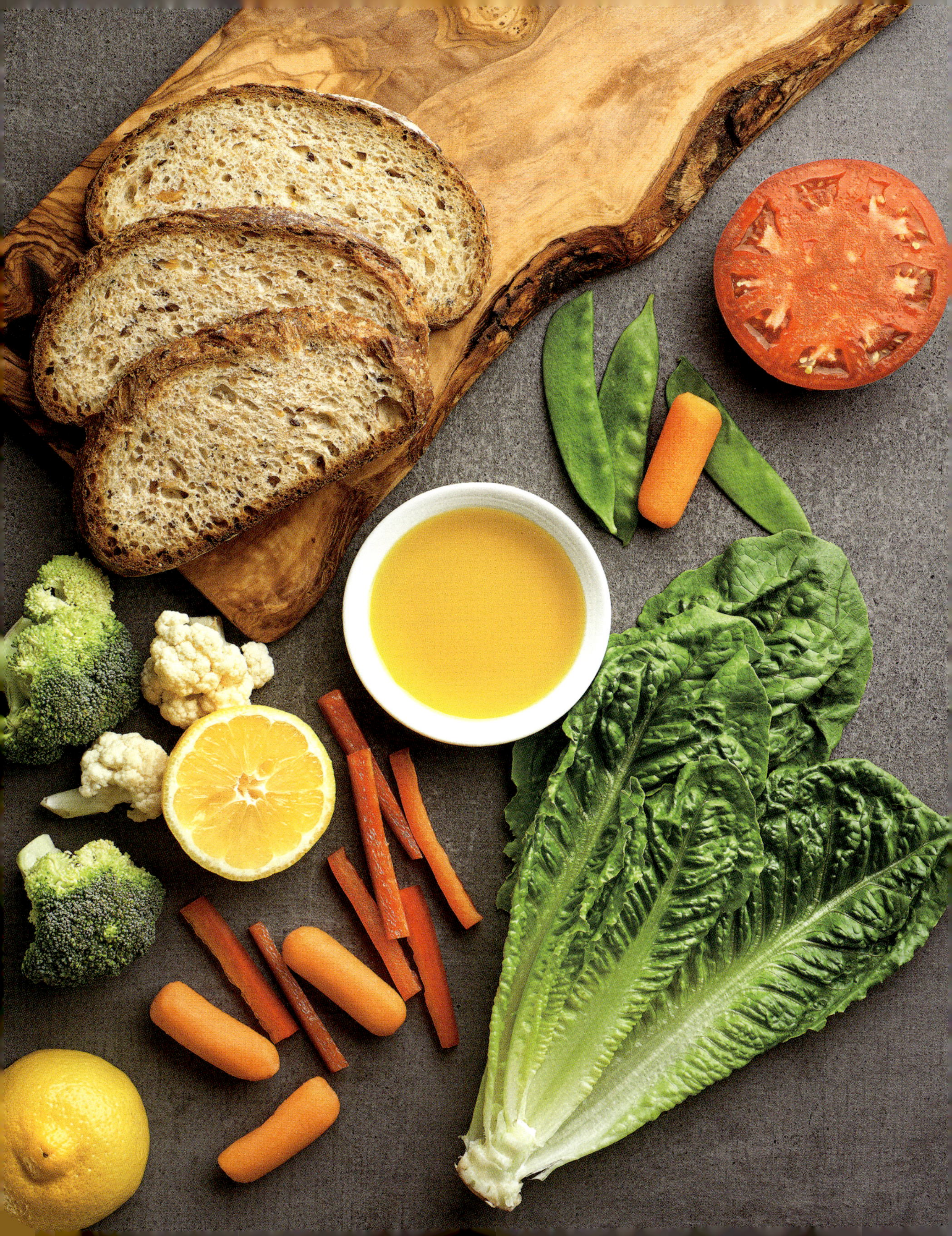

cholestérol. Consommer régulièrement des céréales complètes permet également de réguler la glycémie et d'éviter la constipation.

Préparation : un bol de flocons d'avoine (cuits à la casserole) constitue un petit-déjeuner délicieusement énergétique, tandis que le boulgour, le riz brun et le quinoa, cuits à la vapeur, sont un accompagnement sain et naturel à tous vos plats. Ils s'accordent parfaitement au poisson.

Bien les choisir : lisez les étiquettes : la mention « complet(e) » doit y figurer clairement pour tous les ingrédients. Si ce n'est pas le cas, il se peut que seule une petite partie des ingrédients soient complets, et le reste raffiné.

Taille d'une portion : ½ tasse de céréales, riz, pâtes ; 2 tranches de pain complet ou aux graines germées ; 1 petit pain individuel. Une seule portion de féculents ou de légumes riches en glucides par jour suffit.

PETITS PLUS, À APPRÉCIER AVEC MODÉRATION

Boisson végétale (d'amande, de noix de cajou, de coco)

Confiture (tous fruits)

Édulcorants naturels (stévia, miel)

Herbes et épices

Jus de citron

Jus de citron vert

Ketchup (allégé en sucre)

Mayonnaise (allégée ou sans matières grasses)

Moutarde

Raifort

Salsa

Sauce barbecue (sans sucres ajoutés)

Sauce salade (idéalement faite maison : mélangez 2 cuillerées de vinaigre pour 1 cuillerée d'huile d'olive extra-vierge. Ajoutez des aromates – basilic, origan, ail en poudre –, salez et poivrez à votre goût, et mélangez soigneusement).

Sauce soja (à teneur réduite en sel)

Sauces pimentées

Sauce tomate ou marinara (sans sucres ajoutés)

Vinaigre

Vin sec (ex. : prosecco)

Le thé et ses bienfaits

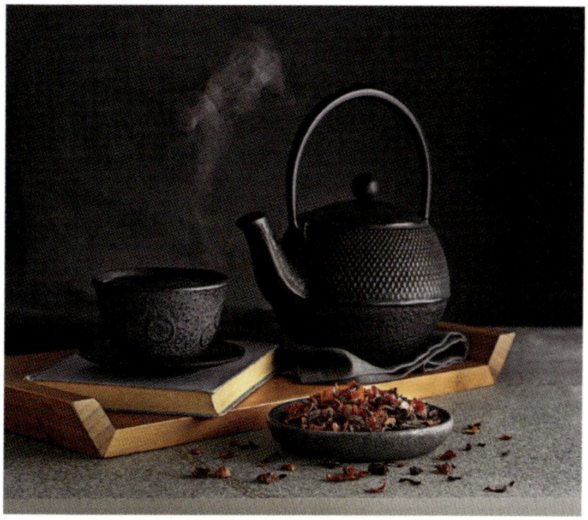

La cérémonie du thé est un rituel ancestral dans bien des cultures. Non seulement boire une tasse de thé bien chaude offre un moment réconfortant, mais bon nombre des variétés de plantes utilisées en infusion ont également des propriétés médicinales.

En voici quelques-unes, aux vertus reconnues :

- L'hibiscus et la baie d'églantier renforcent le système immunitaire et régulent la tension artérielle.
- La citronnelle et le chardon-Marie favorisent la digestion et la détoxification.
- Le gingembre soulage les troubles gastriques et le rhume.
- La feuille de myrtille régule la glycémie.
- Le thé vert a des propriétés antioxydantes.
- Le fenouil soulage les gaz et les ballonnements.
- La camomille et la lavande favorisent la relaxation et le sommeil.

Thé, tisane, infusion

- Le thé peut se présenter en vrac ou en sachet. Il peut se boire chaud – il suffit de verser de l'eau frémissante sur les feuilles – ou froid. Si vous choisissez du thé en bouteille ou en cannette, évitez ceux qui contiennent des sucres ajoutés.
- Les tisanes et infusions peuvent se consommer à volonté.
- Boire une tasse d'eau chaude additionnée d'un jus de citron au réveil est une excellente façon de réhydrater l'organisme pour la journée.

Quelques principes de nutrition pour un corps de ballerine

- Essayez de vous en tenir aux aliments listés dans ce chapitre.
- Incluez au moins un aliment de catégorie 1 à chacun de vos repas principaux, que ce soit au petit-déjeuner, au déjeuner ou au dîner. Au déjeuner et au dîner, incluez également un aliment de catégorie 2.
- Ne sautez pas de repas. Non seulement sauter un repas risque de vous priver de nutriments essentiels à votre forme, mais cela peut aussi entraîner des excès : on finit par avoir une telle faim que « tout est bon à prendre », et on piétine toutes ses bonnes intentions. Quand on a sauté un repas, on se jette généralement sur le premier aliment venu, qui n'est pas forcément très sain.
- Apprenez à arrêter de manger dès que vous êtes rassasiée, c'est-à-dire avant de ressentir une sensation de trop-plein et de lourdeur. Mangez jusqu'à ce que votre faim soit apaisée, mais pas plus : ce n'est pas grave de laisser des aliments dans votre assiette en fin de repas.
- Évitez purement et simplement les produits nutritionnellement pauvres : sodas, bonbons, produits contenant des sucres ajoutés, produits industriels, produits de grignotage, fast-food, farine blanche, pain blanc, édulcorants artificiels, ainsi que les huiles de la famille des oméga-6, comme celles de soja, de coton, de tournesol, de maïs et de colza. Il n'est pas très grave de craquer une fois de temps en temps pour une pâtisserie ou des biscuits apéritifs. Mais mieux vaut que cela reste exceptionnel. Il serait dommage d'anéantir tous vos efforts en un seul repas.
- Essayez de manger aussi varié que possible afin de vous assurer un apport suffisant de tous les nutriments dont vous avez besoin, mais aussi pour éviter de vous lasser de vos menus.
- Restez hydratée : l'eau est essentielle à la santé musculaire et au brûlage des graisses. Buvez huit à dix grands verres d'eau déminéralisée par jour.
- Prévoyez deux en-cas par jour pour les petites faims.

Mes boosters

Le menu de « ma journée idéale » ne l'est que du point de vue de mes papilles, mais lorsque je veux un repas à la fois savoureux et riche en énergie pour être en pleine forme tout au long de mes heures d'entraînement, voici mes plats de prédilection : flocons d'avoine au petit-déjeuner, wrap méditerranéen (page 183) à déjeuner, et curry de lentilles, quinoa et coco (page 199) à dîner.

Grignoter sainement

Soyez prévoyante : l'idéal est d'avoir toujours un en-cas maison sur soi afin d'éviter d'acheter n'importe quoi dans le commerce en cas de petite faim.

Privilégiez les fruits et les fruits à coque : ils sont faciles à transporter, excellents pour la santé, et suffisamment rassasiants pour vous éviter d'être tentée par les sucreries à l'entrée du cinéma par exemple. Les bananes et les fruits secs s'accordent à merveille avec les noix et les amandes. Et en tant que gourmande de sucré-salé, j'opte souvent pour quelques grains de raisin avec du pop-corn légèrement salé.

N'oubliez pas l'eau : l'eau est un véritable élixir de vie, non sucré et non calorique, indispensable à l'organisme, et qui peut aussi apaiser les petits creux : c'est votre alliée de tous les instants ! On a souvent l'impression d'avoir faim... alors qu'on est simplement déshydratée.

Se nourrir en déplacement

Emportez les basiques : les aéroports commencent à proposer des choix plus sains que les hamburgers et les pizzas, mais pour ne pas prendre de risque – et économiser quelques dollars au passage –, j'aime emporter mes repas avec moi, dans lesquels je sais que je vais puiser l'énergie et les nutriments dont mon corps a besoin, en particulier si je pars à l'étranger. J'emporte généralement quelques paquets de flocons d'avoine nature, des boîtes de thon, des crackers au blé complet et des fruits secs.

Au restaurant

Faites le bon choix : il n'est pas toujours évident de respecter ses bonnes résolutions quand on a des voisins de table qui commandent d'alléchants plats en sauce, des frites et des desserts. Mais vous pouvez ne pas flancher et pour autant vous régaler. Même lorsque je dîne dans ce qui est pour moi un vrai palais de la tentation, chez Red Lobster, je préfère éviter les plats bourrés de calories vides en choisissant, par exemple, une salade à la chair de crabe. Faites dans la simplicité : un plat de poisson ni pané ni frit, une salade ou des légumes, du quinoa, des lentilles ou du boulgour à la place du riz.

Ma journée idéale

Au petit-déjeuner, je déguste un petit pain avec du fromage à l'ail et aux fines herbes, accompagné d'un café glacé. Dans la matinée, je grignote quelques noix de cajou et de macadamia avec un peu d'ananas séché et du raisin. À déjeuner, je me régale d'une délicieuse salade d'épinards garnie de noix de pécan, de fromage de chèvre, de cranberries séchées, assaisonnée d'une vinaigrette légère. À dîner, j'opte pour un pavé de saumon grillé, avec une poêlée d'oignons, de carottes et de courge butternut assaisonnée de romarin, d'ail, de poivre et de sel. Après avoir été raisonnable et m'être bien hydratée en buvant de l'eau tout au long de la journée, je m'autorise un verre de prosecco et peut-être un cookie à la crème de cacahuète au dessert !

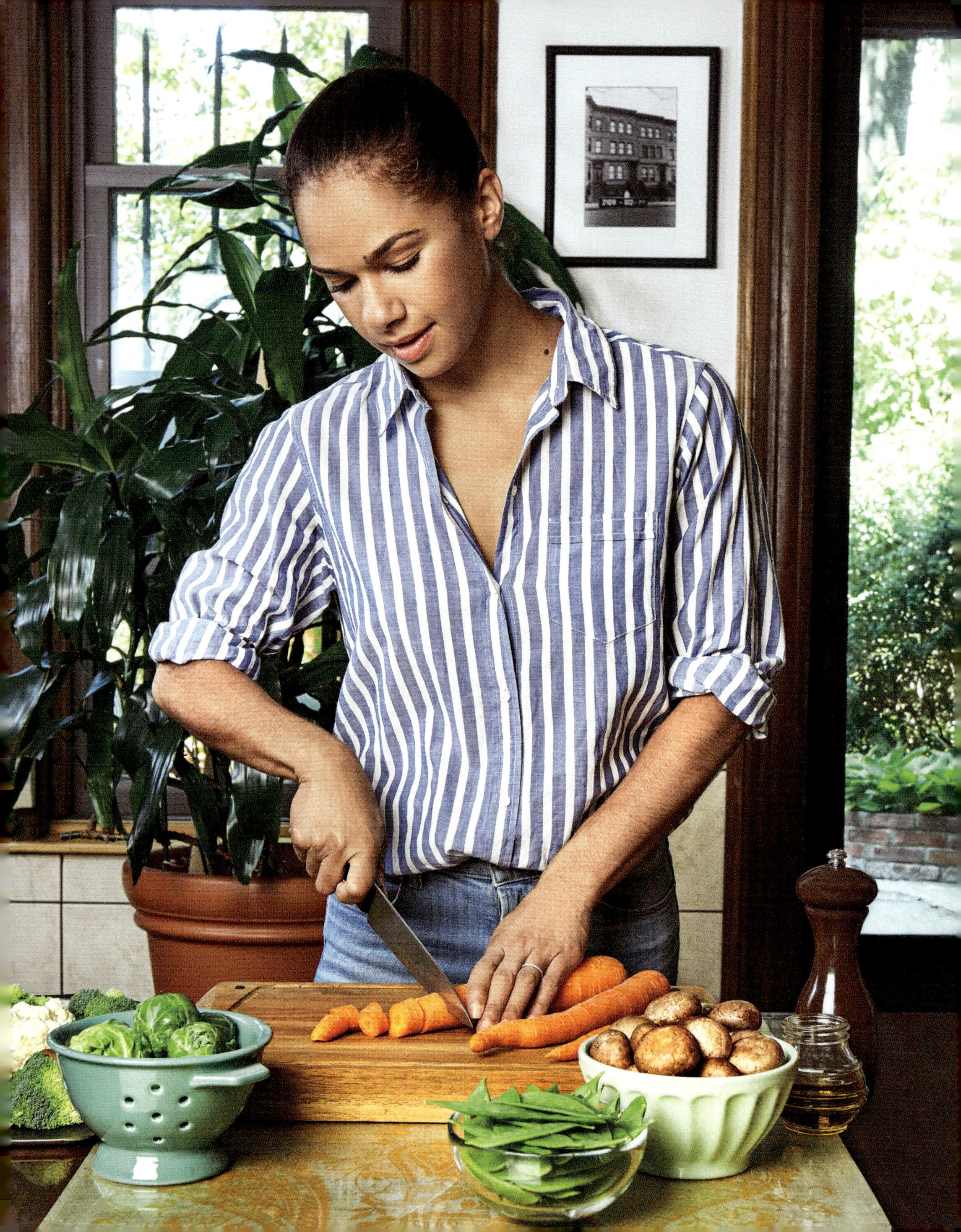

L'alimentation L'alimentation L'alimentation alimentation

Les repas : une vraie chorégraphie

Voici les grands principes sur lesquels je m'appuie pour structurer mes repas : telle une chorégraphie, ils constituent une sorte de guide vers l'équilibre et l'harmonie. Tout comme pour la danse classique et sa pratique quotidienne, qui reposent sur quelques mouvements basiques pouvant s'assembler à l'infini, vous allez pouvoir vous créer des associations alimentaires sur-mesure, en fonction de vos goûts. Cela permet de varier les plaisirs, et donc de s'assurer un apport suffisamment varié en nutriments afin de rester en forme optimale et de faciliter le brûlage des graisses, tout en évitant les aliments nutritionnellement pauvres. Vous allez également adopter une alimentation destinée à vous apporter toute l'énergie dont vous aurez besoin. Chaque repas élaboré ici contient un ensemble de protéines, de glucides et de lipides afin d'augmenter votre endurance, votre capacité de concentration, et de vous éviter les fringales. Et pour vous simplifier un peu plus la vie, j'ai établi des suggestions de menus sur vingt et un jours. Vous trouverez toutes les recettes au chapitre 10 (page 159).

Au petit-déjeuner

Chaque matin, choisissez parmi les sept options suivantes :

1. *Muffin au son* (page 166) avec *mix de fruits à tartiner* (optionnel, page 205), 170 g de yaourt à la grecque, café ou thé.

2. *Smoothie des ballerines* (page 217), café ou thé.

3. Petit pain complet avec *mix de fruits à tartiner* (page 205), une portion de fruit frais, café ou thé.

4. Toast aux céréales complètes, un œuf coque, une portion de fruit frais, café ou thé.

5. *Granola* (page 162) au lait d'amande, café ou thé.

6. *Flocons d'avoine au sucre brun* (page 161), café ou thé.

7. *Frittata au parmesan* (page 165), café ou thé.

Au déjeuner

Associez des aliments de catégorie 1 à des légumes de catégorie 2 (de préférence crus). Par exemple : salade de crudités au thon, assaisonnée d'un filet de sauce salade.

Au dîner

Associez des aliments de catégorie 1 à des aliments de catégorie 2 et à un féculent. Par exemple : grillade de poisson, haricots verts et riz brun.

En en-cas

Deux en-cas par jour, au choix :

1. Un morceau, ou une poignée, de fruits frais (toutes variétés – mes préférés sont le raisin, les myrtilles, la mangue séchée et la banane).

2. Une poignée de fruits secs et une poignée de fruits à coque (mes préférés sont les pistaches, les amandes et les noix de cajou).

3. Un œuf dur.

4. Une portion de fromage ou de fromage blanc.

5. Un yaourt.

6. Une poignée de crudités à croquer ou de chips de kale.

7. Trois ou quatre sushis.

8. Fruits de mer : 2 ou 3 grosses huîtres ; 5 ou 6 crevettes roses ; 6 ou 7 palourdes ; ou tout ce qui peut se manger sur le pouce.

21 jours de menus pour un corps de ballerine

Semaine 1

Jour 1

PETIT-DÉJEUNER

- Petit pain au blé complet avec 1 cuillerée à soupe de *mix de fruits à tartiner* (page 205)
- 1 portion de fruit
- Café ou thé

EN-CAS

- 1 banane

AU DÉJEUNER

- Grande salade d'épinards garnie de noix de pécan, 2 ou 3 lamelles d'avocat, 2 cuillerées à soupe de fromage de chèvre émietté, cranberries séchées, assaisonnée de *vinaigrette* (page 184)

EN-CAS

- 1 poignée de noix de macadamia

DÎNER

- *Saumon aux agrumes* (page 191)
- *Légumes grillés* (page 174)
- 1 verre de vin blanc sec ou de prosecco (optionnel)

Jour 2

PETIT-DÉJEUNER

- *Muffin au son* (page 166), 170 g de yaourt à la grecque
- 1 cuillerée à soupe de *mix de fruits à tartiner* (page 205) sur le muffin ou mélangé au yaourt
- Café ou thé

EN-CAS

- 1 poignée de *mélange fruits et noix* (page 216)

AU DÉJEUNER

- *Salade César colorée aux crevettes* (page 180)

EN-CAS

- 4 *biscuits avoine et banane façon Misty et Makeda* (page 215)

DÎNER

- Filet de poisson au four
- 1 portion de riz brun
- *Légumes grillés* (page 174)

Jour 3

PETIT-DÉJEUNER

- *Smoothie des ballerines* (page 217)
- Café ou thé

EN-CAS

- 1 pomme

AU DÉJEUNER

- *Burger végétarien ultime* (page 203)

EN-CAS

- *Chips de kale* (page 212)

DÎNER

- Tofu grillé
- *Écrasée de courge butternut* (page 192)

Jour 4

PETIT-DÉJEUNER

- 1 tranche de pain aux céréales complètes,
- 1 œuf (poché, dur, à la coque ou brouillé)
- 1 portion de fruit
- Café ou thé

EN-CAS

- 1 petit bol de fromage blanc avec des crudités à croquer (concombre, carotte, chou-fleur, etc.)

AU DÉJEUNER

- *Wraps méditerranéens et pesto maison* (page 183)

EN-CAS

- *Houmous du jardin et crudités* (page 211)

DÎNER

- *Soupe de haricots noirs et crevettes au citron vert* (page 169)

Jour 5

PETIT-DÉJEUNER

- *Granola* (page 162) au lait d'amande
- Café ou thé

EN-CAS

- 60 g de tofu
- 4 crackers au blé complet

AU DÉJEUNER

- *Soupe gourmande d'hiver* (page 208)

EN-CAS

- *Jus de carotte* (page 217)

DÎNER

- *Plie et poêlée de kale* (page 187)

Jour 6

PETIT-DÉJEUNER

- *Flocons d'avoine au sucre brun* (page 161)
- Café ou thé

EN-CAS

- 1 orange

AU DÉJEUNER

- Sandwich composé de : 1 petit pita au blé complet, 120 g de tofu ou de lamelles de fromage, ½ poivron grillé, 1 cuillerée à soupe de mayonnaise légère, moutarde, laitue

EN-CAS

- 1 poignée de *mélange fruits et noix* (page 216)

DÎNER

- Sushi et salade d'algues (dans un restaurant asiatique), ou, si vous dînez chez vous, 120 g de filet de poisson blanc au four et *légumes grillés* (page 174)

Jour 7

PETIT-DÉJEUNER

- *Frittata au parmesan* (page 165)
- Café ou thé

EN-CAS

- *Houmous du jardin et crudités* (page 211)

AU DÉJEUNER

- *Salade épinards et fromage de chèvre* (page 173)

EN-CAS

- 1 petit bol de dés de melon (ou autre fruit de saison)

DÎNER

- *Chili express* (page 193)

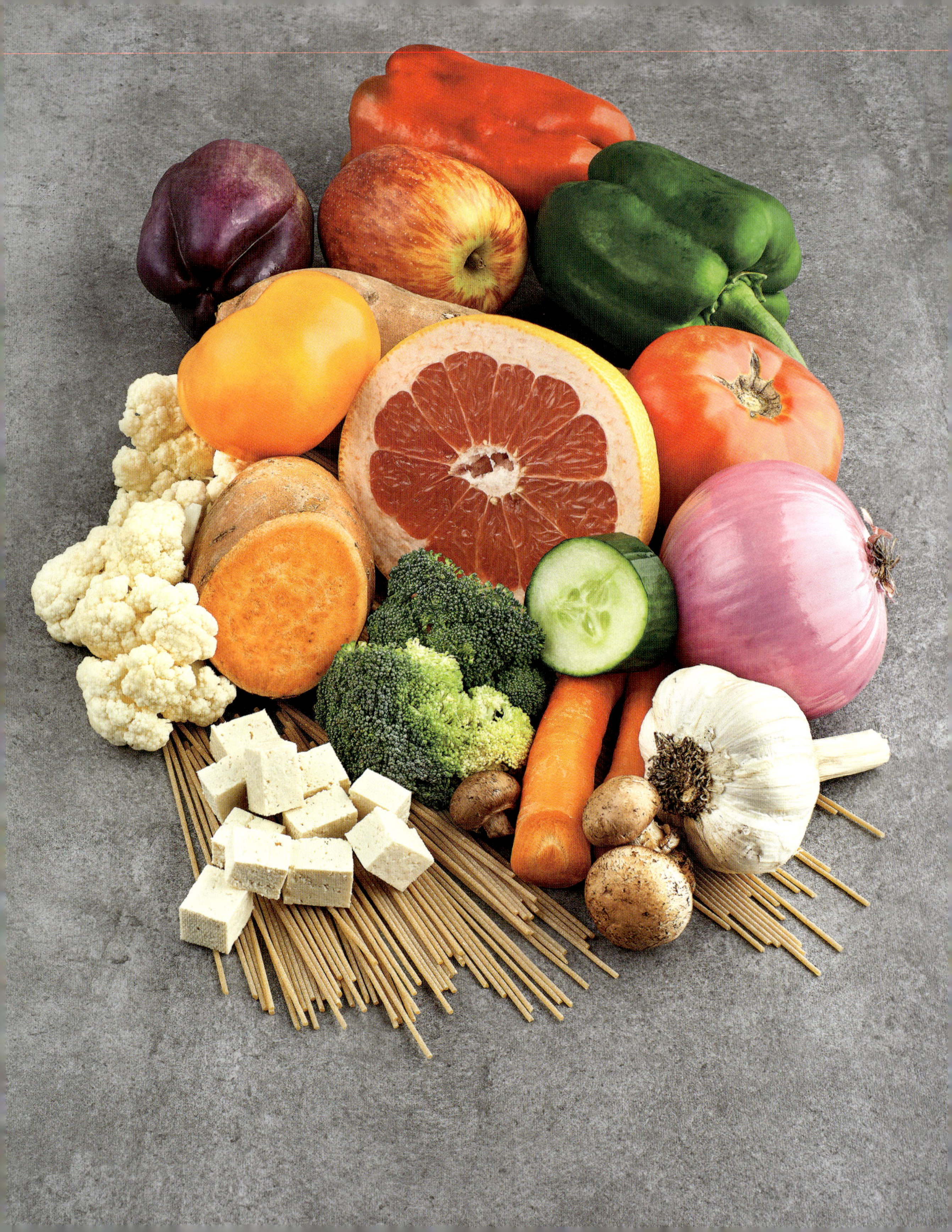

Liste de courses : les produits de base pour les 3 semaines

Épices et aromates
- Cannelle
- Cardamome
- Cumin
- Curcuma
- Curry en poudre
- Extrait de vanille
- Gingembre
- Herbes de Provence
- Nuoc-mâm
- Paprika
- Pâte de curry rouge thaï
- Piment de Cayenne en poudre
- Poivre, poivre blanc moulu
- Poudre de chili
- Sel de mer

Pour la pâtisserie
- Copeaux de coco non sucrés
- Farine de coco
- Levure
- Maïzena
- Poudre de cacao cru

Céréales
- Chapelure
- Crackers au blé complet
- Flocons d'avoine
- Quinoa, rouge et blanc
- Riz brun
- Son d'avoine/de blé

Fruits à coque et graines
- Amandes
- Graines de chanvre
- Graines de lin
- Graines de sésame
- Noix
- Noix de cajou
- Noix de macadamia
- Noix de pécan

Édulcorants
- Miel
- Sirop d'agave
- Sirop d'érable
- Sucre brun

Condiments
- Jus de citron (en bouteille)
- Ketchup allégé en sucre
- Sauce pimentée
- Sauce soja
- Vin blanc de cuisine
- Vinaigre balsamique
- Vinaigre de cidre
- Vinaigre de vin blanc
- Vinaigre de vin rouge

Matières grasses, huiles et sauces
- Crème d'amande
- Huile d'olive extra-vierge
- Huile de coco
- Huile de sésame
- Mayonnaise légère
- Moutarde
- Sauce César (maison, page 185)
- Sauce italienne (maison, page 184)
- Tahini
- Vinaigrette (maison, page 184)
- Vinaigrette framboise (maison, page 185)

Autres
- Café
- Boisson végétale
- Prosecco (1 bouteille, optionnel)
- Thé

Liste de courses pour la semaine 1

Fruits et légumes

- Ail (2 têtes)
- Avocat
- Banane (3)
- Basilic (1 botte)
- Brocoli (1 tête)
- Carottes
- Champignons (2 ou 3)
- Chou-fleur
- Choux de Bruxelles (env. 1 kg)
- Ciboulette (1 botte)
- Citron (1)
- Citron vert (2)
- Compote de pommes (sans sucres ajoutés, 1 pot de 600 g)
- Concombre
- Courge butternut (1)
- Échalote (1 tresse)
- Épinards (env. 1 kg)
- Fruits de saison pour les en-cas
- Fruits rouges (1 barquette, toutes variétés)
- Fruits secs (1 paquet de chacun : abricots, cerises, cranberries, pruneaux dénoyautés, figues, dattes, dattes Medjool, raisins)
- Jeunes pousses d'épinards (env. 1 kg)
- Kale (env. 2 kg)
- Laitue (1)
- Laitue romaine (2)
- Melon
- Oignon rouge (1)
- Oignons, blancs et jaunes (6 à 7)
- Orange (1)
- Persil plat (1 botte)
- Petits pois frais (500 g)
- Pois gourmands (500 g)
- Poivron rouge (2)
- Poivron vert (1)
- Pomme (3 ou 4)
- Romarin (1 botte)
- Roquette (450 g)
- Thym (1 botte)
- Tomate (2)

Jus de fruits

- Jus d'orange (1 brique)
- Jus de pruneaux (1 bouteille)

Pain et céréales

- 1 pain aux céréales complètes
- Bagel aux céréales complètes (1)
- Flocons d'avoine (1 kg)
- Petits pains à hamburger au blé complet (1 paquet)
- Pitas au blé complet (1 paquet)
- Tortillas de maïs (1 paquet)

Noix et graines

- 1 paquet de chacune : amandes, noix de cajou, noix de macadamia, noix de pécan, noix

Poisson et fruits de mer

- Crevettes roses (40)
- Lotte (2 filets de 120 g chacun)
- Plie (2 filets de 100 à 150 g chacun)
- Saumon (500 g)

Produits laitiers

- Crème fraîche épaisse (1 petit pot)
- Crème fraîche semi-épaisse (1 petit pot)
- Fromage blanc (500 g)
- Fromage de chèvre
- Gruyère râpé
- Mozzarella (fraîche, 250 g)
- Parmesan râpé
- Yaourt à la grecque (350 g)

Autres

- Bouillon de légumes (env. 5 l)
- Haricots noirs (en conserve, env. 1,7 kg)
- Haricots rouges (en conserve, env. 450 g)
- Œufs (2 boîtes)
- Pépites de chocolat (env. 350 g)
- Poivrons rouges séchés en conserve (env. 450 g)
- Salsa aux petits légumes (2 pots)
- Sauce tomate (env. 425 g)
- Tofu (3 paquets)
- Tomates séchées en conserve (env. 400 g)

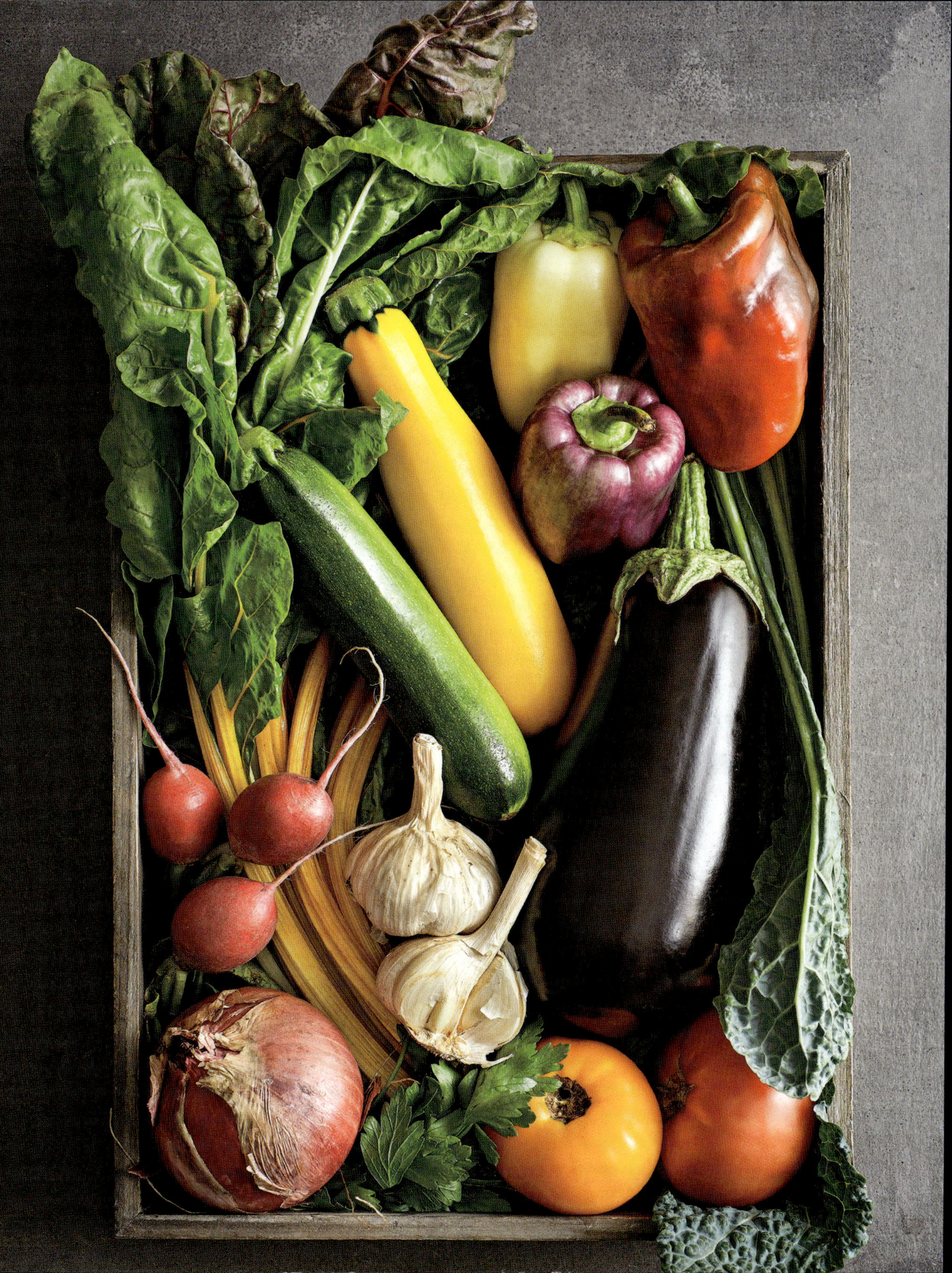

Semaine 2

Jour 8

PETIT-DÉJEUNER

- *Muffin au son* (page 166)
- 170 g de yaourt à la grecque
- 1 cuillerée à soupe de *mix de fruits à tartiner* (page 205), sur le muffin ou mélangé au yaourt
- Café ou thé

EN-CAS

- 1 petit bol de fraises fraîches, découpées en rondelles et servies sur 2 cuillerées à soupe de yaourt à la grecque sucré avec une cuillerée à café de miel

AU DÉJEUNER

- *Salade niçoise au thon* (page 179)

EN-CAS

- 1 *barre énergétique au cacao cru* (page 206)

DÎNER

- *Plie et poêlée de kale* (page 187)

Jour 9

PETIT-DÉJEUNER

- Bagel aux céréales complètes avec 1 cuillerée à soupe de *mix de fruits à tartiner* (page 205), 1 portion de fruit, café ou thé

EN-CAS

- 1 pomme

AU DÉJEUNER

- *Salade niçoise au thon* (page 179)

EN-CAS

- *Chips de kale* (page 212)

DÎNER

- *Curry de lentilles, quinoa et coco* (page 199)

Jour 10

PETIT-DÉJEUNER

- *Muffin au son* (page 166)
- 170 g de yaourt à la grecque
- 1 cuillerée à soupe de *mix de fruits à tartiner* (page 205), sur le muffin ou mélangé au yaourt
- Café ou thé

EN-CAS

- 1 orange

AU DÉJEUNER

- *Wraps méditerranéens et pesto maison* (page 183)

EN-CAS

- 1 poignée de *mélange fruits et noix* (page 216)

DÎNER

- *Poêlée végétarienne au tofu* (page 198)

Jour 11

PETIT-DÉJEUNER

- *Smoothie des ballerines* (page 217)
- Café ou thé

EN-CAS

- 1 *barre énergétique au cacao cru* (page 206)

AU DÉJEUNER

- *Salade César colorée aux crevettes* (page 180)

EN-CAS

- 1 pomme

DÎNER

- *Tagliatelles de légumes* (page 197)

Jour 12

PETIT-DÉJEUNER

- *Granola* (page 162) au lait d'amande
- Café ou thé

EN-CAS

- 1 petit bol de fraises fraîches, découpées en rondelles et servies sur 2 cuillerées à soupe de yaourt à la grecque

AU DÉJEUNER

- *Salade épinards et fromage de chèvre* (page 173)

EN-CAS

- 1 *barre énergétique au cacao cru* (page 206)

DÎNER

- *Saumon aux agrumes* (page 191)
- *Lentilles* (page 177)

Jour 13

PETIT-DÉJEUNER

- *Flocons d'avoine au sucre brun* (page 161)
- Café ou thé

EN-CAS

- 1 pomme

AU DÉJEUNER

- *Salade César colorée aux crevettes* (page 180)

EN-CAS

- *Jus de carotte* (page 217)

DÎNER

- *Coquilles Saint-Jacques à la marocaine et quinoa* (page 194)

Jour 14

PETIT-DÉJEUNER

- *Frittata au parmesan* (page 165)
- Café ou thé

EN-CAS

- 1 petit bol de fromage blanc avec des dés de crudités (concombre, carotte, brocoli)

AU DÉJEUNER

- *Soupe gourmande d'hiver* (page 208)

EN-CAS

- 1 yaourt

DÎNER

- *Curry de lentilles, quinoa et coco* (page 199)

Liste de courses pour la semaine 2

Fruits et légumes

- Ail (2 têtes)
- Assortiment de crudités : concombre, carotte, chou-fleur.
- Assortiment de légumes frais pour poêlée à l'asiatique : échalote, poivron rouge, bok choy, brocoli, etc.
- Autres fruits selon vos goûts pour les en-cas
- Avocat (2)
- Basilic (3 bottes)
- Céleri
- Champignons (1 barquette)
- Ciboulette (1 botte)
- Citron (2)
- Citron vert (2)
- Coriandre (1 botte)
- Courgette (4)
- Échalote (1 tresse)
- Épinards (env. 500 g)
- Fraises (2 barquettes)
- Fruits rouges, toutes variétés (1 barquette)
- Fruits secs (1 paquet de chacun : abricots, cerises, cranberries, pruneaux dénoyautés, figues, dattes, dattes Medjool, raisins)
- Haricots verts (1 kg)
- Jeunes pousses d'épinards (env. 1,5 kg)
- Jeunes pousses de kale (env. 450 g)
- Kale
- Laitue romaine (4)
- Lentilles vertes (env. 500 g)
- Mangue (2)
- Mélange de feuilles de salade (3 sachets)
- Oignon (8 ou 9)
- Oignon rouge (1)
- Orange (1)
- Poireaux (1 botte)
- Poivron rouge (6)
- Pomme (4)
- Pomme de terre nouvelle (8)
- Thym (1 botte)
- Tomates (6)

Jus de fruits

- Eau de coco (4 briques de 500 ml env.)
- Jus d'orange (1 brique)
- Jus de pruneau (1,5 l)

Poisson et fruits de mer

- Coquilles Saint-Jacques (env. 700 g)
- Crevettes roses (48)
- Plie (2 filets de 100 à 150 g chacun)
- Saumon (1 filet)
- Thon au naturel (en conserve, 5 boîtes de 150 g)

Pain et céréales

- Bagel aux céréales complètes (1)
- Tortillas (4)

Produits laitiers

- Fromage blanc (500 g)
- Fromage de chèvre
- Gruyère râpé (1 petit sachet)
- Mozzarella (fraîche, 250 g)
- Parmesan râpé (1 petit sachet)
- Yaourt à la grecque (1 kg)

Autres

- Bouillon de légumes (env. 4 l)
- Lait de coco (env. 1 l)
- Naans frais
- Œufs (2 boîtes)
- Olives noires dénoyautées (env. 170 g)
- Purée de tomates (env. 170 g)
- Tofu (3 à 4 paquets)

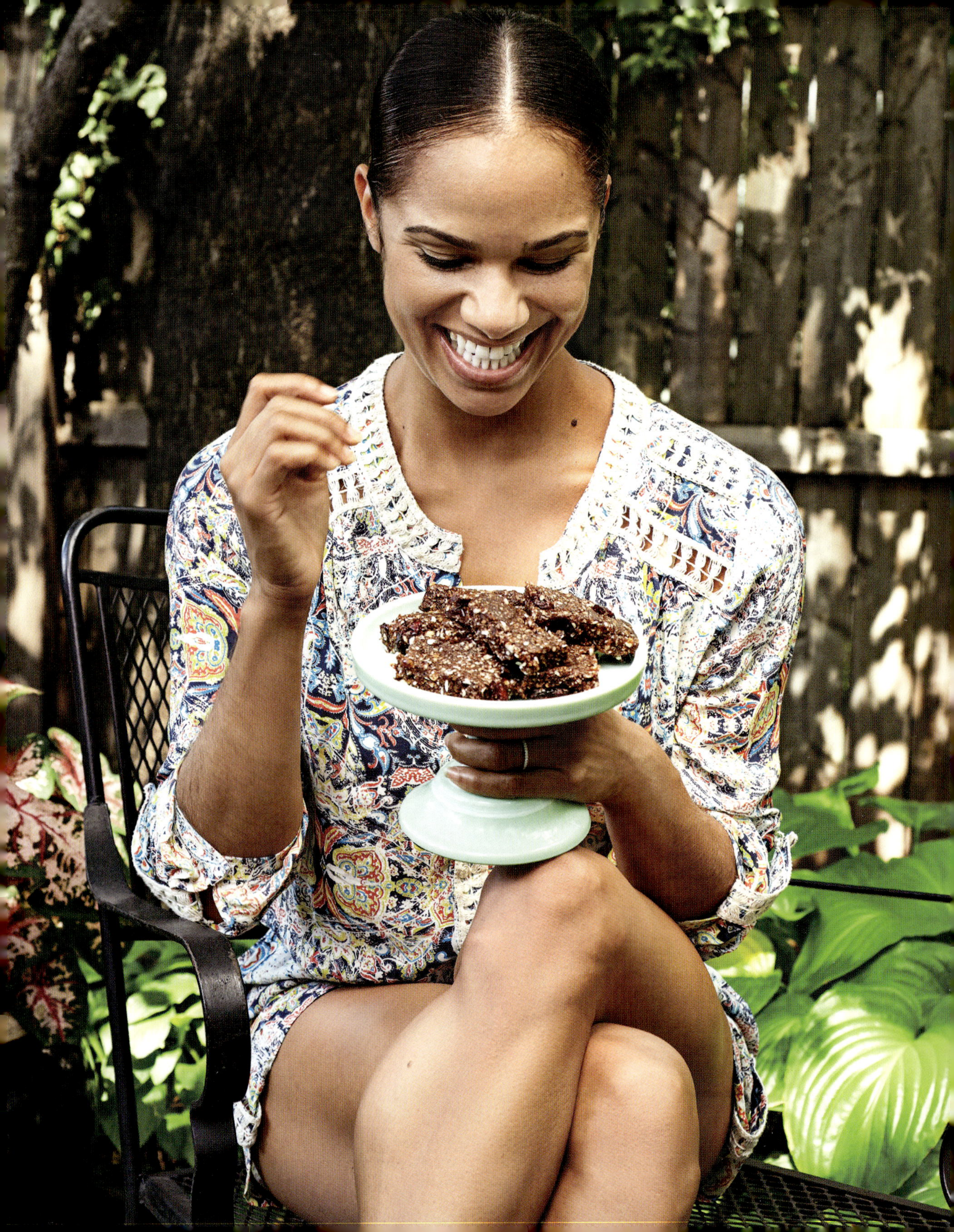

Semaine 3

Jour 15

PETIT-DÉJEUNER

- Bagel aux céréales complètes avec 1 cuillerée à soupe de *mix de fruits à tartiner* (page 205)
- 1 portion de fruit
- Café ou thé

EN-CAS

- 1 petit bol de fraises fraîches, découpées en rondelles et servies sur 2 cuillerées à soupe de yaourt à la grecque sucré avec une cuillerée à café de miel

AU DÉJEUNER

- *Salade épinards et fromage de chèvre* (page 173)

EN-CAS

- 1 *barre énergétique au cacao cru* (page 206)

DÎNER

- Sushi et salade d'algues (dans un restaurant asiatique), ou, si vous dînez chez vous
- *Salade niçoise au thon* (page 179)

Jour 16

PETIT-DÉJEUNER

- Bagel aux céréales complètes avec 1 cuillerée à soupe de fromage blanc
- 1 portion de fruit frais
- Café ou thé

EN-CAS

- 4 *biscuits avoine et banane façon Misty et Makeda* (page 215)

AU DÉJEUNER

- *Wraps méditerranéens et pesto maison* (page 183)

EN-CAS

- 1 pomme
- 1 poignée d'amandes

DÎNER

- *Plie et poêlée de kale* (page 187)

Jour 17

PETIT-DÉJEUNER

- *Smoothie des ballerines* (page 217)
- Café ou thé

EN-CAS

- 1 orange

AU DÉJEUNER

- 2 ou 3 poignées de roquette garnies d'une poignée de tomates cerises coupées en deux, et de 1/2 mozzarella fraîche en lamelles, assaisonnées de *sauce italienne* (page 184)

EN-CAS

- *Houmous du jardin et crudités* (page 211)

DÎNER

- *Burger végétarien ultime* (page 203)
- *Frites de patate douce* (page 209)

Jour 18

PETIT-DÉJEUNER

- Muffin au son (page 166)
- 170 g de yaourt à la grecque
- 1 cuillerée à soupe de *mix de fruits à tartiner* (page 205), sur le muffin ou mélangé au yaourt
- Café ou thé

EN-CAS

- 1 petit bol de raisin
- 1 poignée d'amandes

AU DÉJEUNER

- *Salade niçoise au thon* (page 179)

EN-CAS

- 1 poignée de *mélange fruits et noix* (page 216)

DÎNER

- *Soupe gourmande d'hiver* (page 208)

Jour 19

PETIT-DÉJEUNER

- *Flocons d'avoine au sucre brun* (page 161)
- Café ou thé

EN-CAS

- *Houmous du jardin et crudités* (page 211)

AU DÉJEUNER

- Salade composée (au restaurant), sans charcuterie, ni jambon, ni poulet, assaisonnée de sauce de salade (tous types)

EN-CAS

- 1 petit bol de raisin
- 1 poignée d'amandes

DÎNER

- *Poêlée végétarienne au tofu* (page 198)

Jour 20

PETIT-DÉJEUNER

- 1 tranche de pain complet
- 1 œuf
- 1 portion de fruit
- Café ou thé

EN-CAS

- 1 poire

AU DÉJEUNER

- Sandwich maison : 2 tranches de pain aux céréales complètes, garnies de 2 cuillerées à café de moutarde, 2 lamelles de fromage, 1 poignée de feuilles de laitue et 2 rondelles de tomate

EN-CAS

- *Jus de carotte* (page 217)

DÎNER

- Sushi et salade d'algues (dans un restaurant asiatique), ou, si vous dînez chez vous, *burger végétarien ultime* (page 203) et *frites de patate douce* (page 209)

Jour 21

PETIT-DÉJEUNER

- *Granola* (page 162) au lait d'amande
- Café ou thé

EN-CAS

- 1 poignée d'amandes, ou autres fruits à coque

AU DÉJEUNER

- Burrito aux haricots noirs : 1 tortilla garnie d'un petit bol de haricots noirs écrasés en purée, de salsa aux petits légumes, de 2 cuillerées à soupe de fromage râpé et d'une tomate en dés

EN-CAS

- 1 petit bol de billes de melon parsemé de menthe ciselée

DÎNER

- *Soupe de haricots noirs et crevettes au citron vert* (page 169)

Liste de courses pour la semaine 3

Légumes et fruits

- Ail (3 têtes)
- Assortiment de légumes frais pour poêlée à l'asiatique : échalote, poivron rouge, bok choy, brocoli, etc.
- Avocat (2)
- Banane (2)
- Basilic (6 bottes, soit suffisamment pour remplir 2 bols bien tassés)
- Carotte (500 g)
- Chou-fleur (1)
- Ciboulette (1 botte)
- Citron (1)
- Citron vert (2)
- Fraises (1 barquette)
- Fruits de saison pour les en-cas
- Fruits rouges (1 barquette, toutes variétés)
- Fruits secs (1 paquet de chacun : abricots, cerises, cranberries, pruneaux dénoyautés, figues, dattes, dattes Medjool, raisins)
- Haricots verts (500 g)
- Jeunes pousses d'épinards (1,5 kg)
- Kale (450 g)
- Laitue (1)
- Mélange de feuilles de salade (1 sachet)
- Melon (1)
- Menthe (1 botte)
- Mesclun (2 sachets d'env. 450 g)
- Oignon (8 ou 9)
- Oignon rouge (1)
- Orange (1)
- Patate douce (4)
- Persil (1 botte)
- Petits pois frais (500 g)
- Poire (1)
- Poivron rouge (1)
- Pomme (2)
- Pomme de terre nouvelle (8)
- Raisin (1 grappe)
- Roquette (450 g)
- Tomate (7)
- Tomates cerises (1 barquette)

Pain et céréales

- Bagel aux céréales complètes (2)
- Flocons d'avoine (1 kg)
- Petits pains à hamburger au blé complet (8)
- Tortillas de maïs (5)

Poisson et fruits de mer

- Crevettes géantes tigrées (16)
- Plie (2 filets de 100 à 150 g chacun)
- Thon au naturel (en conserve, 5 boîtes de 150 g)

Produits laitiers

- Crème fraîche épaisse (1 petit pot)
- Emmental (1 paquet)
- Fromage de chèvre
- Fromage frais (150 g)
- Gruyère râpé
- Mozzarella (fraîche, 450 g)
- Parmesan râpé
- Yaourt à la grecque (350 g)

Autres

- Bouillon de légumes (env. 5 l)
- Haricots noirs (en conserve, env. 2,5 kg)
- Œufs (1 boîte)
- Olives noires dénoyautées (env. 170 g)
- Tofu (450 g)
- Tomates séchées en conserve (env. 400 g)

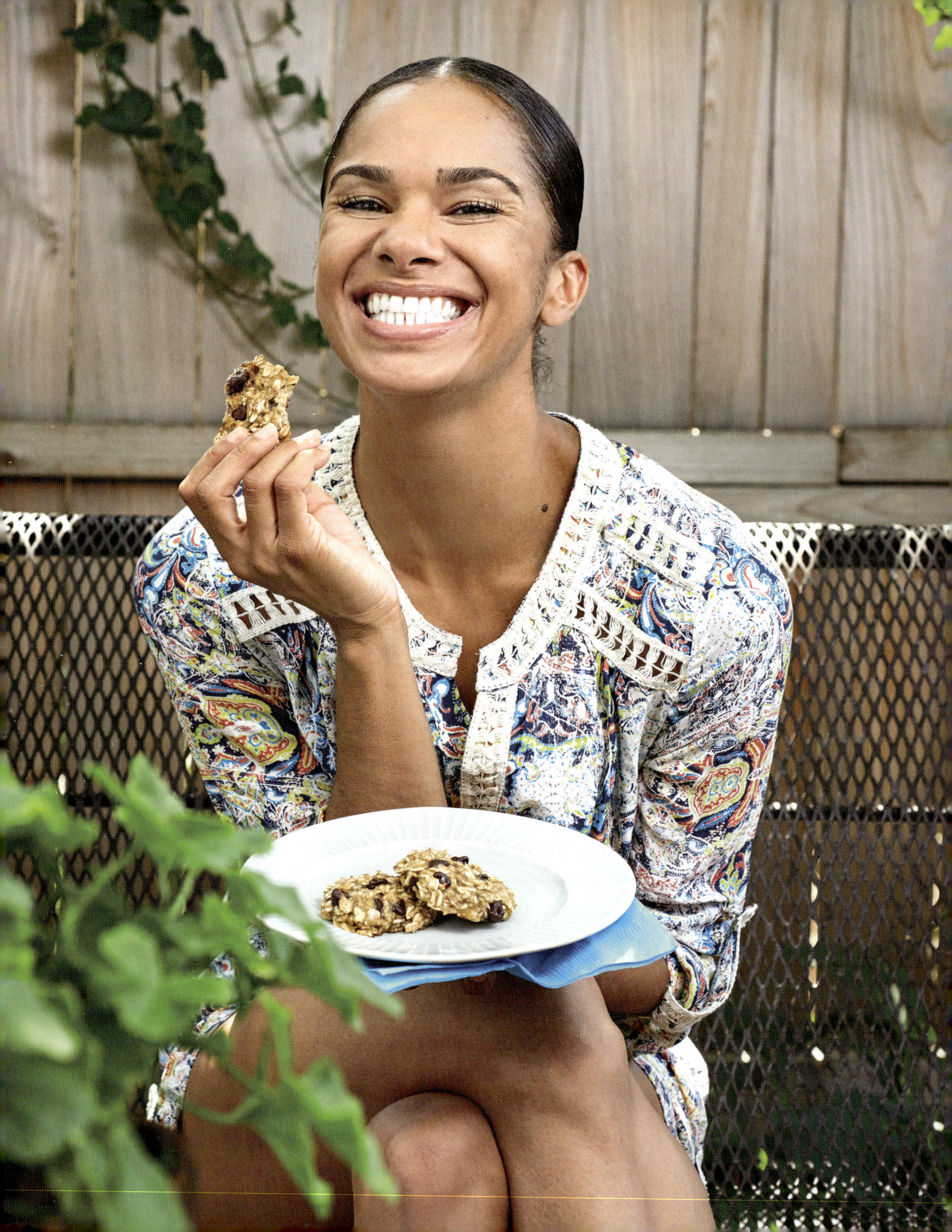

Recettes pour un corps de ballerine

J'adore cuisiner. Aller faire mes emplettes chez le poissonnier, découper des légumes dans ma cuisine, organiser un dîner entre amis : tout ça est pour moi source de grande joie. Et c'est d'autant plus réjouissant que j'ai conscience combien il est important de bien se nourrir pour avoir la santé et l'énergie nécessaires pour accomplir chacune des petites choses que l'on entreprend.

Au début, je m'y suis mise par nécessité, en cherchant quelle alimentation pouvait convenir à mon corps. Mais j'ai bien vite découvert que c'était là aussi un moyen d'exprimer ma créativité, et je me suis mise à improviser de nouvelles recettes, à réinventer des classiques en jouant avec les herbes et les aromates, et j'adorais voir les réactions de mes amis lorsqu'ils appréciaient un plat que j'avais concocté, et toute la convivialité que ça crée autour d'une table entre gens qui aiment partager du temps, des paroles, des rires et de bons repas.

Je suis aussi une vraie gourmande ! Je sais que bien souvent, on craint de devoir sacrifier le plaisir des saveurs, des assiettes généreuses et de la gourmandise lorsqu'on commence à se préoccuper de manger sain. Mais ce qui est merveilleux quand on cuisine, c'est que l'on connaît chaque ingrédient – chaque pincée d'épices, chaque composant – utilisé dans un plat, donc on peut se faire plaisir en toute sérénité, certain que ce qu'on mange est bon à la fois pour ses papilles et pour sa santé.

Les recettes proposées ici sont suffisamment variées pour vous éviter la monotonie, suffisamment saines pour vous permettre d'optimiser votre forme physique, et suffisamment savoureuses pour que vous ne vous sentiez pas privée. Et pour éviter de vous ajouter des complications inutiles, j'ai également veillé à ce qu'aucune de ces recettes ne soit trop longue à préparer. Il vous faudra cependant dégager un peu de temps chaque jour à passer dans votre cuisine. J'espère que comme moi, vous trouverez que ça en vaut largement la peine.

Le petit-déjeuner sert à faire le plein d'énergie pour commencer la journée en pleine forme.

Entrée en scène

Les jours de semaine, je choisis plutôt des aliments qui me procurent un petit coup de fouet énergétique, et qui me permettent de rester concentrée et tonique tout au long de mon cours de danse. Le plus souvent, il s'agit d'un petit pain chaud ou d'un bol de flocons d'avoine bien nourrissant. Mais le week-end, quand j'ai un peu plus de temps, j'aime me préparer des jus de fruit maison ou une bonne frittata : un mets de choix pour ce premier repas de la journée.

Flocons d'avoine au sucre brun

Une recette aussi simple que savoureuse, que je prépare presque chaque matin. Toutes les marques de flocons d'avoine nature, comme Quaker, peuvent convenir. J'y ajoute habituellement deux cuillerées à soupe de graines de lin, une autre excellente source de fibres. Ce qu'il y a de génial avec les flocons d'avoine, c'est que le jour où l'on a une présentation ou un examen à passer, quelques cuillerées boostent la mémoire et la concentration. Alors même quand vous êtes pressée, faites-vous chauffer un bol de flocons d'avoine et savourez !

Pour 1 part

1 tasse de flocons d'avoine

1 cuillerée à café de sucre brun

2 cuillerées à soupe de graines de lin

Suivez le mode d'emploi indiqué sur l'emballage pour préparer 1 portion des flocons d'avoine de votre choix. Ajoutez le sucre brun et les graines de lin. Vous pouvez aussi remplacer le sucre brun et les graines de lin par une poignée de raisins secs, très riches en fer, d'éclats de noix ou d'amandes, ou de toute autre source de fibres.

Granola

Ce qui est amusant quand on fait son granola soi-même, c'est qu'une infinité d'utilisations sont possibles ! Pour moi, le petit-déjeuner rapide idéal est une poignée de granola sur du yaourt à la grecque. Ou bien, pour un petit coup de pouce énergétique sucré, vous pouvez essayer mon granola. Cette recette est rentrée dans mes habitudes quand j'avais environ dix-neuf ans, et je la prépare encore souvent, car elle est simple et délicieuse. Déposez deux ou trois cuillerées à soupe de crème de cacahuète dans un bol, puis versez deux poignées de ce granola par-dessus. Ajoutez une touche de miel si vous avez envie de sucré, puis mélangez soigneusement et savourez : c'est aussi délicieux qu'une nougatine croquante, sauf qu'au lieu de sucre et de gras, vous faites le plein de fibres et de protéines. Un verre de lait d'amande complète idéalement ce repas matinal.

Pour environ 10 parts

3 tasses de flocons d'avoine

3 cuillerées à soupe de sucre brun

½ cuillerée à café de cannelle moulue

¼ de cuillerée à café de sel de mer

⅓ de tasse de miel liquide

¼ de tasse d'huile d'olive extra-vierge

1 cuillerée à café d'extrait de vanille

½ tasse de fruits secs en petits cubes

½ tasse d'éclats de noisettes (ou autres fruits à coque) et de graines

Préchauffez le four à 150 °C, et placez la grille de cuisson à mi-hauteur.

Versez les flocons d'avoine, le sucre brun, la cannelle et le sel dans un saladier et mélangez soigneusement.

Mélangez le miel, l'huile et la vanille dans un bol jusqu'à obtention d'un mélange homogène. Versez ce mélange dans le saladier, et mélangez jusqu'à ce que le tout soit uniformément enrobé.

Étalez le mélange en une fine couche uniforme sur une plaque de cuisson. Passez au four 15 minutes, puis mélangez et laissez de nouveau au four jusqu'à ce que le granola soit légèrement doré, c'est-à-dire entre 5 et 15 minutes supplémentaires.

Posez la plaque de cuisson sur une grille en métal et laissez refroidir à température ambiante environ 20 minutes, en remuant de temps à autre. Le granola va se durcir en refroidissant.

Incorporez les fruits secs, noisettes ou graines au granola.

Vous pouvez conserver votre granola à température ambiante dans un récipient hermétique.

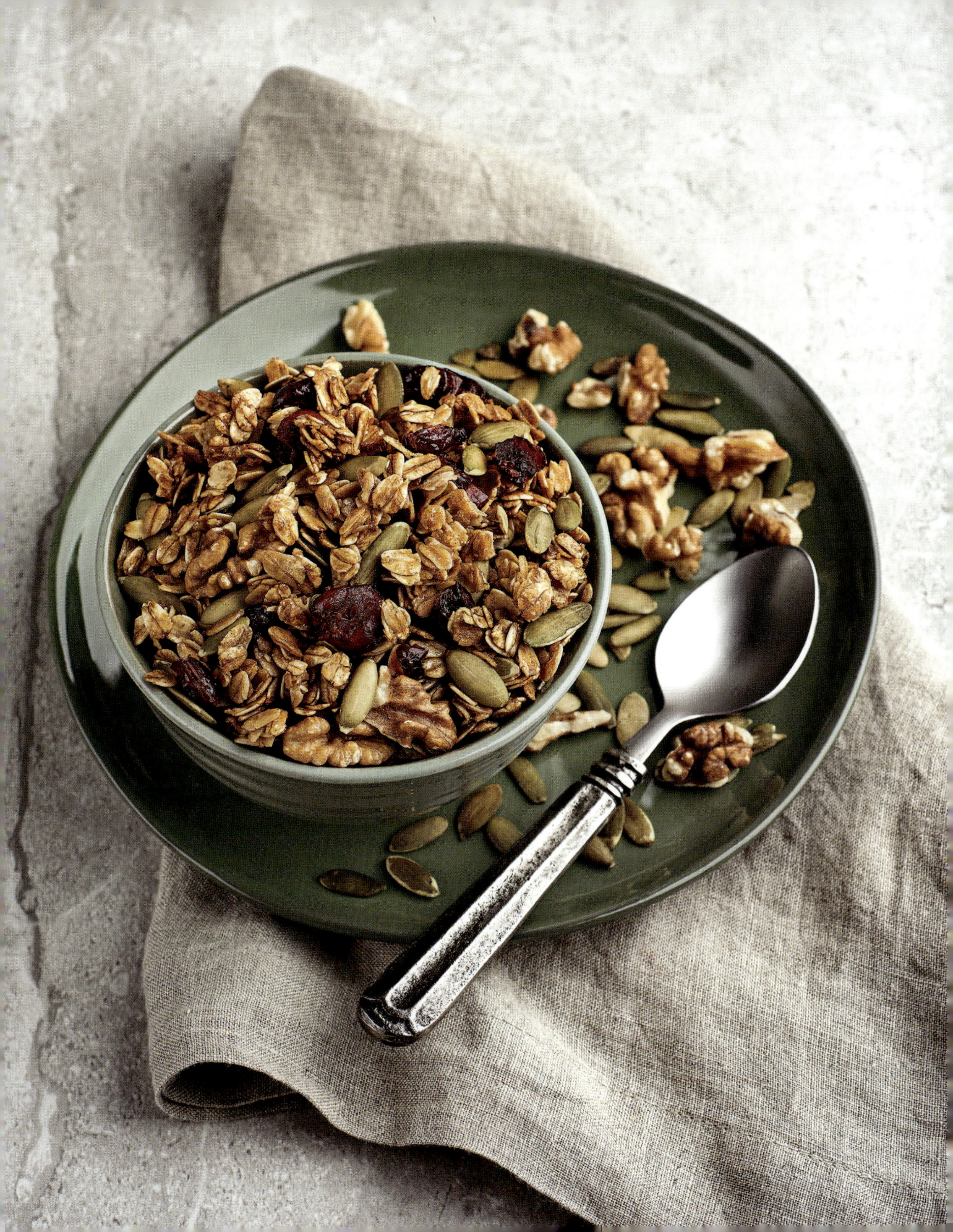

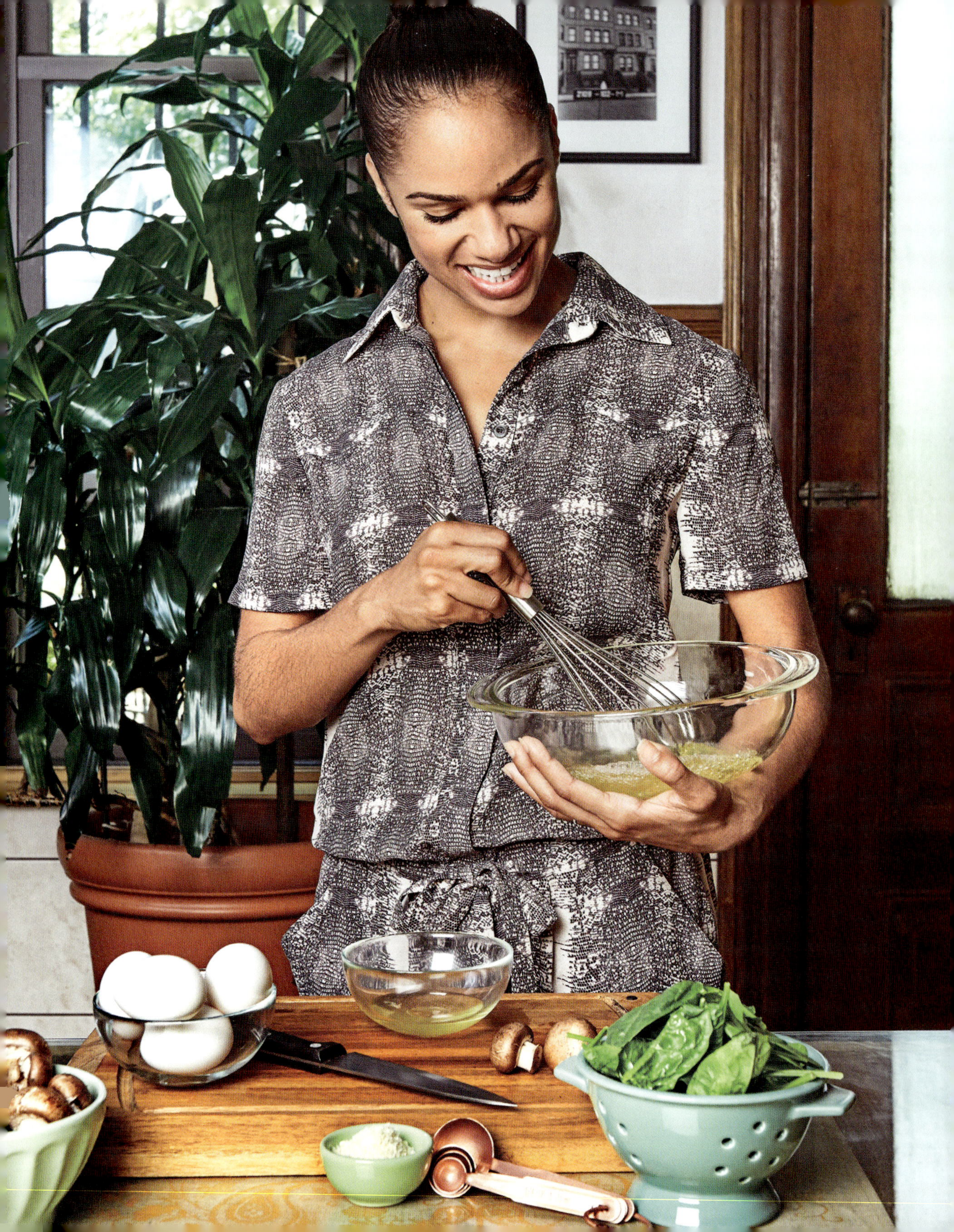

Frittata au parmesan

Quand j'ai rencontré mon mari Olu, c'est un des premiers plats que je lui ai préparés. Très simple et rapide à faire, cette recette est particulièrement appréciable les matins où on est pressé par le temps. Le parmesan et les légumes frais en font un délicieux plat équilibré, et vos invités auront du mal à croire qu'il ne vous a pris que quelques minutes en cuisine !

Pour 2 parts

2 à 3 champignons en rondelles

1 poignée d'épinards frais

8 blancs d'œuf

Sel de mer

2 cuillerées à soupe de parmesan râpé

Sauce pimentée (facultatif)

Huile végétale

Préchauffez le four en mode gril.

Enduisez un plat à four antiadhésif d'huile végétale et faites-le chauffer à feu moyen.

Déposez-y les champignons et laissez-les cuire 2 à 3 minutes, en les retournant une fois ou deux.

Ajoutez les épinards frais et laissez cuire 1 à 2 minutes, jusqu'à ce qu'ils soient tendres.

Battez les blancs d'œuf dans un saladier jusqu'à ce qu'ils soient légèrement mousseux. Ajoutez une pincée de sel de mer, puis versez les blancs d'œufs dans le plat.

Saupoudrez d'une cuillerée à soupe de parmesan.

Laissez cuire sans remuer jusqu'à ce que les bords commencent à être cuits et aient pris une texture solide.

Soulevez doucement les bords de la frittata et inclinez le plat de façon que le blanc d'œuf non cuit vienne se couler sous les parties cuites. Laissez cuire encore une minute.

Enfournez le plat et laissez griller 2 à 3 minutes, jusqu'à ce que les œufs soient entièrement cuits et prennent un aspect soufflé. Sortez le plat du four et saupoudrez de la seconde cuillerée de parmesan. Découpez en quarts et servez accompagné de sauce pimentée si vous le souhaitez.

Muffin au son

Comme les flocons d'avoine, c'est un de mes petits-déjeuners préférés du quotidien. Une pâtisserie maison toute chaude qui sort du four apporte toujours plaisir et réconfort, mais l'avantage de cette recette est que le son a également de grandes qualités nutritionnelles. Le miel et la compote ajoutent une note sucrée subtile à ces muffins.

Pour 12 muffins

½ tasse de farine de coco
¼ de tasse de son
½ cuillerée à café de levure
¼ de cuillerée à café de sel
6 œufs
¼ de tasse d'huile de coco
½ tasse de miel
¼ de tasse de compote de pommes sans sucres ajoutés
1 cuillerée à café d'extrait de vanille
Huile végétale

Préchauffez le four à 180 °C.

Dans un petit récipient, mélangez la farine, le son, la levure et le sel.

Battez les œufs dans un saladier. Incorporez l'huile, le miel, la compote et la vanille.

Ajoutez la préparation à base de farine et mélangez soigneusement. Laissez reposer 5 minutes afin que la farine de coco absorbe le liquide.

Enduisez une plaque de 12 moules à muffins d'huile végétale.

Versez la pâte dans les moules, en remplissant chaque moule aux trois quarts.

Laissez cuire 25 à 30 minutes, jusqu'à ce que les muffins soient légèrement dorés.

Laissez refroidir avant de servir.

Les muffins se conservent jusqu'à 7 jours dans un récipient hermétique au réfrigérateur.

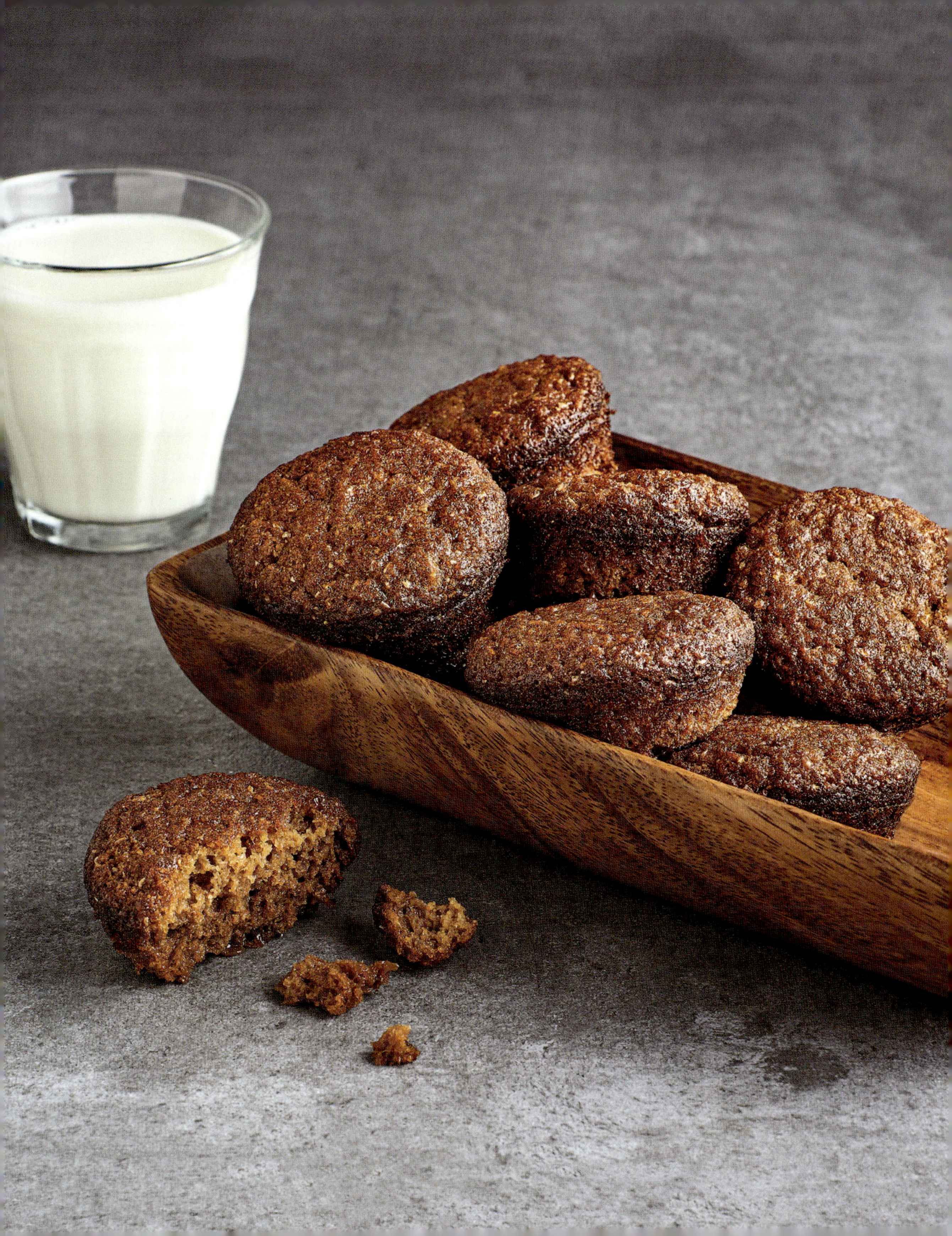

Intermède

À la mi-journée, non seulement vous avez faim, mais vous avez aussi probablement besoin de reprendre un peu de force. Et comme pour la plupart d'entre nous, il reste encore tout un après-midi de travail à accomplir, de cours à suivre, ou de rendez-vous à assurer avant de pouvoir rentrer à la maison. L'idéal est donc de prendre un déjeuner léger, mais riche en saveurs, composé d'ingrédients qui vous procureront toute l'énergie nécessaire. Bien souvent, je déjeune d'un wrap garni de petits légumes et de fromage, d'un bol de soupe bien nourrissant, ou d'une assiette de sushis frais. Quel que soit le menu pour vous, essayez de ne jamais sauter le déjeuner. Au milieu d'une journée trépidante, il offre un intermède appréciable et revigorant.

Soupe de haricots noirs et crevettes au citron vert

Cette soupe est l'une des premières recettes que j'ai maîtrisées quand je me suis mise à cuisiner. Elle est délicieuse et très rassasiante. Je l'ai apprise dans un des livres de la célèbre cheffe Rachael Ray, et quand j'ai été l'invitée de son émission culinaire dans le cadre de ma participation au programme national de santé américain, nous l'avons préparée ensemble. Au fil des années, j'y ai ajouté mes petites touches personnelles – un peu plus d'épices, un peu moins de sel – et ai remplacé le bouillon de poulet par du bouillon de légumes.

Pour 4 parts

Pour la soupe

1 oignon, émincé

3 gousses d'ail, pressées

1 cuillerée à café de cumin

2 cuillerées à soupe de poudre de chili

Sel et poivre

2 boîtes (de 400 g) de haricots noirs en conserve, rincés et égouttés

1 boîte (de 400 g) de tomates séchées

½ tasse de crème fraîche épaisse

5 tasses de bouillon de légumes

Sauce pimentée

2 cuillerées à soupe d'huile d'olive extra-vierge

Pour les crevettes

1 gousse d'ail, pressée

3 cuillerées à soupe d'huile d'olive extra-vierge

Le zeste et le jus de 2 citrons verts

½ cuillerée à café de piment rouge concassé

¼ de tasse de persil haché

Sel

16 crevettes géantes tigrées, décortiquées, déveinées et fendues

Préparation de la soupe
Dans une cocotte, faites chauffer l'huile d'olive à feu moyen à fort. Ajoutez l'oignon, l'ail, le cumin, la poudre de chili, puis salez et poivrez à votre convenance. Remuez et laissez cuire quelques minutes, jusqu'à ce que les oignons soient tendres.

Ajoutez les haricots noirs. Utilisez une spatule en silicone ou un presse-purée manuel pour écraser partiellement les haricots.

Ajoutez les tomates séchées, la crème fraîche et le bouillon de légumes. Portez à ébullition, puis réduisez le feu et laissez mijoter environ 11 minutes, en remuant de temps en temps.

Préparation des crevettes
Dans un saladier, mélangez l'ail avec l'huile d'olive, le zeste de citron vert, le piment rouge concassé, le persil et une pincée de sel. Ajoutez les crevettes et remuez jusqu'à ce qu'elles soient bien recouvertes du mélange, puis retirez-les.

Faites chauffer un poêlon à feu moyen à fort. Ajoutez les crevettes et laissez cuire 2 à 3 minutes, puis retournez-les. Ajoutez le jus de citron vert et laissez encore cuire quelques minutes, jusqu'à ce qu'elles soient entièrement opaques.

Ajoutez la sauce pimentée à la soupe, et salez et poivrez à votre convenance. Versez la soupe dans 4 bols et ajoutez 4 crevettes dans chaque bol.

Mes chouchous à déguster en solo

Voici quelques-uns de mes aliments préférés, qui font de parfaits en-cas tels quels :

- Fromage blanc
- Yaourt
- Bâtons de crudités
- Sushi
- Fruits à coque tels que pistaches, amandes, noix de cajou
- Tous les fruits, en particulier le raisin, les myrtilles, la mangue séchée et les bananes
- Fruits de mer : huîtres, crevettes, palourdes, et tous les coquillages comestibles !

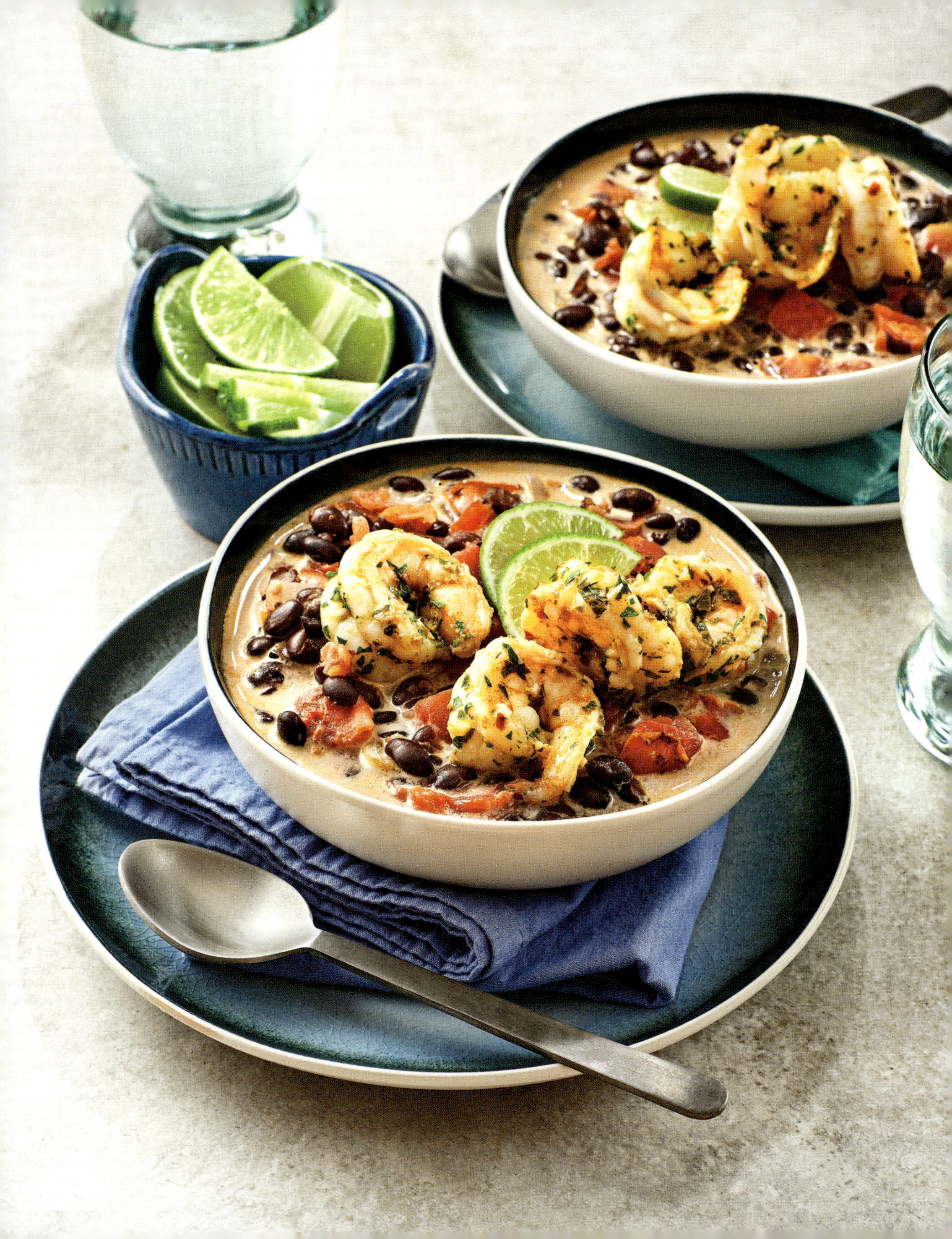

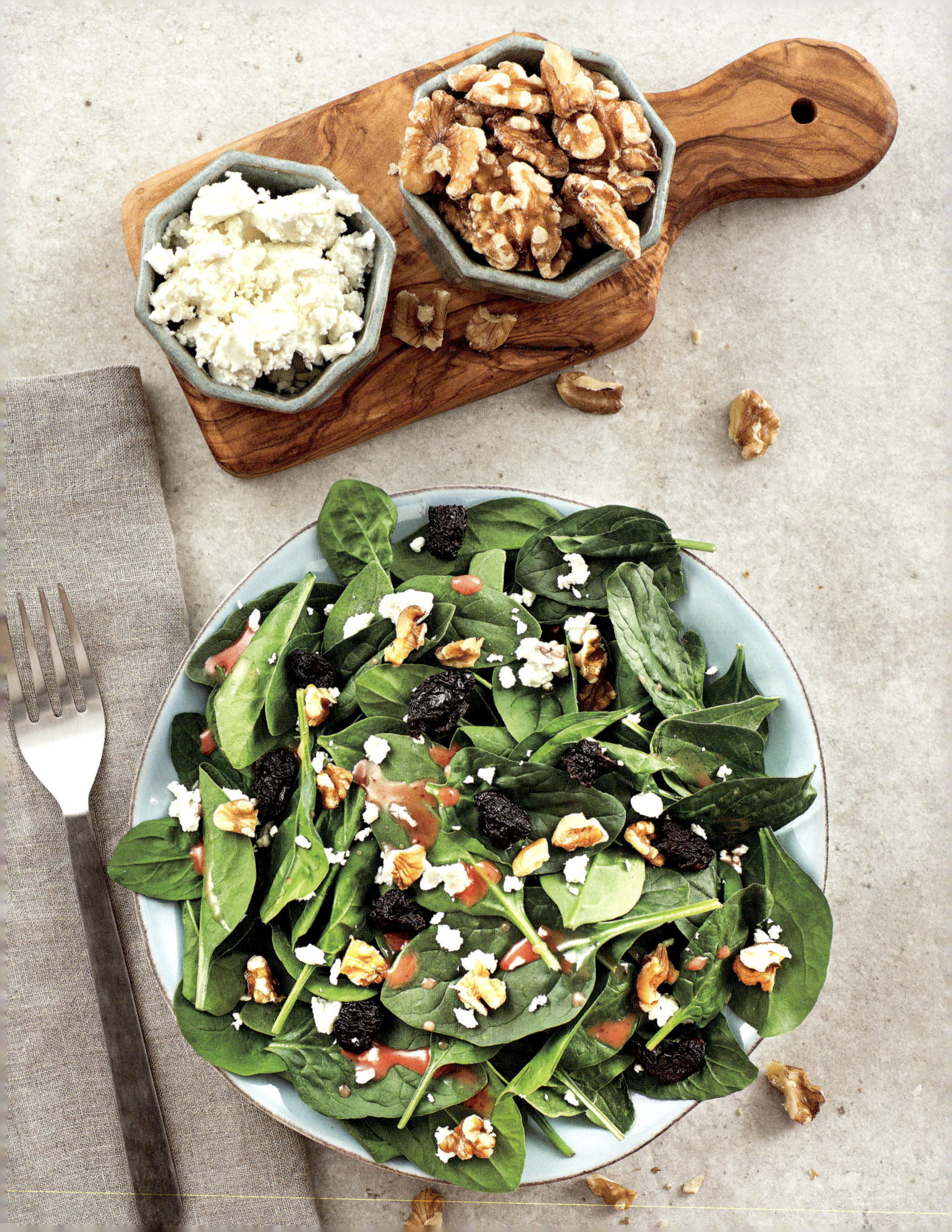

Salade épinards et fromage de chèvre

J'adore cette salade qui allie plusieurs de mes aliments préférés : fruits secs, noix et quelques bouchées de fromage de chèvre fondant. Après en avoir mangé une assiette, je me sens rassasiée, mais jamais alourdie. Vous pouvez vous amuser à varier les garnitures, par exemple en optant pour des cranberries séchées, ou en y ajoutant des crevettes ou du poisson, ce qui en fait un excellent plat de dîner.

Pour 4 parts

400 g de jeunes pousses d'épinards

½ tasse de cerises séchées

½ tasse de noix concassées

½ tasse de fromage de chèvre émietté

½ oignon rouge, finement émincé

Vinaigrette framboise (page 185)

Répartissez les pousses d'épinards dans 4 assiettes. Parsemez de cerises, d'éclats de noix, de fromage de chèvre et d'oignon. Ajoutez un filet de vinaigrette framboise maison sur chaque assiette.

Légumes grillés

La cuisson au four fait bien ressortir toute la saveur des légumes : les carottes et les petits pois prennent un petit goût sucré, les choux de Bruxelles se font délicieusement croquants. Et ça marche avec tous les légumes qui peuvent vous inspirer ! Cette recette est préparée avec ceux que j'apprécie le plus.

Les quantités varient : prévoyez environ une poignée ou une tasse de légumes par personne

Carottes, épluchées

Oignon, jaune de préférence

Choux de Bruxelles

Brocoli

Chou-fleur

Pois gourmands

Huile d'olive extra-vierge

Sel et poivre

Plusieurs brins de thym

Plusieurs brins de romarin

Préchauffez le four à 200 °C.

Découpez les légumes. Il est important de veiller à ce que tous les morceaux soient de taille à peu près équivalente (de 2,5 cm par exemple), afin qu'ils cuisent uniformément.

Placez les légumes découpés sur une grande plaque de cuisson. Recouvrez-les d'un filet d'huile d'olive, salez et poivrez, puis ajoutez le thym et le romarin. N'hésitez pas à mettre les mains pour mélanger, et veillez à ce que tous les légumes soient bien enrobés et assaisonnés.

Enfournez et laissez cuire 1 heure, jusqu'à ce que les légumes soient tendres et légèrement dorés, en remuant toutes les 20 minutes afin qu'ils soient grillés de tous les côtés.

Sortez le plat du four, retirez les brins d'herbe et servez.

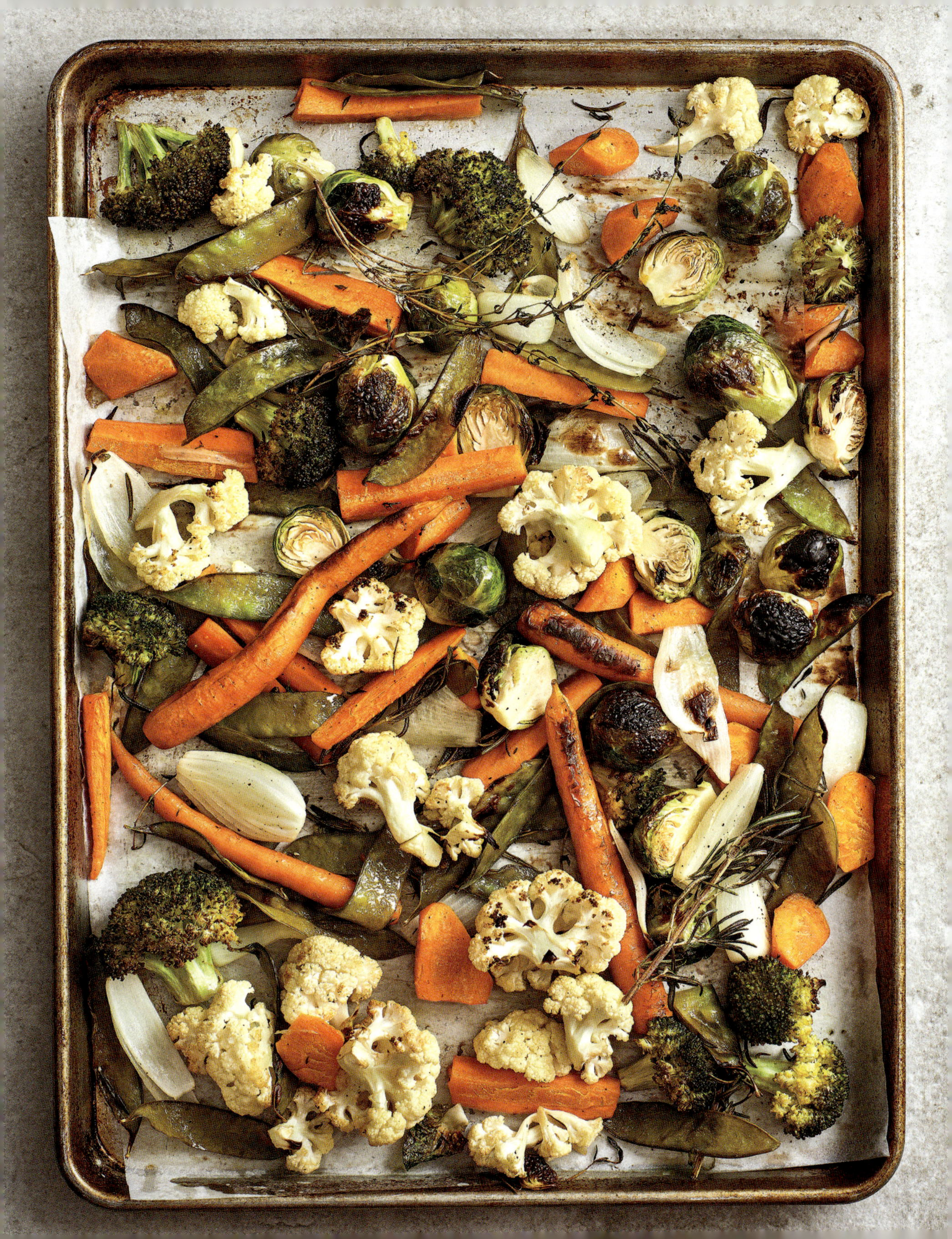

Manger en pleine conscience

La vie passe tellement vite qu'il est important d'être dans l'instant présent aussi souvent que possible, et pas uniquement lorsqu'on est en promenade, qu'on écoute une chanson ou qu'on admire un coucher de soleil en rentrant chez soi. Lorsqu'on est à table, qu'on savoure un repas, il est également bon d'être pleinement attentif à ses sensations.

• **La lenteur est votre alliée :** manger lentement favorise une bonne digestion, permet de mieux apprécier les goûts des aliments, et peut aider à mieux percevoir le moment où l'on arrive à satiété. Quand on mange sans y penser, on risque de ne pas savoir s'arrêter à temps, d'absorber de trop grandes quantités et de se sentir incommodé ensuite, soit parce qu'on a du mal à s'endormir avec un estomac surchargé, soit parce qu'on se sent tout à coup serré dans ses vêtements.

• **Restez centrée sur le repas et vos voisins de table :** éteignez la télévision, mettez votre smartphone sur vibreur et fermez votre ordinateur. Concentrez plutôt votre attention sur ce qu'il y a dans votre assiette, et si vous dînez entre amis ou en famille, sur la conversation autour de la table. Les repas sont une occasion de reconstituer ses réserves d'énergie physique et de partager un moment de convivialité. Ces moments-là sont précieux, alors essayons de les apprécier pleinement.

« The best » lentilles

Je tiens cette recette d'une de mes amies qui est une ancienne danseuse de l'ABT. Comme moi, elle adore cuisiner, et il y a une dizaine d'années, nous nous sommes lancées dans un concours de cuisine, qui a pris de telles proportions qu'il est devenu un événement officiel qui se tient deux fois par an. Cette recette de lentilles est celle pour laquelle je lui donnerais le premier prix !

Pour 4 parts

250 g de lentilles vertes du Puy

¼ de tasse d'huile d'olive extra-vierge

2 oignons, jaunes de préférence, émincés (environ 2 tasses)

2 poireaux, parties blanches et vert clair uniquement, émincés (environ 2 tasses)

1 cuillerée à café de feuilles de thym frais, haché (environ 2 brins)

2 cuillerées à café de sel de mer

¾ de cuillerée à café de poivre noir fraîchement moulu

4 gousses d'ail, hachées (environ 1 cuillerée à soupe)

4 tiges de céleri, émincées (environ 1,5 tasse)

3 carottes, en rondelles (environ 1,5 tasse)

1,5 tasse de bouillon de légumes

2 cuillerées à soupe de purée de tomates

2 cuillerées à soupe de vinaigre de vin rouge

Versez les lentilles dans un récipient résistant à la chaleur et couvrez-les d'eau bouillante. Laissez reposer 15 minutes, puis égouttez et réservez.

Pendant ce temps, faites chauffer l'huile d'olive dans une sauteuse à feu moyen, ajoutez les oignons, les poireaux, le thym, salez et poivrez, puis laissez cuire 10 minutes, jusqu'à ce que les oignons soient translucides. Ajoutez l'ail et laissez cuire encore 2 minutes. Ajoutez le céleri, les carottes, le bouillon de légumes et la purée de tomates. Ajoutez enfin les lentilles égouttées, puis couvrez et laissez mijoter à feu doux 20 minutes (jusqu'à ce que les lentilles soient tendres). Ajoutez le vinaigre et salez et poivrez de nouveau à votre goût.

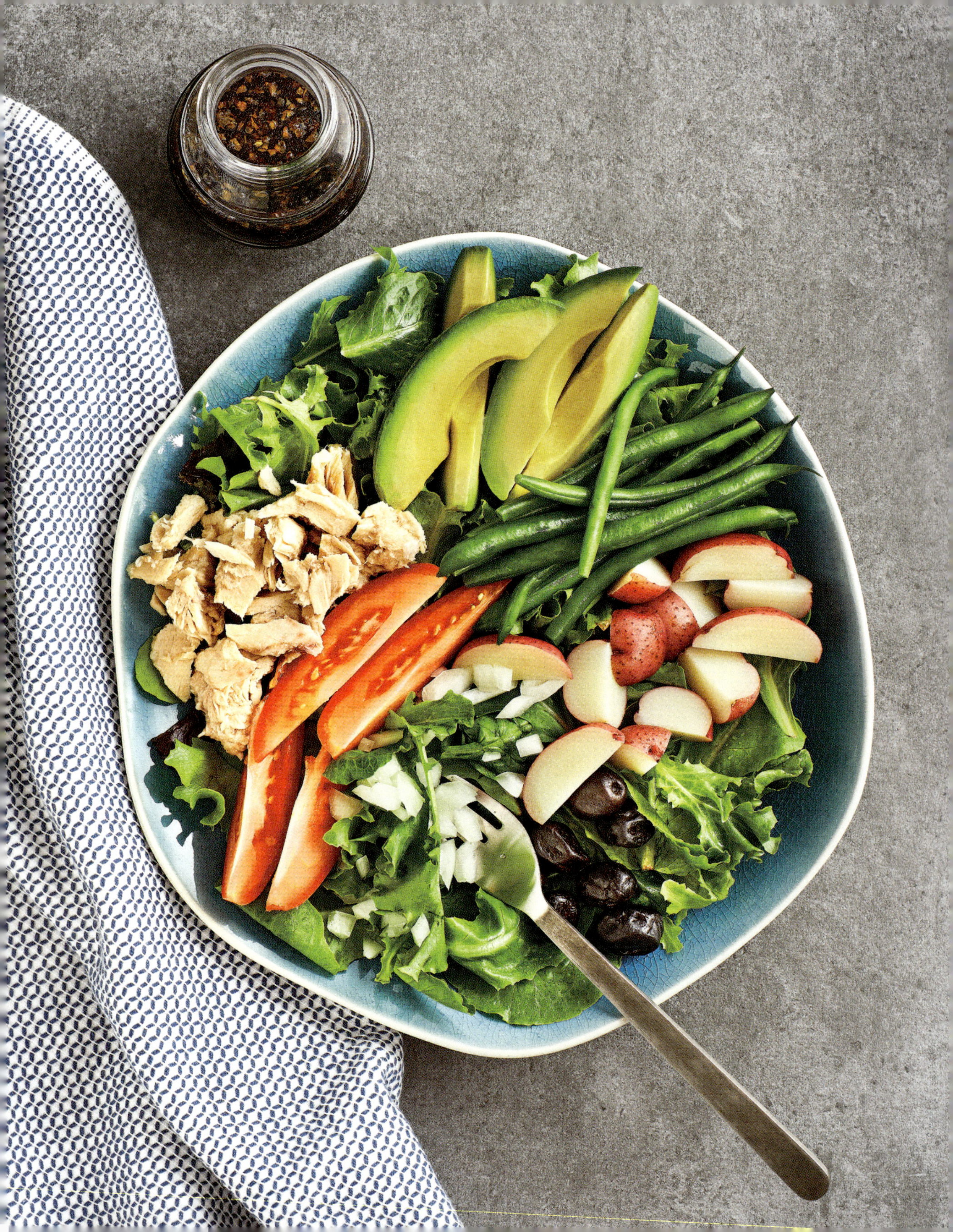

Salade niçoise au thon

Le thon fait partie de ces ingrédients aux utilisations multiples, qui s'apprécient aussi bien tels quels que cuisinés. Dans cette recette, il s'accorde avec les légumes tout en fraîcheur. Vous pouvez préparer cette salade la veille au soir, la mettre dans un récipient hermétique et l'emporter avec vous au travail ou en cours.

Pour 4 parts

6 tasses bien pleines de mélange de feuilles de salade

2 tasses de haricots verts, cuits à l'eau ou à la vapeur

½ oignon, émincé (environ ½ tasse)

4 pommes de terre nouvelles, cuites à l'eau et découpées en dés

2 tomates, coupées en quartiers

1 avocat bien mûr, épluché et découpé en lamelles

12 olives noires, dénoyautées

2 boîtes (de 150 g) de thon au naturel (soit 300 g)

Sauce de salade au vinaigre balsamique (du commerce) ou à préparer vous-même : mélangez 2 doses d'huile d'olive extra-vierge pour 1 dose de vinaigre balsamique

Répartissez les légumes dans 4 assiettes, en y disposant des parts égales de feuilles de salade, de haricots verts, d'oignon, de pomme de terre, de tomates, d'avocat, d'olives et de thon. Versez environ 1 cuillerée à soupe de sauce sur chaque assiette, puis servez.

Salade César colorée aux crevettes

Un bon repas ne s'apprécie pas uniquement par le goût, il fait appel à bien plus de nos sens : j'adore quand ma cuisine s'emplit de parfums, et une assiette joliment présentée peut parfois se rapprocher d'une œuvre d'art. Cette salade avec ses lamelles de poivron rouge, ses crevettes rose vif et ses carottes orangées est aussi belle que délicieuse.

Pour 4 parts

2 pieds de laitue romaine, feuilles découpées

½ oignon, émincé (environ ½ tasse)

1 poivron rouge, en lamelles (environ 1 tasse)

2 carottes, râpées (environ ½ tasse)

24 crevettes roses cuites

Sauce César (page 185)

Répartissez la laitue dans 4 assiettes. Garnissez chaque assiette de parts égales d'oignon, de poivron, de carotte et de crevettes. Versez 1 cuillerée à soupe de sauce sur chaque assiette, puis servez.

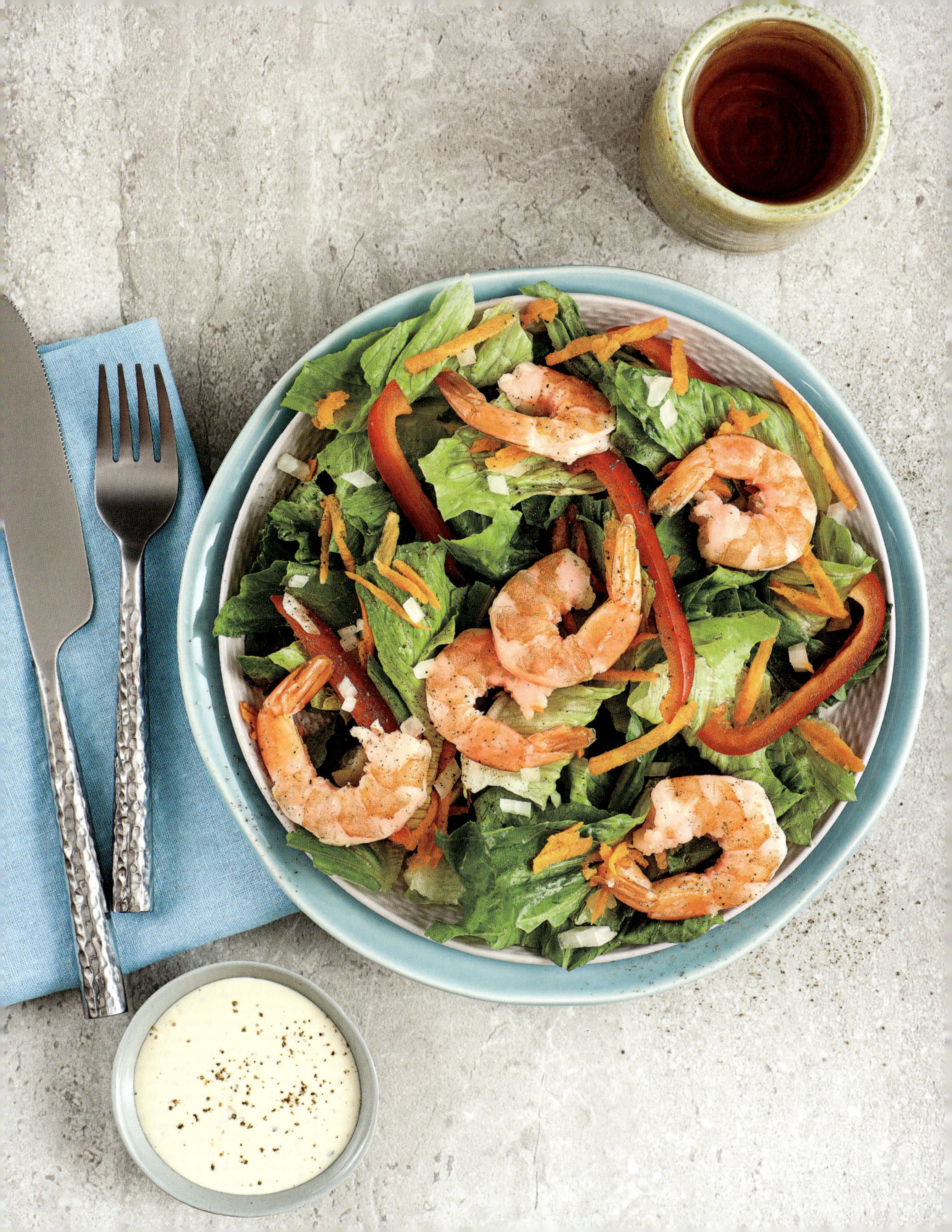

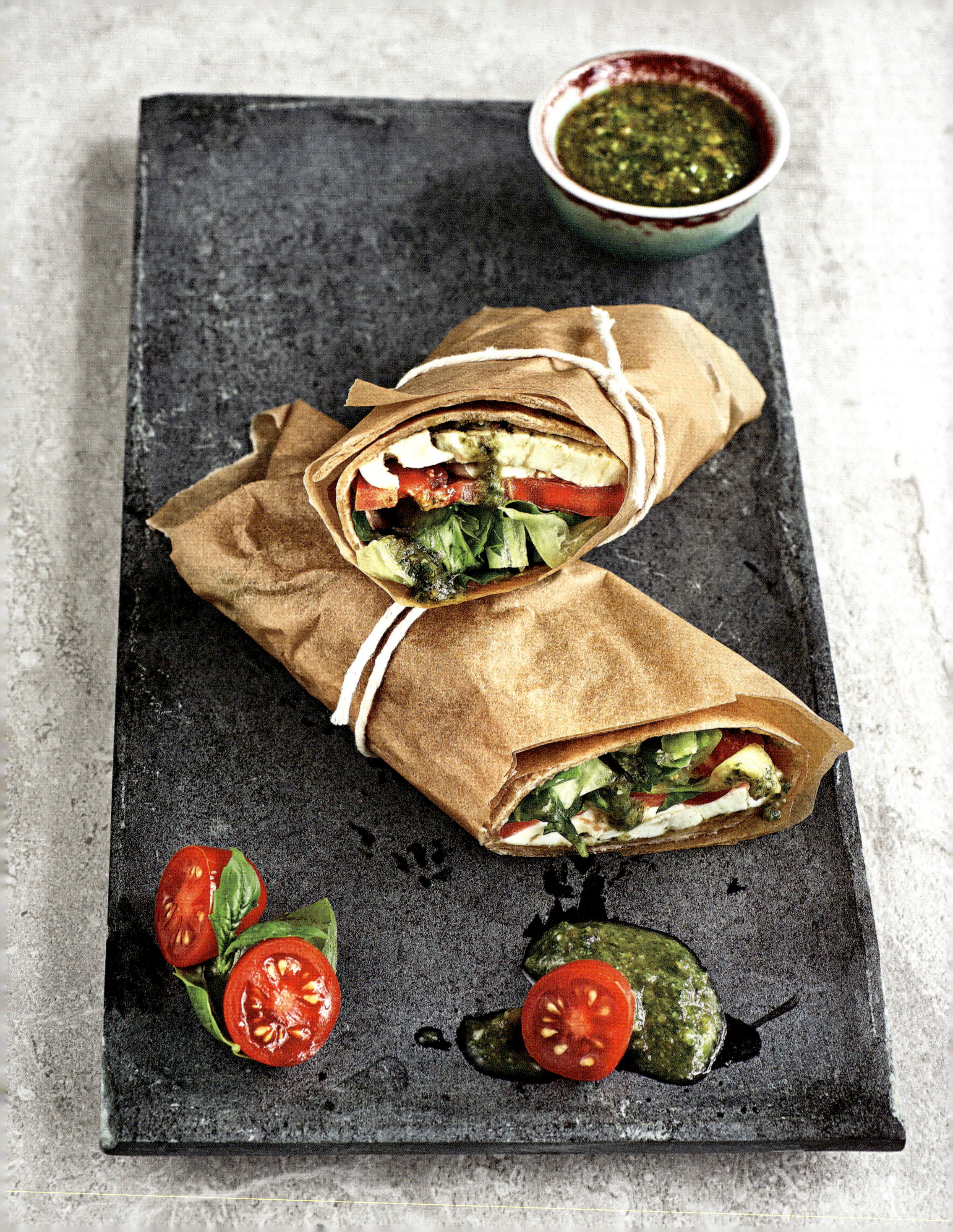

Wraps méditerranéens et pesto maison

Ces wraps sont parfaits à emporter, que ce soit pour un pique-nique au parc, pour déjeuner au bureau ou lors d'un long trajet, si vous voulez éviter les cafétérias d'aéroport ou de station-service.

Pour 4 parts

Pour le pesto

1 gousse d'ail

⅓ de tasse de noix, concassées

¼ de tasse de parmesan râpé

2 tasses bien pleines de basilic frais

½ cuillerée à café de sel

⅓ de tasse d'huile d'olive extra-vierge

Pour les wraps

4 tortillas

250 g de mozzarella fraîche, découpée en 8 rondelles fines

2 tomates, découpées en 8 rondelles fines

Plusieurs feuilles de roquette, ou autre type de salade

Préparation du pesto

Dans un mixeur, mélangez l'ail, les noix, le parmesan, le basilic et le sel. Incorporez l'huile par petites quantités, à mesure que vous mélangez les ingrédients jusqu'à ce qu'ils forment une pâte épaisse. Ajoutez encore un peu d'huile si nécessaire afin que le pesto prenne une texture plus lisse. Transférez le pesto dans un bol.

Préparation des wraps

Tartinez chaque tortilla avec environ 6 cuillerées à soupe de pesto. Ajoutez 2 rondelles de mozzarella, 2 rondelles de tomate, et quelques feuilles de roquette. Roulez chaque tortilla pour former un wrap, puis servez. Le pesto se conserve jusqu'à 3 jours au réfrigérateur.

Sauces de salade

Sauce italienne

Pour ½ tasse

2 cuillerées à soupe de vinaigre blanc

2 cuillerées à soupe de persil frais haché

1 cuillerée à soupe de citron pressé

1 cuillerée à café de basilic séché

1 pincée d'origan séché

2 gousses d'ail, pressées

6 cuillerées à soupe d'huile d'olive extra-vierge

Sel de mer et poivre fraîchement moulu

Dans un bol, mélangez à la fourchette le vinaigre, le persil, le jus de citron, le basilic, l'origan et l'ail, puis incorporez l'huile d'olive petit à petit. Salez et poivrez à votre goût. Servez immédiatement sur vos salades et crudités.

Vinaigrette

Pour ½ tasse

1 cuillerée à café de moutarde de Dijon

1 cuillerée à café d'ail frais pressé

2 cuillerées à soupe de vinaigre de champagne (ou de vin blanc)

1 cuillerée à café de sel

½ cuillerée à café de poivre noir

½ tasse d'huile d'olive extra-vierge

Dans un bol, mélangez à la fourchette la moutarde, l'ail, le vinaigre, le sel et le poivre. Tout en mélangeant, ajoutez l'huile petit à petit jusqu'à ce que la vinaigrette soit émulsionnée.

Vinaigrette framboise

Pour 1 tasse

- ½ tasse de vinaigre de vin blanc
- ¼ de tasse d'huile d'olive extra-vierge
- ¼ de tasse de framboises fraîches
- 2 cuillerées à café de miel

Mélangez soigneusement tous les ingrédients au mixeur. Cette vinaigrette se conserve jusqu'à 4 jours au réfrigérateur, même si elle se consomme idéalement fraîche.

Sauce César

Pour 1 tasse ¾

- 2 gousses d'ail, pressées
- 2 cuillerées à soupe de jus de citron
- 2 cuillerées à café de moutarde de Dijon
- 2 cuillerées à café de sauce Worcestershire
- 1 tasse de mayonnaise
- ⅓ de tasse d'huile d'olive extra-vierge
- ½ tasse de parmesan râpé
- 1 cuillerée à café de pâte d'anchois
- ¼ de cuillerée à café de poivre noir moulu

Mélangez l'ail, le jus de citron, la moutarde et la sauce Worcestershire dans un bol. Avec une fourchette, incorporez la mayonnaise, l'huile d'olive, le parmesan, la pâte d'anchois et le poivre, jusqu'à obtention d'un mélange homogène.

Final

**Le dîner marque la fin de la journée
par un moment de plaisir et de délassement.
Cuisiner est l'occasion de décompresser,
de ne plus penser au travail, à ses études,
et à toutes les contraintes qui peuvent nous
encombrer l'esprit. Si vous dînez en famille
ou entre amis, c'est aussi un moment privilégié
pour échanger avec eux, se rassasier
émotionnellement comme physiquement,
et reprendre des forces pour la journée suivante.**

Plie et poêlée de kale

C'est le premier plat que j'ai appris à faire à Olu. La plie est un poisson léger qui cuit rapidement, et dont le goût délicieux s'apprécie sans qu'il soit nécessaire de beaucoup l'assaisonner. Le kale, lui, est mon alternative préférée au chou cavalier, que j'adore cuisiner en vacances, mais dont la cuisson est un peu longue. À l'époque où je mangeais encore de la viande, j'adorais les associer à un jarret de porc ou à une cuisse de dinde, mais aujourd'hui, je satisfais mes envies de chou avec cette recette de kale qui se cuisine facilement en semaine, et je trouve qu'il s'associe à merveille au filet de plie.

Pour 4 à 5 parts

Pour le kale

2 cuillerées à soupe d'huile d'olive extra-vierge

1 oignon, jaune de préférence, émincé

1 cuillerée à soupe de flocons de piment rouge (ou la quantité désirée)

4 gousses d'ail, pressées

2 pieds de kale

4 tasses de bouillon de légumes

1 filet de vinaigre de vin blanc

Sel et poivre

Sauce pimentée

Pour la plie

2 cuillerées à soupe d'huile d'olive extra-vierge

2 filets de plie

Sel et poivre

Préparation du kale

Faites chauffer une grande sauteuse à feu fort.

Versez l'huile d'olive dans la sauteuse, en répartissant bien. Ajoutez l'oignon émincé et laissez-le cuire jusqu'à ce qu'il soit translucide, soit 3 à 4 minutes.

Ajoutez les flocons de piment rouge et l'ail. Laissez cuire jusqu'à ce que l'ail se fasse odorant, soit environ 1 minute.

Déchirez les feuilles de kale à la main en en retirant la tige centrale, en morceaux de taille équivalente, et ajoutez-les à la sauteuse. Versez le bouillon de légumes sur le kale, puis portez à ébullition.

Ajoutez le vinaigre de vin blanc, puis salez et poivrez. Baissez le feu et laissez mijoter 40 minutes.

À l'aide d'une pince ou d'une écumoire, disposez le kale sauté sur une assiette et assaisonnez de sauce pimentée à votre convenance.

Préparation de la plie

Environ 15 minutes avant la fin de la cuisson du kale, préparez la plie. Faites chauffer l'huile dans une poêle antiadhésive à feu moyen à fort. Salez et poivrez les filets de poisson, puis mettez-les dans la poêle, avec la peau côté dessus. Laissez cuire jusqu'à ce qu'ils soient légèrement dorés, soit environ 3 minutes. Retournez les filets et laissez-les encore cuire 2 à 3 minutes. Retirez-les de la poêle et servez immédiatement sur le kale sauté.

Gala d'ouverture

Nourrir son corps, apprécier les saveurs d'un repas, et partager un moment avec ses proches est toujours l'occasion d'un instant privilégié. Alors pourquoi vos dîners à la maison ne seraient-ils pas aussi festifs, chaleureux et raffinés qu'au restaurant ? L'alimentation est source d'énergie pour l'organisme, mais manger est aussi source de plaisir pour les cinq sens.

- Délaissez les bouteilles en plastique, et remplissez plutôt une jolie carafe d'eau à mettre à table. Servez votre eau dans d'élégants verres à pied.
- Achetez de la vaisselle colorée. Puis, au lieu de la réserver aux grandes occasions, dites-vous que chaque jour où vous êtes en vie, et où vous avez avancé dans vos projets, est une occasion à fêter. Utilisez votre service en porcelaine, votre argenterie ou vos assiettes préférées pour honorer chaque repas du quotidien.
- Même si vous êtes en résidence étudiante, disposer votre repas sur un joli plateau ou une belle table est également une façon d'embellir ce moment. Allumez des bougies, ou remplissez un petit vase pour y disposer vos fleurs préférées.

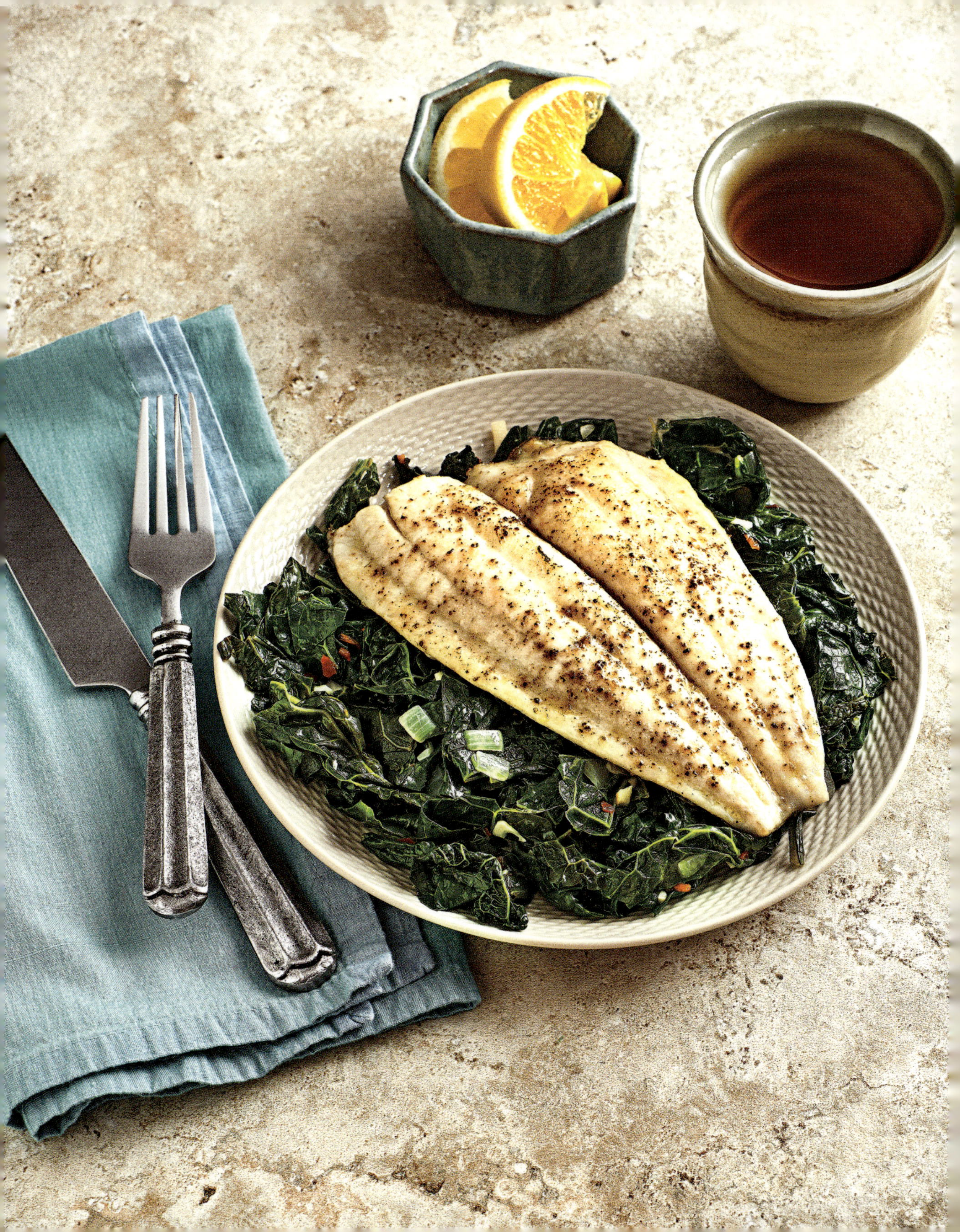

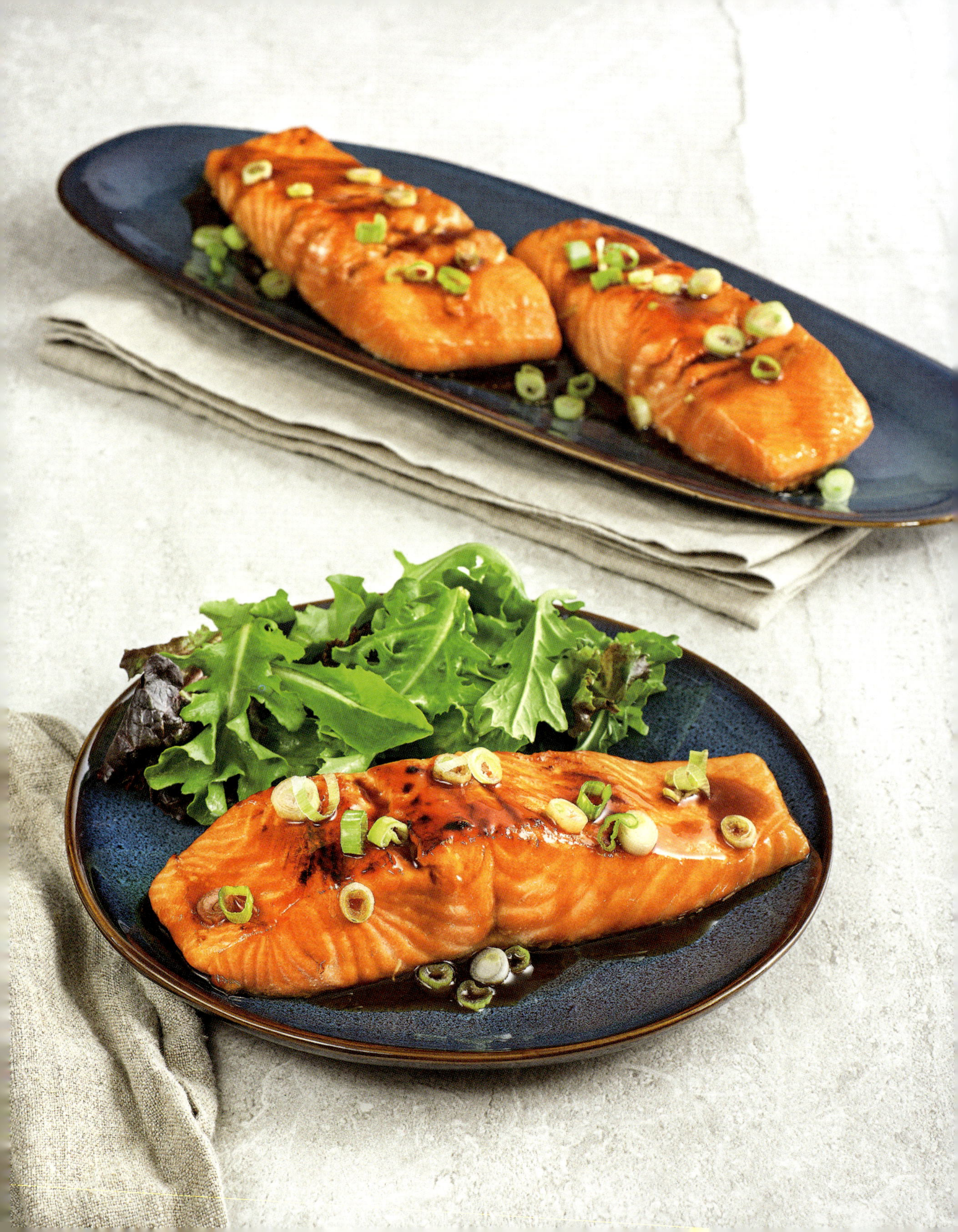

Saumon aux agrumes

Cette recette de poisson légère et riche en saveurs est devenue un des grands classiques de mon répertoire. C'est le plat préféré d'Olu, et je l'ai préparé si souvent que je pourrais le faire les yeux fermés ! Quand on cuisine, un des grands plaisirs est de pouvoir improviser, et pour ma part, j'aime varier les quantités de chaque ingrédient de la marinade. Je goûte et j'ajuste la recette à mes envies du jour. J'aime aussi laisser très longtemps mijoter la sauce, faite à partir de la marinade, afin qu'elle prenne une consistance bien épaisse. Je la laisse sur le feu, frémissante, pendant que le poisson cuit au four.

Pour 4 parts

1 tasse de jus d'orange

1 tasse bien pleine de sucre brun

¾ de tasse de sauce soja

1 cuillerée à soupe de poivre blanc moulu

1 cuillerée à café de sel

1 cuillerée à soupe de vinaigre de vin blanc

1 botte d'échalotes, finement émincées

500 g de filets de saumon, avec la peau

Versez le jus d'orange, le sucre brun, la sauce soja, le poivre, le sel et les échalotes dans un saladier ; mélangez soigneusement.

Versez environ la moitié du mélange dans un plat à four et ajoutez-y les filets de saumon, en veillant à ce qu'ils soient entièrement recouverts par la marinade. Couvrez et laissez poser 20 minutes au réfrigérateur.

Préchauffez le four en mode gril.

Versez le reste du mélange pour marinade dans une casserole. Laissez cuire à feu doux 25 à 30 minutes, jusqu'à ce que la consistance soit bien épaisse.

Couvrez le fond d'un plat à gratin avec un tout petit peu du liquide dans lequel le saumon a mariné (jetez le reste). Placez les filets de saumon marinés dans le plat, peau vers le dessous, et laissez griller environ 12 minutes, jusqu'à ce que le saumon s'émiette lorsqu'on y enfonce une fourchette.

Versez la sauce sur le saumon et servez immédiatement.

Écrasée de courge butternut

Avec son petit goût sucré et sa texture crémeuse, cette recette vous rappellera peut-être la patate douce caramélisée, mais elle est beaucoup moins calorique. Elle accompagne à merveille tous les poissons à chair blanche. Elle est également très rassasiante, et suffisamment savoureuse pour se suffire à elle-même.

Pour 4 parts

1 grosse courge butternut, épluchée

⅓ de tasse de sirop d'érable

½ cuillerée à café de sel

¼ de cuillerée à café de poivre

2 cuillerées à soupe de crème fraîche liquide

Coupez la courge en dés de 3 à 5 cm de côté. Placez-les dans une grande casserole et couvrez-les d'eau, de façon qu'il y ait au moins 2 cm d'eau en surface. Portez à ébullition à feu fort. Couvrez et baissez le feu, puis laissez cuire dans l'eau frémissante jusqu'à ce que la courge soit tendre, soit entre 10 et 25 minutes ou jusqu'à ce qu'elle se transperce facilement avec la pointe d'une fourchette.

Égouttez et déposez la courge dans un saladier. Ajoutez le sirop, le sel, le poivre et la crème liquide. Écrasez le tout à l'aide d'un presse-purée manuel ou d'un mixeur électrique jusqu'à ce que le mélange prenne la consistance d'une purée.

Chili express

Ce chili aux saveurs généreuses est idéal à déguster les soirs d'hiver. Il est préparé avec du tofu à la place de la viande, mais vous pouvez aussi, si vous le souhaitez, vous passer des protéines et vous contenter d'en apprécier les notes épicées dans sa version végétarienne.

Pour 4 parts

Huile végétale

500 g de tofu émietté

1 poivron vert, émincé (environ 1 tasse)

2 tasses de salsa aux petits légumes

450 g de coulis de tomate

1 cuillerée à soupe de poudre de piment

1 cuillerée à café de cumin

450 g de haricots rouges en conserve, rincés et égouttés

Sel et poivre

Versez un filet d'huile végétale dans une poêle, en répartissant bien. Ajoutez le tofu et laissez cuire à feu moyen jusqu'à ce qu'il commence à dorer, soit 6 à 8 minutes.

Transvasez le tofu dans une sauteuse. Ajoutez le poivron, la salsa, le coulis de tomate, la poudre de piment, le cumin et les haricots rouges, puis salez et poivrez. Couvrez, augmentez le feu, et portez à ébullition.

Baissez le feu et laissez mijoter 20 minutes. À l'aide d'une louche, servez dans 4 assiettes creuses.

Coquilles Saint-Jacques à la marocaine et quinoa

Cette recette est aussi légère que gourmande, et allie quelques-uns de mes aliments préférés. Le quinoa, excellente alternative au riz blanc et riche en fibres, s'accorde parfaitement au goût délicat des coquilles Saint-Jacques. Les figues apportent une petite note sucrée, et les épices – cardamome, curcuma, gingembre – des saveurs exotiques.

Pour 4 parts

½ cuillerée à café de curcuma

½ cuillerée à café de gingembre

¼ de cuillerée à café de cannelle moulue

¼ de cuillerée à café de cardamome

4 cuillerées à soupe d'huile d'olive extra-vierge

½ oignon, jaune de préférence, émincé (environ ½ tasse)

750 g de coquilles Saint-Jaques (à faire poser au préalable sur du papier absorbant)

3 tasses de bouillon de légumes

1 tasse de vin blanc de cuisine

6 tasses bien pleines de jeunes pousses d'épinards

8 figues sèches, découpées en morceaux

1 tasse de quinoa non cuit

Sel et poivre

Mélangez le curcuma, le gingembre, la cannelle et la cardamome dans un bol.

Faites chauffer l'huile d'olive dans une grande poêle à feu moyen. Ajoutez l'oignon et faites-le revenir jusqu'à ce qu'il soit tendre, soit environ 5 minutes. Ajoutez le mélange d'épices et laissez cuire encore 30 secondes.

Augmentez le feu, puis ajoutez les coquilles Saint-Jacques ; laissez-les cuire jusqu'à ce qu'elles soient tendres – environ 2 minutes de chaque côté. Ajoutez 1 tasse de bouillon, ainsi que le vin. Baissez le feu et laissez mijoter 3 minutes, puis ajoutez les épinards et les figues. Laissez cuire jusqu'à ce que les épinards soient tendres, soit environ 2 minutes. Coupez le feu, égouttez et jetez le surplus de liquide.

Versez le quinoa et les 2 tasses restantes de bouillon dans une casserole. Couvrez et portez à ébullition, puis réduisez le feu et laissez mijoter jusqu'à ce que le quinoa soit tendre, ce qui correspond généralement au moment où tout le liquide a été absorbé, soit 12 à 15 minutes. Retirez du feu.

Répartissez le quinoa et les coquilles Saint-Jacques dans 4 assiettes, à assaisonner de sel et de poivre à la convenance de chacun.

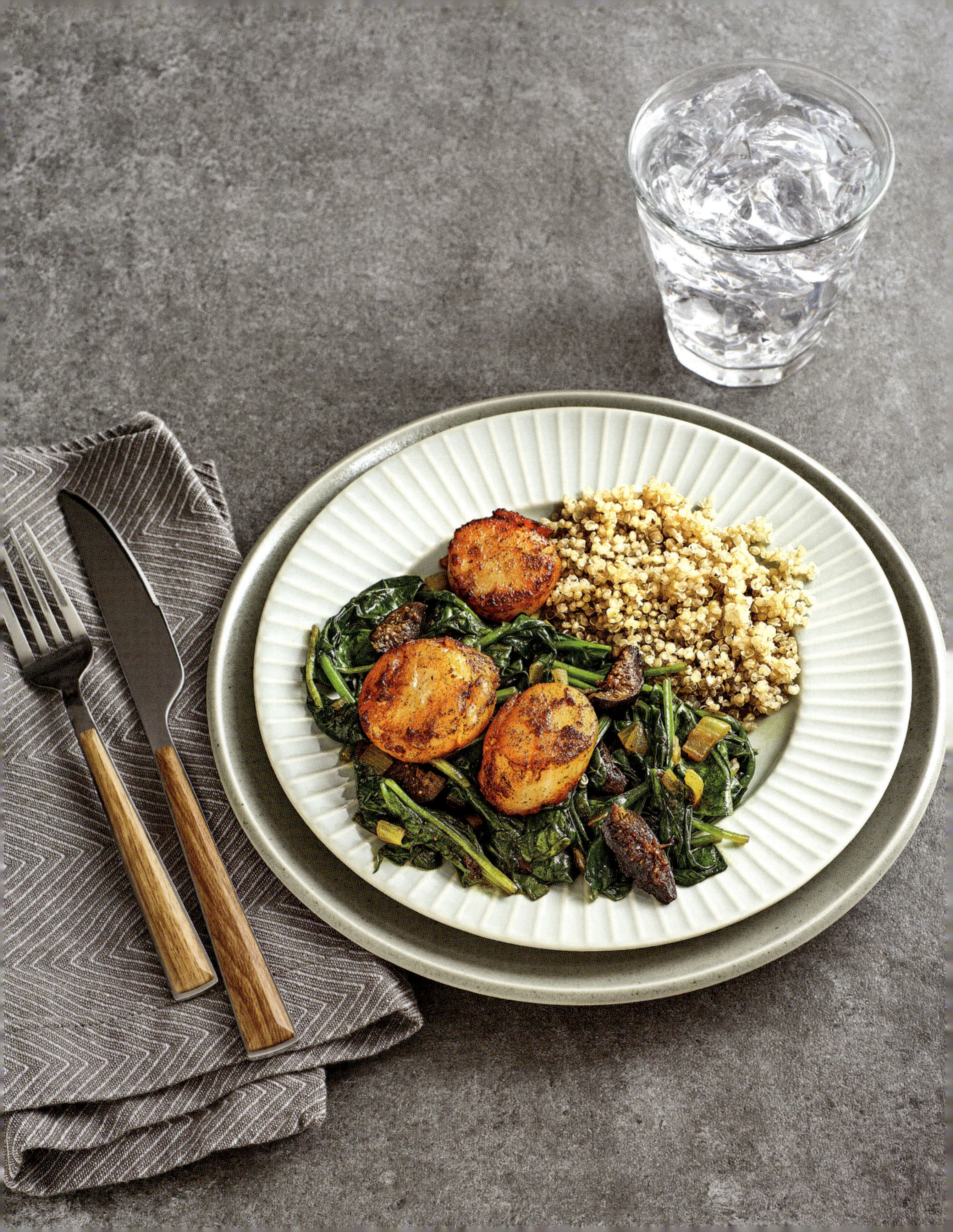

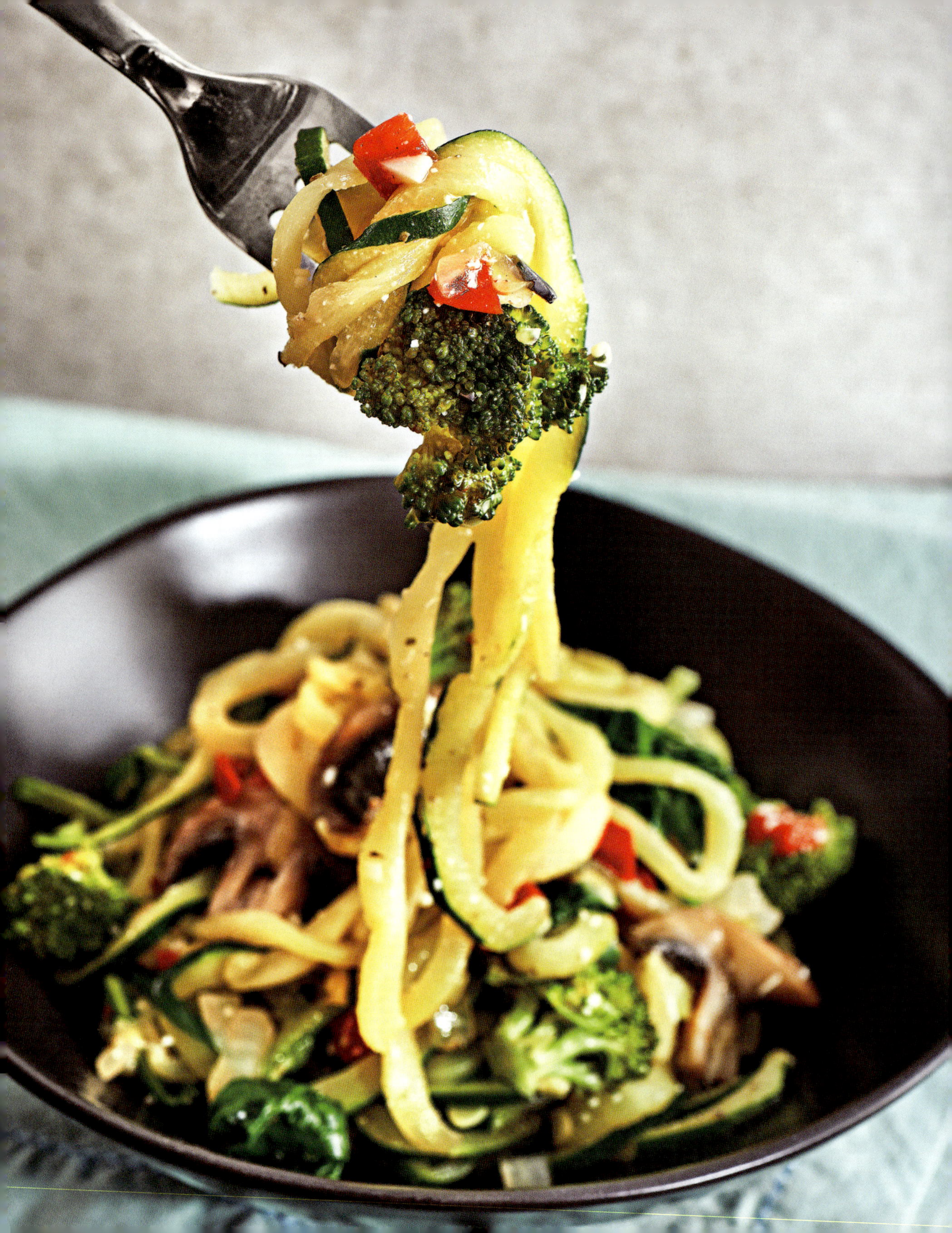

Tagliatelles de légumes

Une recette qui permet de satisfaire ses envies de pâtes, mais en les remplaçant par de délicieux légumes : courgettes, épinards et brocolis. Avec l'assaisonnement à l'italienne, à base d'ail et de parmesan, vous ne regretterez pas les spaghettis !

Pour 4 parts

4 courgettes, éboutées

4 cuillerées à soupe d'huile d'olive extra-vierge

2 gousses d'ail, pressées

1 petit oignon, émincé (environ ½ tasse)

1 tasse de fleurets de brocoli

2 tasses bien pleines d'épinards

½ tasse de champignons en lamelles

½ poivron rouge, en lamelles (environ ½ tasse)

Sel et poivre

1 cuillerée à café de mélange d'épices italien (en général : basilic, origan, romarin, oignon et ail séchés – se trouve tout fait dans le commerce)

½ tasse de parmesan râpé

Ustensile à prévoir : spiraliseur

Pour faire les tagliatelles, passez les courgettes au spiraliseur, qui fonctionne en général sur le même principe qu'un taille-crayon (suivre le mode d'emploi du fabricant de l'appareil). Réservez.

Dans une grande poêle, faites chauffer l'huile d'olive à feu moyen à fort. Ajoutez l'ail et l'oignon, et laissez-les cuire jusqu'à ce qu'ils soient translucides, soit environ 4 à 5 minutes. Ajoutez le brocoli, les épinards, les champignons et le poivron, puis salez et poivrez. Laissez cuire à feu moyen, en remuant de temps à autre pendant 5 à 7 minutes, jusqu'à ce que les légumes soient tendres, mais encore un peu croquants.

Ajoutez les tagliatelles de courgette et le mélange italien. Laissez encore cuire 5 minutes, en remuant fréquemment. Parsemez de parmesan et servez.

Poêlée végétarienne au tofu

Cette poêlée se prépare en moins de temps qu'il n'en faudrait pour se faire livrer un repas à domicile. Si vous préférez les fruits de mer au tofu, vous pouvez le remplacer par des crevettes.

Pour 4 parts

1 cuillerée à soupe d'huile de sésame

½ oignon, émincé

2 cuillerées à café d'ail pressé

450 g de tofu, égoutté et découpé en petits dés, ou 2 tasses de crevettes, décortiquées et déveinées

Légumes asiatiques tels que pois gourmands ou bok choy, découpés en morceaux de 3 à 5 cm

½ cuillerée à café de flocons de piment rouge

½ tasse de bouillon de légumes

3 cuillerées à soupe de miel

2 cuillerées à soupe de sauce soja

1 cuillerée à soupe de maïzena diluée dans ¼ de tasse d'eau froide

Dans une grande poêle, faites chauffer l'huile de sésame à feu moyen à fort, puis ajoutez l'oignon, et laissez-le cuire jusqu'à ce qu'il soit tendre. Ajoutez l'ail et laissez cuire encore 30 secondes. Ajoutez le tofu, et faites-le revenir jusqu'à ce qu'il commence à dorer, soit 1 à 2 minutes. Si vous avez opté pour les crevettes, ajoutez les crevettes, laissez cuire 2 à 3 minutes, puis retournez-les et laissez-les cuire encore quelques minutes, jusqu'à ce qu'elles soient opaques.

Ajoutez les légumes et les flocons de piment, puis attendez que le tout soit bien chaud. Coupez le feu et laissez reposer pendant que vous préparez la sauce.

Dans une casserole, mélangez le bouillon, le miel et la sauce soja. Mélangez bien et faites chauffer à feu moyen jusqu'à ce que le mélange soit frémissant, puis laissez cuire 2 minutes. Ajoutez la maïzena diluée, et laissez encore mijoter jusqu'à ce que la sauce épaississe, en remuant constamment. Retirez du feu.

Répartissez le mélange à base de légumes et de tofu dans 4 assiettes, puis versez la sauce et servez immédiatement.

Curry de lentilles, quinoa et coco

Dans cette recette, on retrouve quelques-unes de mes saveurs préférées : la douceur de l'huile de coco, le croquant des lentilles, le piquant de la poudre de curry. Le citron vert, la pâte de curry rouge et la sauce soja font un délicieux alliage aigre-doux. Accompagné d'un naan frais, c'est un repas aussi complet que gourmand.

Pour 4 parts

2 cuillerées à soupe d'huile de coco

2 poivrons rouges, émincés

2 à 3 carottes, en rondelles

2 gousses d'ail, émincées ou pressées

2 à 3 cuillerées à soupe de pâte de curry rouge thaï (pour ma part, j'en mets 3)

1 cuillerée à soupe de curry en poudre (je préfère qu'il soit fort)

400 ml de lait de coco entier

4 tasses d'eau de coco, de bouillon de légumes ou d'eau

1 cuillerée à soupe de nuoc-mâm, ou de sauce soja pour les végétariens

1 tasse de lentilles vertes, rincées

1 tasse de mélange de quinoa rouge et blanc

3 à 4 grosses poignées de jeunes pousses de kale

Le zeste et le jus de 1/2 citron

¼ de tasse de coriandre fraîche, ciselée

¼ de tasse de basilic frais, ciselé

1 mangue, découpée en lamelles ou en dés

Le zeste et le jus d'un citron vert

1 yaourt à la grecque, 1 piment rouge émincé et 1/3 de tasse d'éclats d'amande pour la garniture

1 naan frais (dans la plupart des épiceries de quartier)

Faites chauffer l'huile de coco dans une sauteuse profonde à feu moyen.

Ajoutez les poivrons et les carottes et laissez cuire 2 à 3 minutes, jusqu'à ce qu'ils soient légèrement grillés sur les bords. Ajoutez l'ail et laissez cuire encore 30 secondes.

Ajoutez la pâte de curry rouge et le curry en poudre, et laissez cuire encore 1 minute, soit jusqu'à ce que le curry se fasse odorant. Versez ensuite petit à petit le lait de coco, l'eau de coco, et le nuoc-mâm. Mélangez soigneusement et portez à ébullition.

Une fois que le mélange bout, ajoutez les lentilles et le quinoa.

Baissez le feu, couvrez, et laissez mijoter 20 à 25 minutes, jusqu'à ce que les lentilles et le quinoa soient tendres. Ajoutez le kale et laissez cuire encore 5 minutes sans couvercle. Retirez du feu et ajoutez le zeste et le jus de citron, la coriandre et le basilic.

Versez dans des bols à l'aide d'une louche, et ajoutez la mangue, le jus et le zeste de citron vert en touche finale. Garnissez chaque bol d'une cuillerée de yaourt à la grecque, de piment émincé et d'éclats d'amande. Servez avec un naan frais.

Moins de sel, plus d'herbes et d'aromates !

Plutôt que d'ajouter du sel à vos plats, cuisinez avec de l'ail, des oignons et des herbes fraîches. Ils apportent tant de saveur et de parfums que votre palais y prendra goût, et qu'au bout d'un moment, il ne vous viendra même plus à l'esprit de tendre la main vers la salière. Réduire sa consommation de sodium préserve la santé et protège les vaisseaux sanguins. À une époque, je mangeais un sachet entier de graines de tournesol enrobées de sel le soir après le dîner parce que je croyais que c'était une collation légère et saine. Mais je me réveillais le lendemain avec l'estomac et les yeux gonflés. Je suis particulièrement sensible au sel, mais je crois qu'il serait bon pour tout le monde d'en consommer moins, surtout le soir. Et n'oubliez pas de boire beaucoup d'eau également !

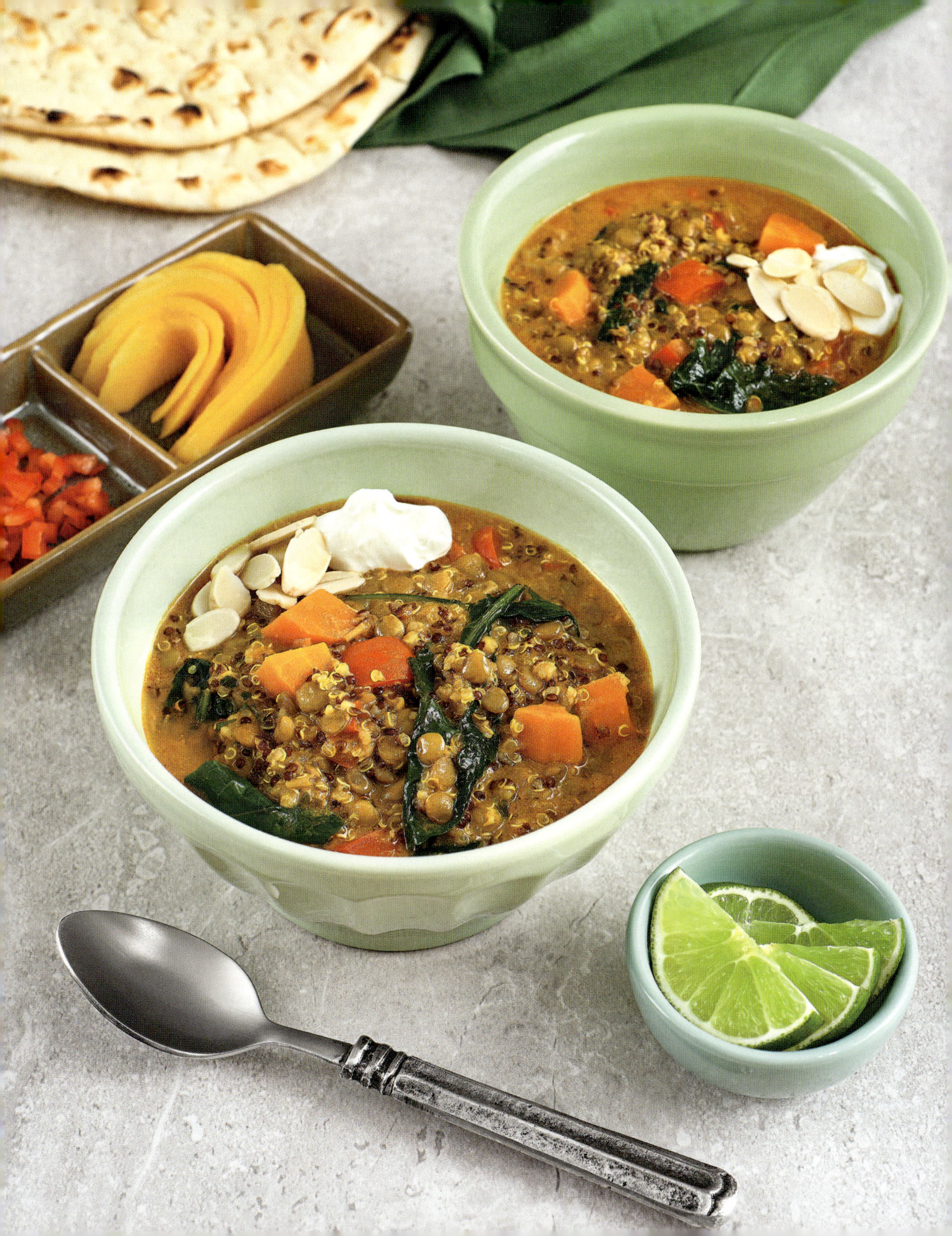

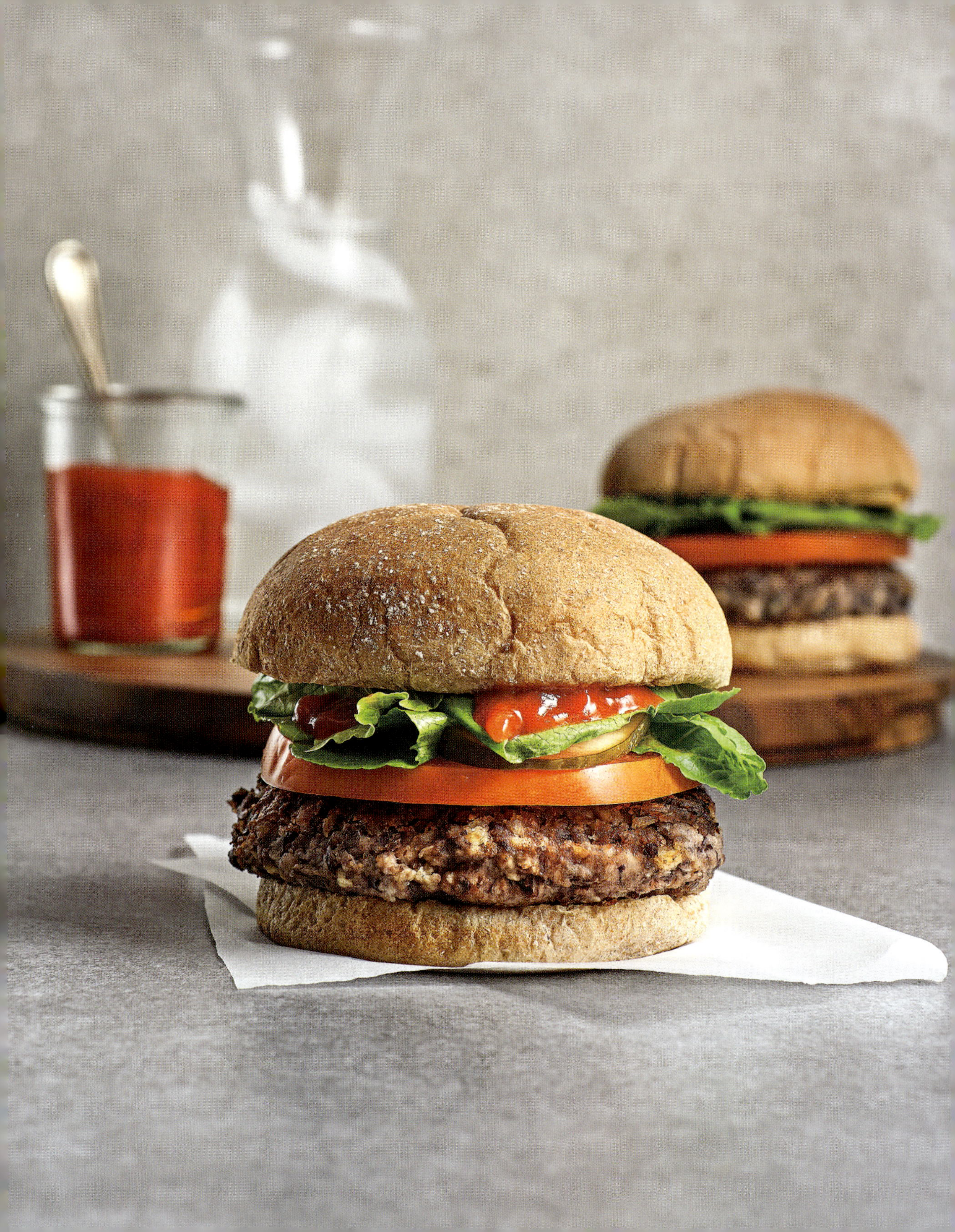

Burger végétarien ultime

Haricots noirs, ail, épices : ces burgers sont tellement riches en saveur que même si vous aimez la viande, je crois que vous saurez les apprécier sans regretter une seconde la dinde ou le bœuf. C'est un plat festif et convivial qui fera découvrir à vos invités que les grands classiques peuvent se revisiter à l'infini, d'autant que tous les condiments peuvent venir y ajouter une petite touche d'originalité – même s'ils sont loin d'être indispensables !

Pour 4 parts

½ oignon, émincé (environ ½ tasse)

4 gousses d'ail, pressées (environ 1 cuillerée à soupe)

2 boîtes (de 400 g) de haricots noirs en conserve, rincés, égouttés (à faire poser au préalable sur du papier absorbant)

1 cuillerée à café de cumin

½ cuillerée à café de flocons de piment

1 œuf

¾ de tasse de chapelure

Sel et poivre

Huile végétale

4 petits pains à burger au blé complet

Mettez l'oignon, l'ail, la moitié des haricots noirs, le cumin, les flocons de piment et l'œuf dans un mixeur et mixez soigneusement, puis versez le mélange dans un saladier.

Dans un bol, écrasez le reste des haricots noirs à la fourchette, puis salez et poivrez à votre convenance. Ajoutez-les, ainsi que la chapelure, dans le saladier, et mélangez le tout soigneusement.

Formez 4 grosses galettes de taille égale avec le mélange. Graissez le fond d'une poêle d'huile végétale, puis déposez-y les galettes et faites-les chauffer à feu moyen à fort environ 5 minutes de chaque côté, jusqu'à ce qu'elles soient cuites à cœur.

Servez sur des pains à hamburgers avec vos garnitures préférées : rondelles de tomate, laitue, rondelles d'oignon, cornichons, ketchup ou moutarde.

Accompagnements, soupes, collations et petits plus

En fonction du moment et de votre humeur, vous pouvez ne pas avoir envie d'un vrai repas complet, mais en ayant tout de même un petit creux. Un soir d'hiver, il se peut qu'il vous faille juste un bol de soupe réconfortant, ou des frites de patate douce à grignoter devant un film ou votre série préférée. L'avantage de ces en-cas est qu'ils procurent un petit coup de pouce d'énergie tout en apaisant votre faim, et donc vous évitent de faire des excès plus tard. Alors il n'y a aucune culpabilité à avoir envie de grignoter !

Mix de fruits à tartiner

Une confiture sans cuisson, tout en fraîcheur et en naturel ! Les seuls sucres qu'elle contient sont ceux naturellement présents dans les fruits. Elle est délicieuse tartinée sur le pain et les pâtisseries, ou pour parfumer et apporter une note sucrée à un yaourt nature à la grecque.

Pour environ 3 pots

1 tasse d'abricots secs sans sucres ajoutés, hachés

1 tasse de cranberries séchées

1 à 1,5 tasse de jus de pruneaux sans sucres ajoutés

1 tasse de pruneaux dénoyautés, hachés

1 tasse de figues sèches, hachées

Mettez les abricots et les cranberries dans un mixeur avec ½ tasse du jus de pruneaux. Mixez soigneusement. Ajoutez les pruneaux, les figues et le reste du jus de pruneaux. Mixez de nouveau soigneusement, en marquant des pauses pour mélanger et vérifier qu'il ne reste pas de gros morceaux. Ajoutez encore du jus de pruneaux si nécessaire afin que la consistance finale soit celle d'une confiture (le mélange doit coller à la cuillère et ne pas être trop liquide).

Versez dans des pots à confiture et refermez bien les couvercles.

La confiture se conserve environ 1 mois au réfrigérateur.

Barres énergétiques au cacao cru

Ces barres de céréales maison sont un petit concentré d'énergie et de naturel : noix de coco, fruits, graines, chocolat... la gourmandise à l'état pur !

Pour 8 à 10 barres

1 tasse de dattes Medjool, dénoyautées, hachées, à faire tremper dans l'eau pour les ramollir

1 tasse de noix de cajou crues

½ tasse de graines de chanvre

½ tasse de graines de sésame

¼ de tasse de poudre de cacao cru

1 pincée de sel de mer

2 cuillerées à soupe d'huile de coco fondue

¼ de tasse de crème d'amande

1 cuillerée à soupe d'extrait de vanille

½ tasse de copeaux de coco sans sucres ajoutés

½ tasse de cerises séchées

Égouttez les dattes et séchez-les bien avec un torchon. Mélangez les dattes, les noix de cajou, les graines, la poudre de cacao et le sel dans un mixeur, puis mixez jusqu'à obtention d'une texture grumeleuse.

Ajoutez l'huile de coco, la crème d'amande et la vanille. Mixez de nouveau jusqu'à obtention d'une texture pâteuse, puis versez le mélange dans un saladier. Ajoutez les copeaux de coco et les cerises, et mélangez soigneusement.

Déposez le mélange sur une plaque de 20 à 30 cm de côté, passez au congélateur 30 minutes environ pour faire durcir, puis découpez en barres.

Les barres se conservent jusqu'à 1 semaine au réfrigérateur dans un récipient hermétique.

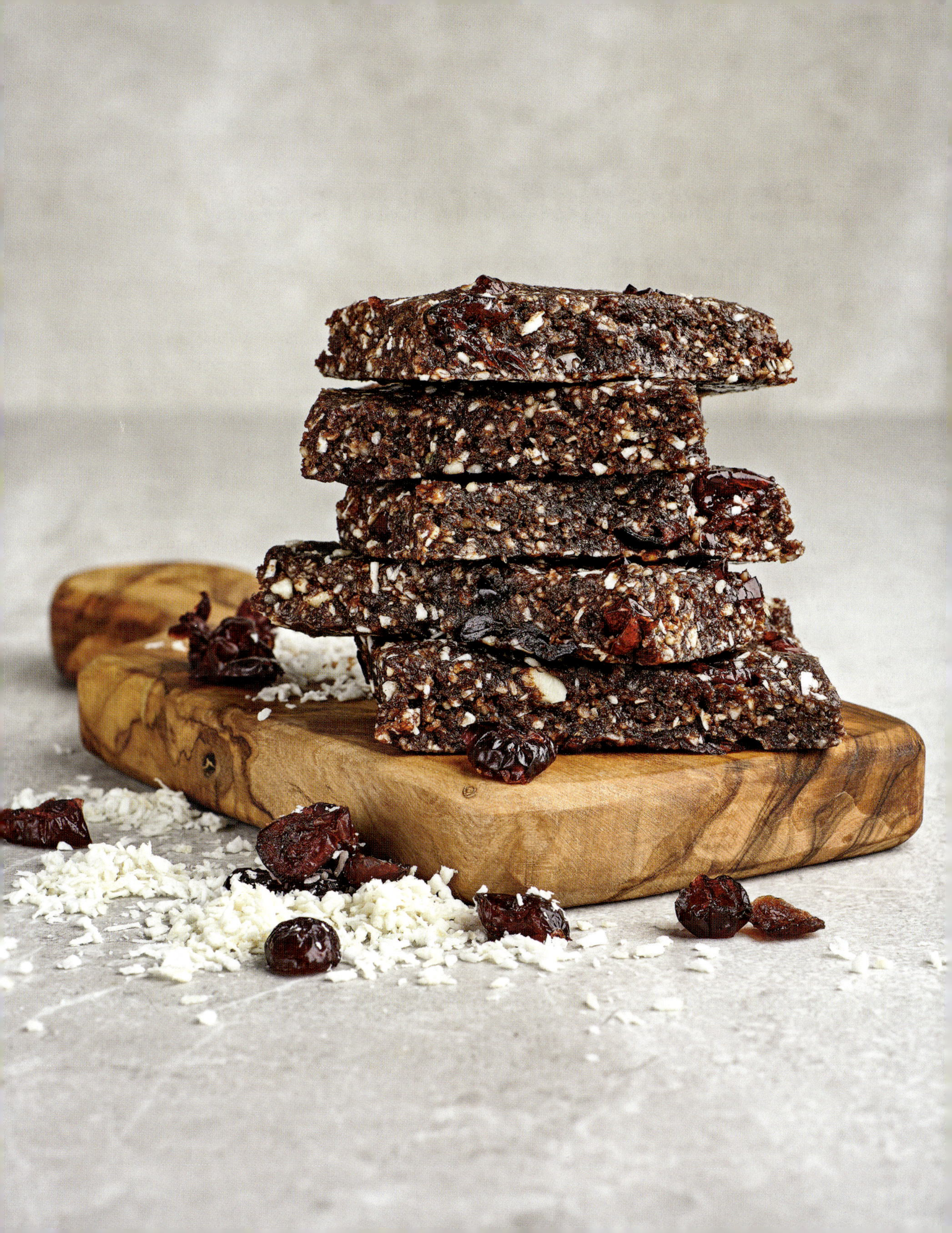

Soupe gourmande d'hiver

Le chou-fleur remplace à merveille la pomme de terre, en apportant une texture semblable pour beaucoup moins de calories. Haché et mélangé à du yaourt, il fait un délicieux accompagnement léger, et il est particulièrement savoureux assaisonné d'ail et d'oignon, comme dans cette soupe au goût généreux.

Pour 4 à 6 parts

1 chou-fleur, découpé en petits morceaux

1 oignon, émincé

1 gousse d'ail, pressée

6 tasses de bouillon de légumes

½ tasse de yaourt à la grecque

2 cuillerées à soupe d'huile d'olive extra-vierge

Sel et poivre

¾ de tasse d'emmental râpé

4 cuillerées à soupe de ciboulette fraîche ciselée

Mettez le chou-fleur, l'oignon, l'ail et le bouillon dans une cocotte à feu fort, et portez à ébullition.

Réduisez le feu, couvrez et laissez mijoter jusqu'à ce que le chou-fleur soit très tendre, soit environ 20 minutes.

Mixez le mélange avec le yaourt (en plusieurs fois si le volume est trop grand), avec prudence, car le liquide est brûlant, jusqu'à obtention d'une texture lisse et homogène. Versez de nouveau le mélange dans la cocotte, à feu moyen-doux. Ajoutez l'huile d'olive et mélangez soigneusement. Salez et poivrez à votre convenance. Ajoutez le fromage râpé et laissez-le fondre.

Versez la soupe dans 4 bols à l'aide d'une louche, et parsemez de ciboulette.

Remarque : cette soupe forme une excellente base pour les palourdes. Ajoutez 2 à 3 boîtes de palourdes en conserve (égouttées) à la soupe, attendez que le tout soit chaud, et servez : voilà une soupe aux fruits de mer tout en légèreté !

Frites de patate douce

La patate douce s'accorde parfaitement à de nombreux plats. Plutôt que des frites de pomme de terre classiques bourrées d'huile, essayez cette version de frites qui se cuisent au four avec quelques gouttes d'huile végétale. Personnellement, j'aime les assaisonner de sel et de paprika, ou de paprika et d'assaisonnement maison.

Pour 4 parts et 1,5 tasse d'assaisonnement maison

Pour les frites

2 grosses patates douces, épluchées

Huile végétale

½ cuillerée à café de sel (facultatif, en alternative à l'assaisonnement maison)

½ cuillerée à café de paprika (facultatif, en alternative à l'assaisonnement maison)

Ketchup à teneur réduite en sucre, ou ketchup au sirop d'agave (facultatif)

Pour l'assaisonnement maison

2 cuillerées à café de sel

½ cuillerée à café de poivre noir

½ cuillerée à café d'ail en poudre

Préparation des frites

Préchauffez le four à 230 °C.

Coupez les patates douces en deux sur la longueur, puis coupez chaque moitié en 4 longues pointes.

Graissez une plaque de cuisson d'huile végétale, et déposez-y les morceaux de patate douce en une seule couche.

Versez un peu d'huile dessus, passez-les au four 15 à 20 minutes, puis retournez-les avec une spatule, et laissez-les encore cuire 10 minutes, soit jusqu'à ce que les frites soient légèrement dorées.

Préparation de l'assaisonnement maison

Sortez les frites de patate douce du four, et saupoudrez-les légèrement de sel et de paprika, ou avec 1 cuillerée à soupe d'assaisonnement maison – mélangez le sel, le poivre et l'ail. Servez immédiatement avec du ketchup si désiré.

Vous pouvez conserver le reste de l'assaisonnement maison dans un pot refermable, à température ambiante.

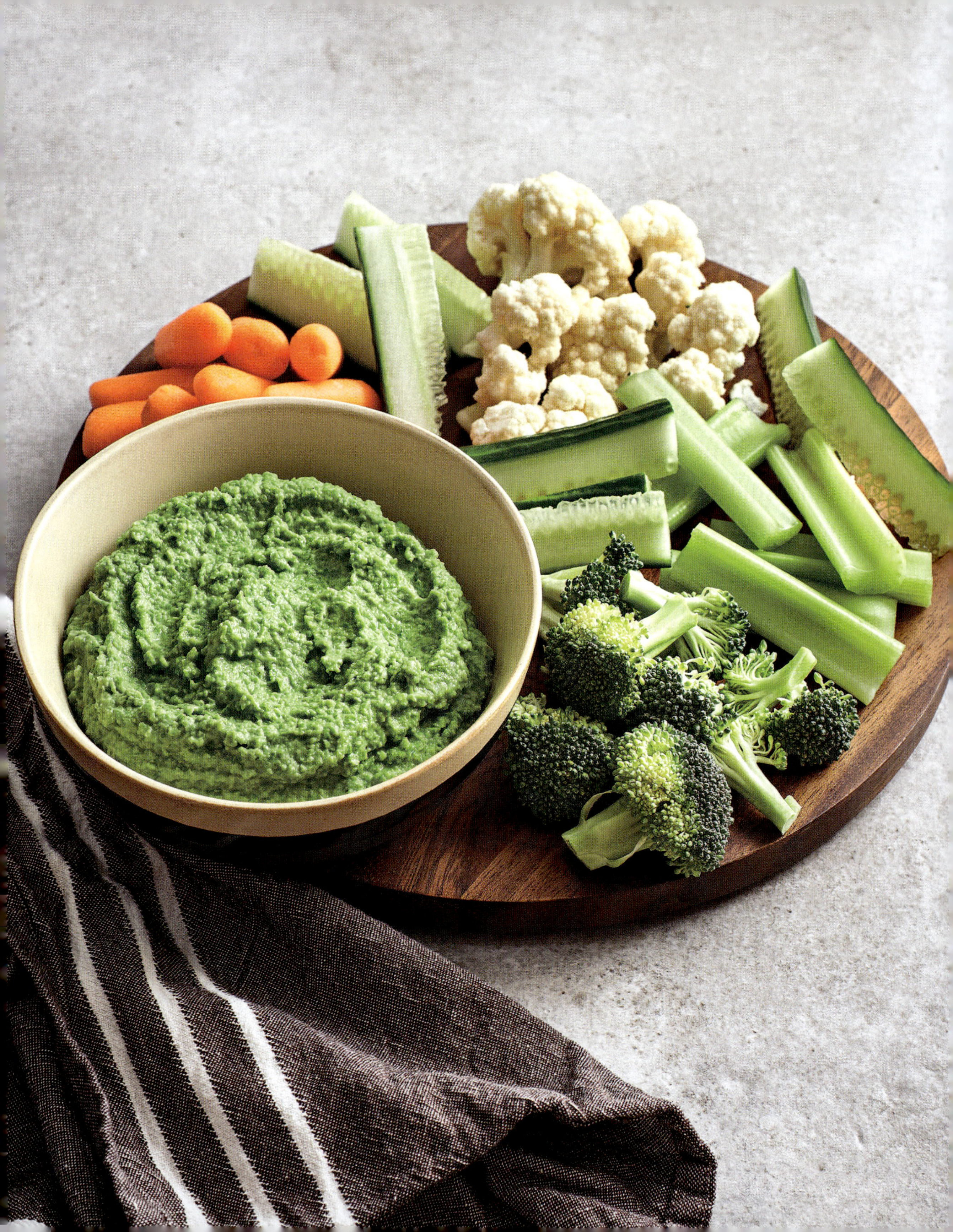

Houmous du jardin et crudités

Une variante d'houmous à ma façon : à la place des pois chiches, j'utilise des petits pois et j'ajoute un peu de poivron rouge, ce qui donne une préparation aux couleurs fraîches dans laquelle tremper les crudités, où l'on retrouve le goût authentique de l'houmous grâce au tahini.

Pour 4 parts (1/2 tasse par personne)

2 tasses de petits pois frais, cuits

1 petit oignon, émincé

1 gousse d'ail, pressée

1 cuillerée à soupe de tahini (crème de sésame)

½ cuillerée à café de sel

¼ de tasse d'huile d'olive extra-vierge, ou plus si nécessaire pour ajuster la consistance

½ poivron rouge, émincé

Mettez les petits pois, l'oignon, l'ail, le tahini, le sel et ¼ de tasse d'huile d'olive dans un mixeur, et mixez jusqu'à obtention d'une pâte homogène. Si la consistance est trop épaisse, ajoutez un peu d'huile d'olive, par dose d'une cuillerée à café à la fois, jusqu'à ce qu'elle soit bien crémeuse.

Répartissez dans 4 bols, et parsemez de poivron rouge.

Servez avec des bâtonnets de crudités à tremper : carottes, brocoli, chou-fleur, concombre, céleri, etc.

Chips de kale

Je raffole du kale : j'en mange sous toutes les formes possibles ! Et c'est d'ailleurs avec cette recette de chips que je l'ai cuisiné pour la première fois.

C'est un légume tout simple et très savoureux, idéal en collation. Ma grande amie Jennifer, qui n'est pas une grande amatrice de légumes, adore ces chips. Et elles ne peuvent qu'avoir du succès auprès des enfants !

Pour 2 à 4 parts

2 pieds de kale frais, lavé, sans tiges, découpé en morceaux de 3 à 5 cm

2 à 3 cuillerées à soupe d'huile d'olive extra-vierge

2 à 3 cuillerées à soupe de vinaigre de cidre

Sel de mer

Placez une plaque de cuisson sur la position la plus basse, et préchauffez le four à 180 °C.

Dans un saladier, mélangez le kale avec l'huile d'olive et le vinaigre, jusqu'à ce que les feuilles soient uniformément recouvertes.

Répartissez le kale sur une grande feuille de papier cuisson, et passez au four 10 minutes.

Sortez du four et remuez les morceaux de kale afin qu'ils grillent uniformément.

Passez encore 10 minutes au four, jusqu'à ce que le kale soit craquant au toucher, et légèrement doré. Saupoudrez de sel de mer et servez immédiatement.

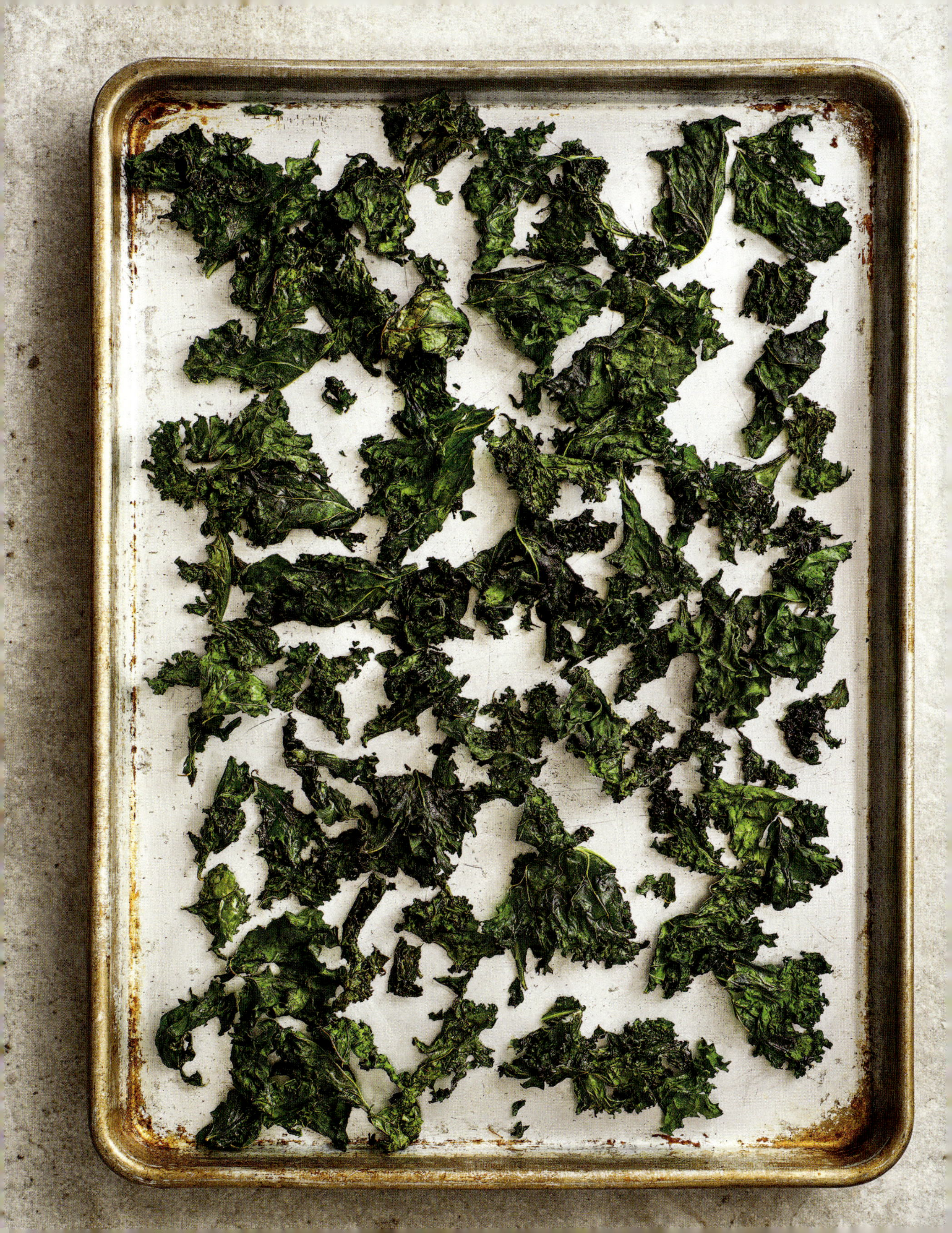

Desserts

Mon penchant pour le sucré n'est plus un secret pour personne, et même s'il ne m'arrive plus de tomber dans l'excès comme à l'époque où j'engloutissais des boîtes entières de donuts, je m'autorise encore parfois des petits plaisirs. Il y a bien des façons d'allier gourmandise et nutrition saine, en particulier en recourant aux fruits et au sirop d'agave pour sucrer les desserts, ou encore en remplaçant la farine blanche par de la poudre d'amande. Il n'y a aucune raison que vous ayez à sacrifier le plaisir d'un dessert pour rester en forme !

Biscuits avoine et banane façon Misty et Makeda

Ma grande amie et inspiratrice Makeda et moi aimons nous échanger des recettes. C'est elle qui m'a transmis celle-ci, et nous l'avons déjà réalisée ensemble. Vous pouvez utiliser des bananes aussi bien mûres que vertes. N'hésitez pas à improviser et à ajouter des flocons d'avoine à volonté pour obtenir une consistance plus épaisse, ainsi que quelques petits plus comme des pépites de chocolat noir ou blanc.

Pour 6 à 8 cookies

Huile végétale

1 tasse de flocons d'avoine, finement mixés

2 bananes

Préchauffez le four à 200 °C. Graissez une plaque de cuisson d'huile végétale.

Mélangez l'avoine et les bananes, en écrasant les fruits à la fourchette. Ajoutez les ingrédients de votre choix si vous le souhaitez – comme ¾ de tasse de pépites de chocolat.

Formez des petits tas sur la plaque de cuisson à l'aide d'une cuillère à soupe, puis passez au four 15 minutes. Sortez du four, retournez les biscuits et passez-les encore au four 10 minutes, soit jusqu'à ce qu'ils soient légèrement dorés.

Mélange fruits et noix

Je suis très friande de fruits secs et de noix, noisettes et autres fruits à coque : ils satisfont mes envies de sucré et me donnent un petit coup de pouce d'énergie à la pause entre deux séances d'entraînement. Avoir sur soi un petit sachet de ce mélange tout fait permet de prendre à tout moment un en-cas sain, et d'éviter de craquer sur les sucreries industrielles.

Pour 4 parts (2 tasses)

½ tasse d'amandes crues

½ tasse de noix

½ tasse de raisins secs

¼ de tasse de dattes séchées en morceaux

¼ de tasse de copeaux de coco sans sucres ajoutés

Mélangez tous les ingrédients dans un saladier.

Le mélange se conserve jusqu'à 2 semaines dans un récipient hermétique.

Jus et smoothies

Jus de carotte

Un jus très rafraîchissant, à la saveur naturellement sucrée, auquel le citron et la pomme viennent ajouter une note acidulée. Il est idéal pour les après-midi d'été, mais j'aime aussi m'en préparer un grand verre à déguster dans mon canapé quand je rentre d'une journée de répétitions à l'ABT.

Pour 2 personnes

500 grammes de carottes, épluchées et en grosses rondelles

1 pomme, épluchée et en morceaux

1 citron, épluché et épépiné

Mettez les carottes, la pomme et le citron dans un mixeur ou une centrifugeuse. Mixez ou centrifugez jusqu'à obtention d'un liquide homogène, soit environ 5 à 6 minutes.

Smoothie des ballerines

Un véritable concentré d'énergie ! Les épinards et les fruits rouges apportent un cocktail de vitamines et le lait d'amande ou de coco une petite touche lactée qui rappelle la fraîcheur des milk-shakes.

Pour 1 personne

½ tasse de fruits rouges (de votre choix)

1 poignée de jeunes pousses d'épinards

1 tasse de lait végétal (amande, soja, coco…)

2 cuillerées à café de miel ou de sirop d'agave (facultatif)

Mettez tous les ingrédients dans un mixeur, et mixez soigneusement. Servez dans un grand verre et dégustez.

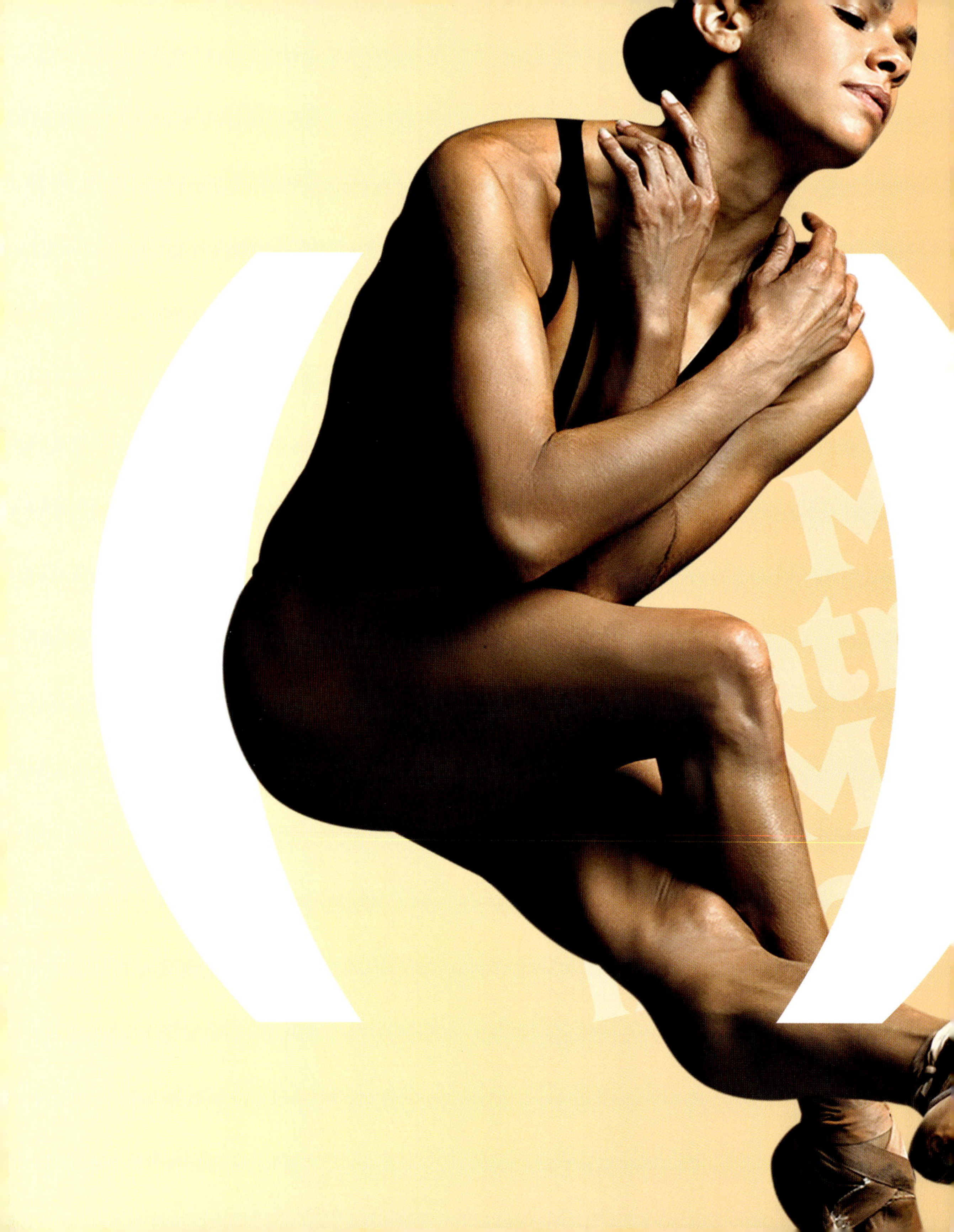

Mes inspiratrices

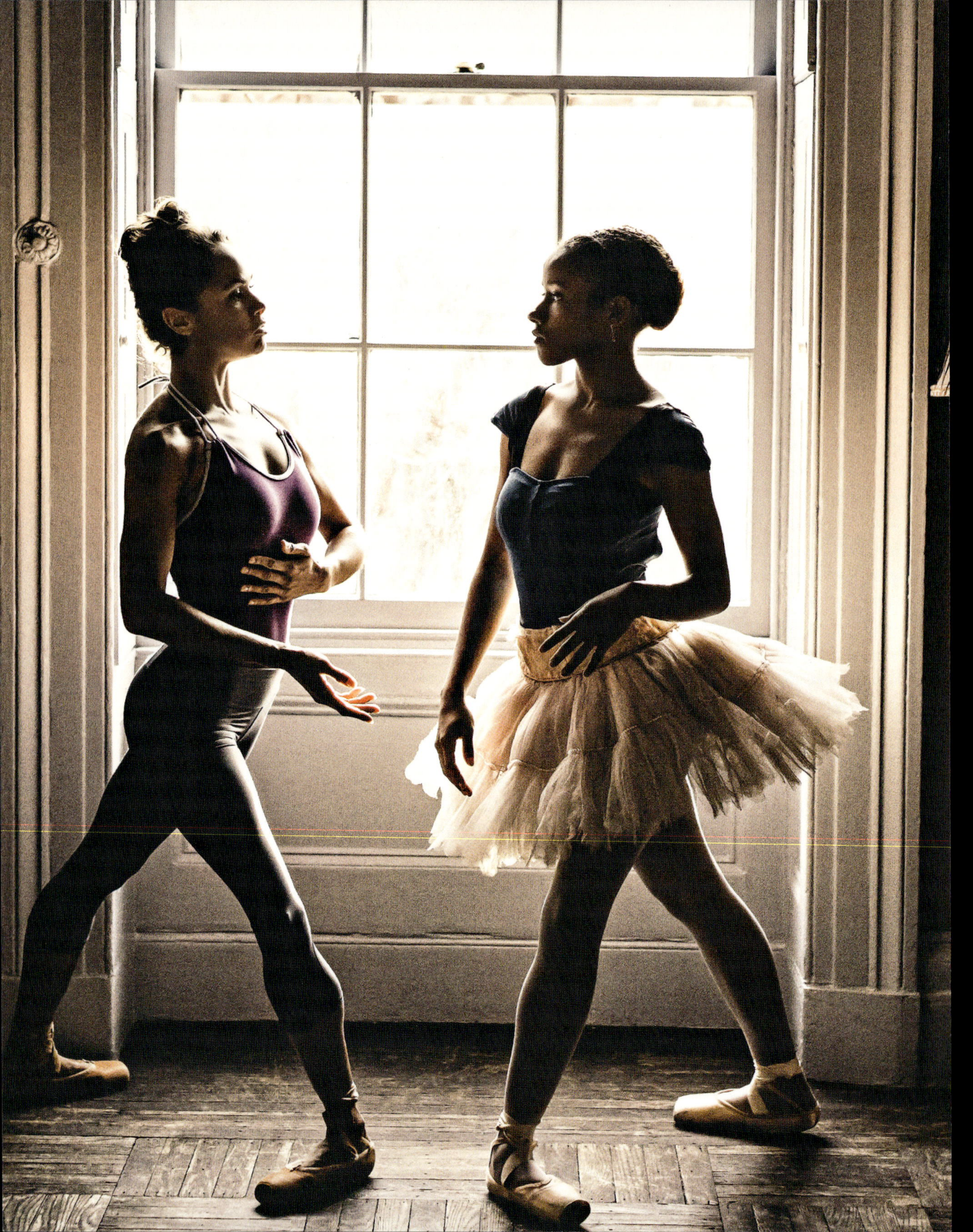

Mes mentors Mes mentors

Leçons d'excellence

Il est essentiel d'avoir des icônes et des inspiratrices pour nous guider. Elles nous montrent la voie, prodiguent des conseils, du soutien, et nous portent vers les objectifs que nous nous fixons, qu'il s'agisse de prendre soin de son corps, de sa santé, d'entamer une nouvelle carrière, ou tout simplement – et c'est encore plus essentiel – de mener une vie plus harmonieuse et plus épanouie.

Il se peut qu'il s'agisse de personnes qu'on ne rencontre jamais : des oratrices, écrivaines, artistes, entrepreneuses. Mais il est particulièrement enrichissant de trouver quelqu'un avec qui tisser un lien privilégié, avec qui établir une proximité qui vous permette de puiser à la source de son savoir, de poser des questions à mesure de votre parcours, de ses détours et de ses obstacles, et d'apprendre à définir vos objectifs, vos peurs et vos rêves.

Se sentir accompagnée de cette façon peut être ce qui, au lieu d'abandonner un projet, vous pousse à vous dépasser, à réaliser des choses dont vous ne vous saviez même pas capable, à devenir quelqu'un dont vous ne soupçonniez pas l'existence en vous. Voir vos objectifs et vos rêves à travers le regard de quelqu'un peut vous procurer une force immense.

Pour ma part, c'est ce que j'ai découvert très jeune, lorsque j'allais au Boys & Girls Club tous les jours après l'école. J'étais entourée d'éducateurs qui m'aidaient à faire mes devoirs tandis que ma mère travaillait jusque très tard le soir pour pouvoir nous élever, mes cinq frères et sœurs et moi. C'est aussi là que j'ai découvert la danse classique et que j'ai rencontré ma première professeure de danse, Cynthia Bradley. Mon tout premier cours de danse avec elle a changé le cours de toute ma vie, m'a propulsée vers mon destin. Et Cynthia a joué pour moi un rôle qui va bien au-delà de celui de professeure. Elle est devenue une inspiratrice, un guide, celle grâce à qui j'ai pu me réaliser et apprendre à développer des capacités jusque-là enfouies en moi, comme oser exprimer mes opinions

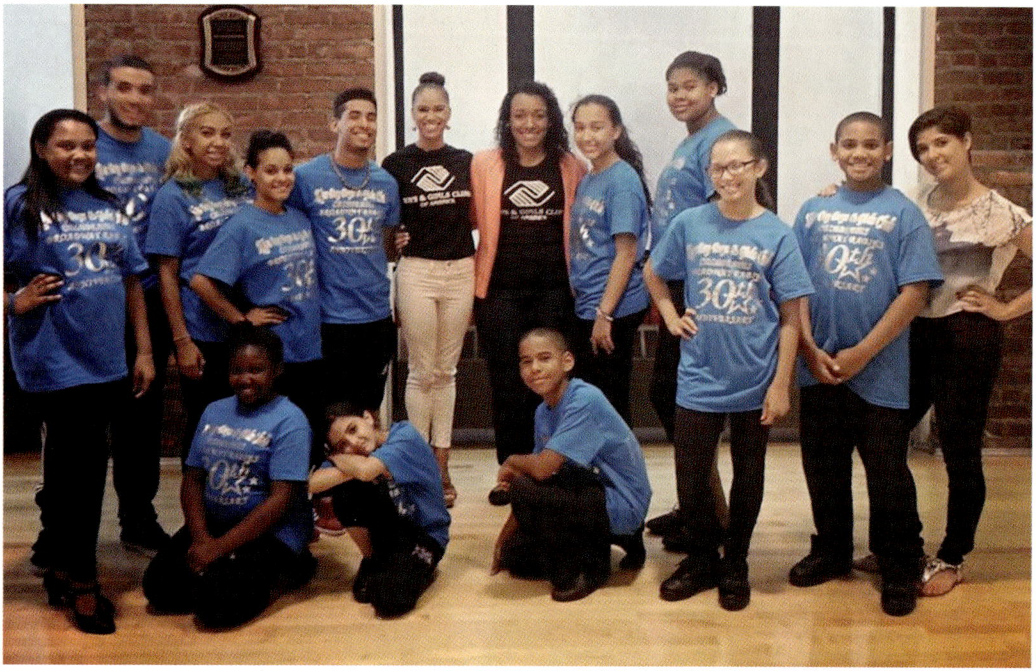

Au Boys & Girls Club

haut et fort. Elle me forçait littéralement à parler – à prendre le temps de comprendre mes émotions, mes ressentis, puis à les verbaliser. Personne ne m'avait encore donné accès à une telle émancipation, et j'ai commencé à comprendre qu'à tout moment de la vie, on a besoin de quelqu'un pour nous encourager, et nous ouvrir des perspectives. Cynthia m'a aidée à grandir et à me mettre sur la voie qui menait à la réalisation de mon rêve absolu : danser pour l'American Ballet Theatre.

Plus tard, une fois devenue danseuse professionnelle, je me suis heurtée à un plafond, et j'ai senti que je ne progressais plus. Au fond de moi, je savais que j'avais le potentiel, mais je manquais du soutien et de l'assurance nécessaires pour me propulser au sommet du corps de ballet. Je souffrais aussi d'isolement en tant que femme noire dans l'univers de la danse classique.

Deux femmes en particulier, des femmes puissantes et accomplies, m'ont guidée à travers ces temps difficiles : Susan Fales-Hill et Raven Wilkinson.

Susan, écrivaine, productrice, membre du bureau de l'ABT et passionnée de danse classique, m'a aidée à comprendre qu'il était vital, à ce tournant de ma vie, de m'entourer de femmes reconnues qui me ressemblaient, et qui avaient accompli leur propre parcours malgré quelques obstacles et des circonstances parfois difficiles.

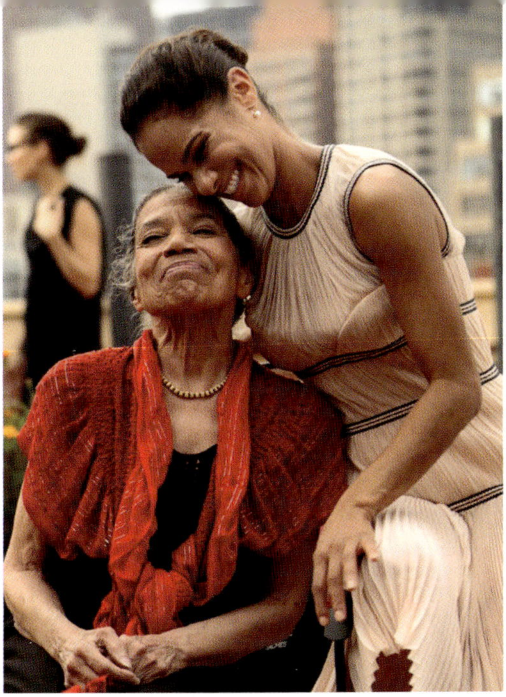

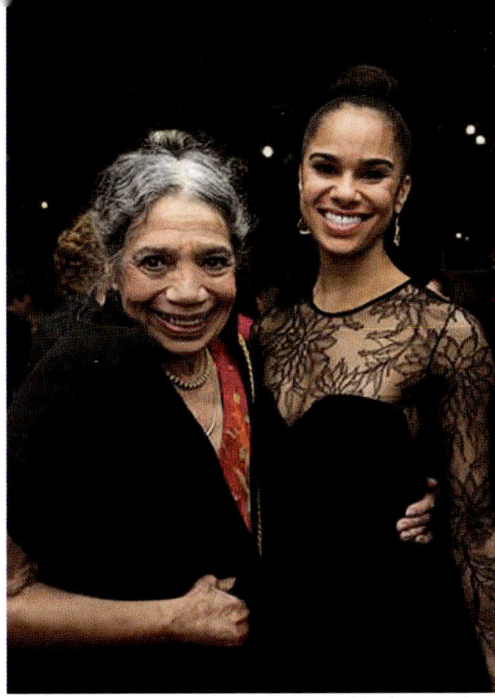

Avec Raven Wilkinson

Et puis il y a eu Raven. Voici ce que j'ai écrit dans mon journal à l'époque où j'ai entendu parler d'elle pour la première fois :

Plus de la moitié de la bataille consiste à briser le plafond de verre. Personne ne sait ce que c'est que d'être la première... sauf la première.

Quand je suis entrée à l'ABT à 19 ans, je savais que la danse classique était ma passion, et aussi que je n'étais pas comme tout le monde. J'étais une métisse avec seulement cinq ans de pratique de la danse classique derrière moi. Jamais je n'aurais pu imaginer mon parcours, et ce qui s'est avéré plus tard être ma vocation. Au bout d'environ six ans à l'ABT, un article du New York Times a mis le doigt dessus : « Où sont tous les cygnes noirs ? » Il m'a frappée de plein fouet. J'ai lu le nom de ballerines dont je n'avais jamais entendu parler. Pourquoi ne savais-je pas qui elles étaient ? Pourquoi ne sont-elles pas reconnues dans l'histoire de la danse classique ?

Aurai-je un jour un avenir au-delà du corps de ballet ? Dans ma vie, j'ai eu la chance de rencontrer [l'actrice] Victoria Rowell, Susan Fales-Hill et [la danseuse] Virginia Johnson : des femmes noires qui ont provoqué un déclic en moi, dans ma vie et dans ma carrière, grâce à qui j'ai commencé à me forger une identité au-delà de Misty la ballerine. Elles m'ont guidée et m'ont encouragée à poursuivre l'histoire de celles qui m'ont précédée.

À 24 ans, j'ai été promue soliste. Je n'avais encore jamais vu de danseuse noire à mes côtés dans cette compagnie de 80 danseurs. Je n'avais pas vraiment conscience de ma place dans l'histoire et dans l'univers de la danse classique. On lisait régulièrement dans la presse que j'étais la première Afro-Américaine de l'histoire de l'ABT à accéder à ce titre. Je me souviens du jour où Julie Kent, la danseuse étoile de la compagnie, m'a expliqué qu'il y en avait eu une autre avant moi. J'étais agréablement surprise et curieuse. Mais à l'époque, je ne trouvais rien qui évoque une soliste noire à l'ABT quand je cherchais sur Google. Puis j'ai fini par découvrir quels rôles avaient joués les ballerines afro-américaines comme Anne Benna Sims et Nora Kimball, qui a été la première soliste noire à l'ABT.

Peu de temps après est sorti le documentaire sur les Ballets russes de Monte-Carlo. C'est en le regardant que j'ai appris l'existence de Raven Wilkinson, qui y avait été danseuse dans les années 1950, et qui en avait été chassée par le Ku Klux Klan. J'ai ressenti pour elle un attachement et un lien émotionnel dont je n'avais pas soupçonné le manque en moi. Pour la première fois, j'ai senti que j'avais peut-être une mission à accomplir dans cet univers élitiste et presque uniformément blanc.

Raven a été la première danseuse afro-américaine à intégrer les Ballets russes de Monte-Carlo. Elle a été une lueur d'espoir pour moi avant même que je la rencontre. Sa ténacité et sa persévérance sont plus grandes qu'elle ne veut bien l'admettre, et elle a été pour moi un exemple et une source d'inspiration tout au long de mon parcours, à mesure que je poursuis le rêve de toute ma vie.

Que ce soit en vous guidant dans votre vie professionnelle ou personnelle, ou en vous apportant ses conseils éclairés sur vos passions, il y a mille façons pour une personne de devenir votre inspiratrice. Il se peut que votre chemin croise celui d'une personne dont vous respectez le parcours ou le talent, et que vous tissiez spontanément un lien avec elle. Il se peut aussi que vous ayez à faire le premier pas, et à aller vers cette personne dont vous admirez le succès pour lui demander de vous prendre sous son aile, de vous donner un coup de pouce ou de devenir votre mentor.

Quoi qu'il en soit, ces liens-là ont besoin d'être nourris et entretenus. Lorsque vous avez besoin d'un conseil ou envie d'en savoir plus sur son vécu et son expérience, décrochez le téléphone ou envoyez un message. Et ne sous-estimez pas l'importance de l'échange en face-à-face. Rien ne vaut la présence, la voix et le rire de quelqu'un, les moments partagés en réel : pour cela, proposez-lui de sortir déjeuner ou prendre un café, ou de vous retrouver après les cours à l'occasion.

Dans le monde du travail, avoir un mentor est souvent vu comme essentiel pour mieux comprendre toutes les règles de la vie en entreprise, pour s'assurer plus de chances de réaliser ses talents et son potentiel, et pour éviter les éventuels écueils qu'on rencontrera. Mais il est appréciable d'avoir un mentor bien avant de postuler, de commencer à gravir les échelons ou de monter une entreprise.

Peut-être que dans votre école ou votre fac, vous connaissez un(e) élève de quelques années de plus que vous qui dirige une association étudiante ou qui crée un groupe d'activités. Pensez à lui proposer de prendre un café (avec du lait de soja !) ou à l'aborder à la cafétéria pour lui demander comment on dirige une association, comment il ou elle s'organise. Ou peut-être

qu'un(e) élève de votre promotion excelle dans une matière où vous avez des difficultés. Demandez-lui s'il ou elle serait d'accord pour que vous révisiez ensemble quelques fois.
Au fil de vos études, vous envisagerez sans doute divers projets professionnels. Et c'est très bien ! C'est une période de la vie idéale pour explorer les possibles. Demandez à parler à vos professeurs entre les cours, et s'ils travaillent toujours dans un domaine donné, essayez de leur demander si vous pouvez les accompagner en observation pour une journée. Posez-leur toutes les questions qui vous interpellent, et tissez un lien avec eux. Ces mêmes professeurs sont ceux qui peuvent vous mettre sur la piste d'un stage, vous recommander lors d'opportunités futures, et vous transmettre énormément de savoir et d'informations tout au long de votre parcours. De la même façon, votre responsable de stage – ou un collègue dans votre job étudiant – peut devenir un(e) ami(e) à long terme, et vous entraîner sur ses pas dans sa carrière.
Il est aussi utile d'avoir des mentors au-delà de ses études ou de ses débuts dans le monde professionnel. Restez ouverte aux rencontres à tout âge, à tout stade de votre parcours, pour avoir une chance de croiser ceux qui mènent la vie dont vous rêvez, ou qui exercent la passion à laquelle vous aspirez. Peut-être avez-vous toujours voulu partager votre enthousiasme débordant pour une activité particulière, mais êtes-vous terrorisée à l'idée de parler en public ? Si vous assistez à une conférence tenue par un(e) intervenant(e) à l'exaltation communicative, allez l'aborder à la fin. Peut-être pourrez-vous échanger vos adresses mail ou vos numéros de téléphone, et apprendre à son contact à canaliser cette fougue.
Peut-être avez-vous envie de sortir du monde de l'entreprise et n'arrivez-vous pas à trouver l'énergie de poursuivre ce début de roman qui traîne dans le tiroir de votre table de chevet ? Ou peut-être avez-vous terminé de l'écrire, mais aucune idée de la marche à suivre pour le faire publier. Si un(e) auteur(e) que vous admirez vient faire une rencontre dédicace dans une librairie près de chez vous, allez-y, et ne soyez pas timide ! Essayez de trouver un moment pour échanger avec elle/lui, ou, lorsque c'est votre tour de l'approcher, de lui demander quelques conseils. Il se peut qu'elle/il accepte de jeter un œil à ce que vous avez écrit, ou même de superviser l'aboutissement de votre projet. Qui sait ? Cela pourrait être le début d'une belle amitié.

Transmettre sa flamme

S'il est bon de bénéficier des encouragements, des conseils et du soutien de celles et ceux dont le parcours vous fait rêver, vous avez aussi un exemple à donner, et pouvez devenir celle qui en incitera d'autres à vivre leur passion. Votre motivation peut vous pousser à vous surpasser non pas simplement vis-à-vis de vous-même ou pour que vos modèles soient fiers de vous, mais parce que vous voir vous accomplir peut également inspirer ceux sur qui vous avez une influence, que ce soit vos enfants, vos élèves, vos amis ou vos collègues.

Ce que vous transmettez, les paroles que vous échangez et les liens que vous tissez finissent par créer une communauté.

Dans ma carrière, j'ai croisé beaucoup de jeunes incroyables, ambitieux, travailleurs, qui se donnent à fond pour exceller en danse classique, mais aussi humainement, et j'ai noué des liens avec plusieurs d'entre eux.

La première danseuse que j'ai prise sous mon aile était une jeune fille que j'ai rencontrée dans une petite école de danse de Harlem, où se montait une représentation de *Casse-noisette* dans laquelle j'avais été invitée à jouer le rôle de la Fée Dragée. Ma future protégée, elle, jouait le rôle de Clara.

C'était une jeune Afro-Américaine au fort potentiel, qui jouait un rôle que j'avais déjà endossé dans ma carrière. Tous ces points communs entre nous ont fait que je me suis sentie attendrie par elle, et j'ai demandé à sa professeure de danse si je pouvais parler à sa mère.

Nous avions encore plus en commun que je me l'imaginais. J'ai ainsi appris qu'elle faisait partie d'une fratrie de dix enfants, et même si sa famille l'encourageait dans son projet de devenir danseuse, ils ne connaissaient rien au milieu de la danse classique professionnelle, et ne savaient pas très bien comment l'aider à poursuivre ses études en parallèle. J'ai eu envie de lui tendre la main.

Je l'ai emmenée à une audition libre pour l'école de l'ABT, et la directrice l'a adorée. J'ai ensuite écrit bon nombre d'e-mails au service de formation de l'ABT, pour demander quelles aides financières la compagnie pouvait proposer. Elle a finalement obtenu une bourse complète et y a suivi une formation de deux ans. Nous sommes encore en contact aujourd'hui.

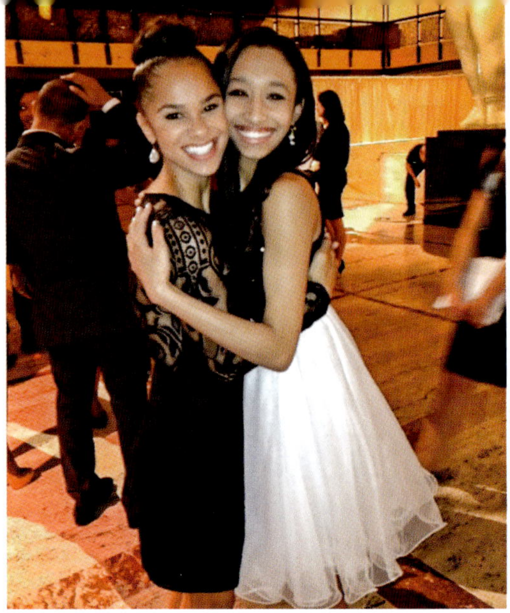

Avec ma protégée Erica Lall,
qui fait maintenant partie du corps de ballet de l'ABT

Lors de la même audition à l'ABT, une jeune fille m'a approchée timidement et m'a dit que j'avais toujours été un modèle pour elle. Elle et sa mère m'ont demandé si nous pouvions échanger nos coordonnées, et depuis ce jour, elle est ma protégée.

Ces dernières années, j'ai pris de plus en plus de danseuses débutantes sous mon aile, et nos rapports varient en fonction de leurs besoins. Le plus souvent, nous communiquons par e-mail, ce qui leur permet de me poser les questions qu'elles souhaitent et d'avoir une réponse rapide où que nous soyons, l'une et l'autre, dans le monde. Elles m'interrogent sur tout un tas de choses : comment surmonter les moments de doute, comment passer à l'étape supérieure dans leur parcours de danseuse, pour quelles compagnies je pense qu'elles devraient auditionner, comment se soigner lorsqu'elles se sont fait mal, ce qu'elles devraient manger, et, bien souvent, comment faire face à la difficulté d'être une personne de couleur dans l'univers si majoritairement blanc de la danse classique. Ces questions-là, elles font partie de toutes celles que je me suis moi-même posées, et que j'ai posées à mes inspiratrices ; ça me fait donc particulièrement plaisir de pouvoir leur apporter le réconfort et les conseils qu'on m'a si généreusement livrés aussi. Et les guider dans leurs débuts me rappelle, dans les moments de doute que j'ai encore parfois moi-même, combien j'ai fait du chemin et appris depuis tout ce temps. Tout ce que j'ai vécu, en tant que mentor, en tant que danseuse tardivement révélée, en tant que ballerine afro-américaine, a également été très éclairant et constructif dans l'élaboration d'un projet qui me tient très à cœur, appelé « Project Plié ».

Il est malheureusement très clair qu'un fossé immense existe dans le monde de la danse classique, qui manque cruellement de diversité, et où les opportunités pour les danseurs de couleur restent rares. Depuis quinze ans que je suis danseuse professionnelle, je me suis souvent demandé s'il serait possible de créer une structure du même type que celle que Cynthia, ma première professeure de danse, avait mise en place au Boys & Girls Club à San Pedro, pour trouver d'autres jeunes comme moi, qui n'ont peut-être pas les moyens, l'accès ou le soutien nécessaires pour réussir dans la danse classique.

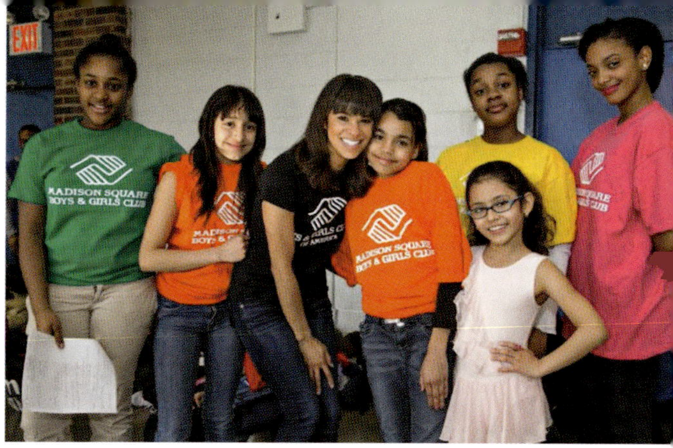

Avec mes amis du Boys & Girls Club

L'ancienne directrice de l'ABT, Rachel Moore, avait eu à peu près la même idée. Elle était arrivée à l'ABT avec l'intention d'instaurer un programme éducatif dans les quartiers défavorisés, qui pourrait révéler une nouvelle génération de danseurs de couleur. Elle est venue me voir pour me demander de lui raconter mon vécu en tant que femme noire tout au long de ma formation et de ma carrière. Ensemble, et avec l'aide de mon agente Gilda Squire, nous avons mis au point le « Project Plié ». Nous l'avons imaginé à partir de mon parcours, en partenariat avec tous les Boys & Girls Clubs des États-Unis, et nous travaillons également avec d'autres écoles de danse et compagnies professionnelles.

Tissez votre réseau

Trouver un mentor

• Allez voir vos professeurs dans leur bureau entre les cours. Posez-leur des questions, et parlez-leur de vos projets artistiques ou professionnels.
• Contactez une personne que vous admirez dans votre domaine de prédilection, en lui demandant si elle serait d'accord pour vous donner quelques conseils de temps en temps.
• Les textos et Skype, c'est bien, mais essayez de voir votre mentor en chair et en os régulièrement autour d'un café ou d'un déjeuner.
• Gardez à l'esprit qu'il ou elle est très occupé(e) : si vous voulez pouvoir continuer à la/le joindre lorsque c'est important pour vous, veillez à ne pas abuser de son temps. Vous pouvez par exemple lui envoyer un e-mail une fois par mois, pour prendre de ses nouvelles et lui parler de l'avancée de vos projets personnels comme professionnels. Si vous vivez dans la même ville, essayez de lui donner rendez-vous en tête-à-tête une ou deux fois par an. Vous garderez ainsi des échanges réguliers sans être envahissante.

Passer le flambeau : devenir mentor

- Si vous êtes dans la promotion sortante de votre école ou de votre fac, vous pouvez par exemple parrainer de nouveaux élèves, ou prendre un(e) nouvel(le) arrivant(e) sous votre aile.
- Vous pouvez devenir bénévole dans une association dédiée à l'accompagnement scolaire, ou vous engager dans un parrainage de proximité avec l'UNAF (Union Nationale des Associations Familiales).
- Dans votre quartier, votre entourage ou votre paroisse, soyez à l'écoute et montrez-vous disponible pour guider le parcours d'un jeune qui cherche à se rapprocher de vous, ou qui semble avoir besoin de soutien.

Les liens que j'ai tissés avec des danseuses débutantes ont été aussi bénéfiques pour moi que pour elles. C'est extrêmement gratifiant pour moi de passer du temps avec elles, de les voir évoluer, prendre confiance en elles et exceller de plus en plus, et cela renforce ma conviction que l'histoire des femmes noires en danse classique, de Raven Wilkinson à Aesha Ash, Lauren Anderson et Michaela DePrince, n'en est qu'à ses débuts et prendra de plus en plus d'ampleur à l'avenir.

Une page de mon journal résume bien à quel point je suis reconnaissante de tout ce que j'ai reçu, et ai ainsi pu partager à mon tour :

Le respect, l'admiration et la passion que j'ai pour mon métier sont immenses. Je ne peux pas imaginer avoir mené ma vie autrement qu'en me consacrant à la danse classique. Ce que cette discipline m'a apporté en tant qu'élève, femme, danseuse et être humain, c'est surtout une profonde aptitude à communiquer, à aimer, à grandir, et à offrir de la compassion et de l'empathie.

Outre mon envie de me dépasser toujours plus, je m'efforce de représenter de mon mieux non seulement l'American Ballet Theatre, mais aussi le monde de la danse classique dans son ensemble. La reconnaissance et le respect de ce milieu sont tout pour moi. Non seulement en tant que danseuse, mais en tant que danseuse afro-américaine !

Les incroyables opportunités qu'on m'a offertes n'ont pu exister que grâce à la danse classique. Je lui serai éternellement reconnaissante pour ça. Et j'emporterai toujours l'univers de la danse classique avec moi où que j'aille, dans toutes les facettes de ma vie. Pour ça et pour bien d'autres raisons encore, je me sens privilégiée de faire partie de cette communauté et honorée de pouvoir me dire danseuse !

Vous aussi, vous pouvez créer un projet comme « Project Plié ». Vous pouvez être celle qui aidera à éclore un talent, qui encouragera une destinée. Nous avons tous beaucoup à transmettre, chacun avec un vécu et un point de vue différents, qui peuvent profiter aux autres bien plus encore que nous l'imaginons.

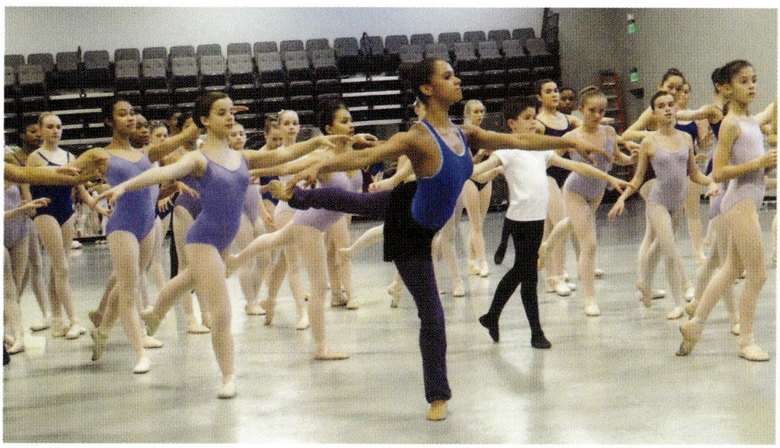

Avec mes élèves lors d'un cours de perfectionnement

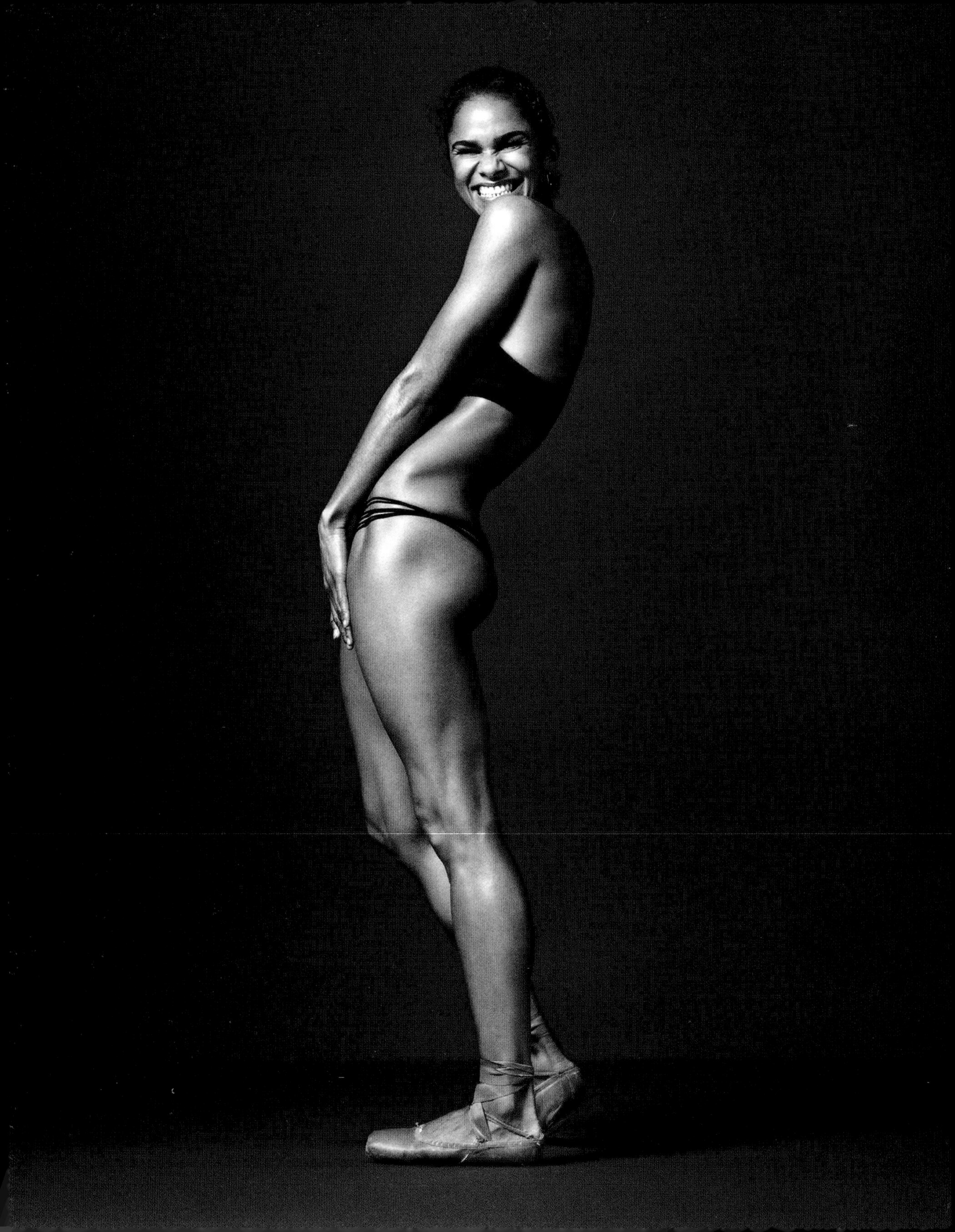

Épilogue

Vous avancez maintenant à grands pas – à grands bonds, même – vers votre silhouette idéale. Vous apprenez à aimer votre corps. Vous mangez des aliments sains, naturels, qui vous transforment de l'intérieur. Vous avez adopté une pratique sportive qui vous permet de canaliser votre énergie et de vous renforcer mentalement et physiquement. Et votre nouvelle hygiène de vie vous sculpte les courbes et les muscles que vous souhaitez. J'espère que ce parcours est pour vous source de plaisir et de satisfaction, et que vous commencez à en voir les résultats que vous aviez espérés. Mais il se peut qu'il y ait toujours des moments, des jours, ou même des semaines, où votre motivation flanche. Je connais ça aussi, quand je me réveille le matin avec pour seule envie de rester au lit, quand je préférerais aller au cinéma qu'à une répétition, ou quand je ne résiste pas à la tentation de reprendre un deuxième, un troisième – ou un quatrième – cookie à la crème de cacahuète !

Le meilleur conseil que je puisse vous donner est celui-ci : ne baissez pas les bras. Il faut du temps et de l'effort pour arriver à accomplir ce que nous désirons. Il y aura forcément des accrocs, des reculs, des échecs et des frustrations. Mais c'est aussi comme ça que se gagnent les victoires.

Je sais bien que garder le cap coûte que coûte est plus facile à dire qu'à faire. À mes débuts, lorsque je venais d'intégrer le corps de ballet de l'ABT, j'ai eu une fracture de stress des lombaires qui m'a obligée à porter un corset et à faire de la rééducation pendant un an. J'ai fini par remonter sur scène et par devenir soliste, mais il a fallu encore huit ans avant que je sois promue danseuse étoile. Pendant ces années, j'ai enduré des critiques très rudes de certaines de mes performances, une autre blessure invalidante, et évidemment, j'ai par moments douté profondément de moi-même, et du fait que j'arriverais un jour à atteindre mon objectif ultime.

Il m'a fallu vivre au jour le jour, et même heure par heure, exercice par exercice. Je notais mes frustrations et mes craintes dans les pages de mon journal. Lorsque j'avais mal au point d'être incapable de danser, je faisais mes exercices allongée au sol, et j'exécutais mes pirouettes dans ma tête. Lorsque les critiques sur ma technique – parfois justifiées, parfois malintentionnées – m'accablaient, je pensais au message que j'enverrais, si j'abandonnais, aux autres jeunes à qui on disait que leur couleur de peau ou leur milieu social était un obstacle, et cela m'aidait à me ressaisir.

J'essayais aussi d'être indulgente avec moi-même. Un verre de champagne ou un biscuit de temps en temps, ça ne fait pas de mal. Je me réservais du temps pour voir mes amis, et je gardais à l'esprit tout ce que le fait de partager mon expérience avec mes protégées, qui essayaient de se faire une place dans la danse classique, m'avait apporté. J'essayais aussi de ne pas oublier de me féliciter de mes succès, les grands comme les petits – quand j'arrivais à exécuter une série de mouvements compliqués, quand je jouais un rôle difficile, ou quand je faisais simplement plus de progrès sur quelque chose que le jour ou la semaine d'avant.

Dans mon journal, j'ai écrit un passage sur le bonheur que c'est pour moi de simplement faire partie d'une compagnie dont j'ai rêvé depuis toute petite :

Je fais partie de l'ABT ! C'est comme entrer dans l'histoire de la danse classique : lorsque je ne serai plus là, c'est ce qui restera. Pas les critiques. Pas les blogs. Alors, pourquoi laisser tout ça me définir, m'égarer, m'effrayer, me faire douter de mes objectifs et de mes capacités ? Ce qui m'arrive est extrêmement rare et précieux. Je ne cesserai jamais d'ajouter toujours plus de couleur aux rôles que j'ai joués et que je jouerai. Personne ne commence jamais par être le meilleur, on ne débute pas à son apogée. On ne peut faire que s'efforcer de donner le meilleur de soi-même au fil du temps. Ma génération est en train de redéfinir la danse classique en Amérique aujourd'hui, et c'est une aventure passionnante.

S'il vous arrive de ne pas faire vos exercices de la journée, ce n'est pas une raison pour vous blâmer – ni pour abandonner votre programme d'entraînement du tout au tout. Gardez à l'esprit que demain peut être un nouveau départ, l'occasion de reprendre du cœur à l'ouvrage. Lorsque vous êtes frustrée, revenez aux rituels qui vous apaisent pour retrouver la sérénité. Mettez-vous les idées au clair, canalisez votre énergie, et une fois remise d'aplomb, reprenez où vous en étiez.

Félicitez-vous à chacun de vos progrès. Lorsque vous résistez à la tentation de commander une pizza pour cuisiner un repas maison à base de produits frais ; lorsque vous montez l'escalier en courant sans être essoufflée pour la première fois ; lorsque vous vous sentez énergique jusqu'au bout d'une série d'exercices que vous trouviez difficiles avant ; lorsque vous vous glissez à votre aise dans une robe qui était devenue un peu juste. *Chacune* de ces petites victoires, sans exception, mérite d'être célébrée.

Le chemin compte autant que la destination : c'est un parcours qui nous rend plus fortes, plus déterminées, plus en harmonie avec nous-mêmes, à chacun de nos pas.

N'oubliez pas qu'il ne s'agit pas de rentrer dans un moule défini par les autres, ou d'atteindre un certain chiffre sur la balance. Nous avons toutes en nous la puissance et la détermination pour devenir celles que nous voulons être, pour nous façonner le corps que nous voulons avoir, et pour tracer le chemin que nous voulons suivre. Il s'agit simplement d'être le meilleur de vous-même : sereine, forte, épanouie, en pleine santé, et débordant de joie de vivre !

Remerciements

Je voudrais tout d'abord remercier Charisse Jones d'avoir une fois de plus permis à un livre cher à mon cœur de voir le jour. Merci d'être ma voix. Je suis également reconnaissante à Karen Murgolo, Morgan Hedden et Kallie Shimek pour leur travail de correction et d'édition, et leur patience malgré mon emploi du temps capricieux ! Merci à Linda Duggins, qui est non seulement venue me voir sur scène à de nombreuses reprises ces dernières années, mais qui fait aujourd'hui partie de mon équipe éditoriale. Merci à Steven Troha d'être ma bonne étoile. Ta créativité et ton ouverture d'esprit sont infinies et m'inspirent. Margaret Robinson, faire appel à ton savoir a été la toute première étape de création de ce livre. Merci pour tout. Marjorie Liebert, je ne sais pas où j'en serais dans ma carrière sans tes paroles d'encouragement, ni où en serait mon corps sans ta connaissance, qui a transformé ma façon de danser. Tu contribues à sensibiliser tout un nouveau public ! Gilda Squire, que dire ? Une vraie *dream team* ! Tu es irremplaçable. Merci de m'avoir aidée à créer une opportunité qui m'a permis de partager mes réflexions sur la beauté, la forme et l'excellence avec toute la sincérité du monde. Henry Leutwyler, tu es *mon* photographe. Merci pour ton talent et ces photos de moi, aussi simples que saisissantes. Tu m'y montres comme une femme, une danseuse et une sportive en pleine santé ! Shubhani Sarkar, merci pour ton regard inspiré sur ce livre, et pour l'harmonie du résultat final. Amy Roth et Darcie Hunter de chez Gourmet Creative, vos images reflètent l'esprit novateur et créatif que je défends. Merci à vous tous.

Index

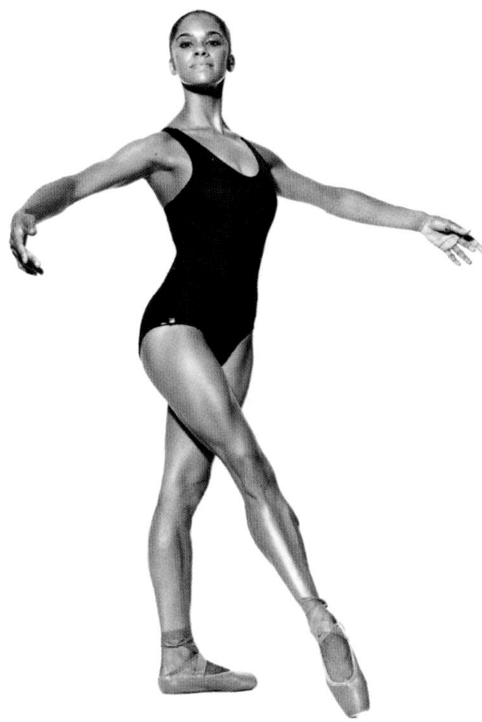

Index des recettes

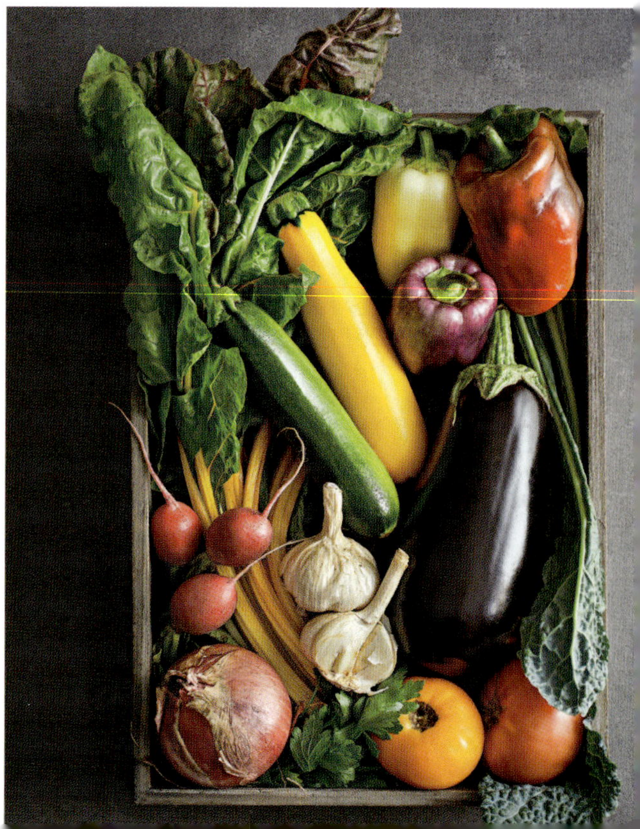

Table des matières

À PROPOS DES AUTEURES

Misty Copeland est danseuse étoile à l'American Ballet Theatre. Elle est l'auteure du best-seller *Une vie en mouvement*, ainsi que du livre jeunesse *Firebird* (non traduit en français). Elle a fait ses débuts à Broadway dans la comédie musicale *On the Town*. Son parcours a été retracé dans le *New York Times*, ainsi que dans l'émission *60 minutes* sur CBS, et le magazine *Essence* lui a consacré une couverture. En 2014, elle a été récompensée par le prix *Dance Magazine* et a fait partie de la liste des « plus beaux corps de 2014 » selon le magazine *Self*. En 2015, elle figurait dans la liste des « 100 personnalités les plus influentes » selon le magazine *Time*, ainsi que dans celle des « Femmes de l'année 2015 » selon le *Glamour* américain.

Charisse Jones est journaliste et coauteure de *Une vie en mouvement*, ainsi que de deux ouvrages non traduits en français : *Unlocking the Truth : Three Brooklyn Teens on Life, Friendship and Making the Band*, et *Shifting : The Double Lives of Black Women in America*, pour lequel elle a reçu un American Book Award.

PAPIER À BASE DE FIBRES CERTIFIÉES

MARABOUT
s'engage pour l'environnement en réduisant l'empreinte carbone de ses livres.
Celle de cet exemplaire est de :
1900 g éq. CO_2
Rendez-vous sur
www.marabout-durable.fr

Achevé d'imprimer en septembre 2018
sur les presses de Estella Graficas en Espagne
pour le compte des Éditions Marabout
(Hachette Livre)
58 rue Jean-Bleuzen, 92178 Vanves Cedex

Dépôt légal : octobre 2018
ISBN : 978-2-501-13402-6
8548880/01